普通外科实习医师手册

Handbook for General Surgery Interns

主　　编　　胡伟国　臧　潞

编　　者　　（以姓氏笔画为序）

马君俊　任家俊　孙寒星　杨宇尘

何永刚　金佳斌　胡伟国　洪　进

龚笑勇　童一苇　谢俊杰　蔡正昊

臧　潞

编者单位　　上海交通大学瑞金临床医学院

上海交通大学医学院附属瑞金医院

人民卫生出版社

·北京·

版权所有，侵权必究！

图书在版编目（CIP）数据

普通外科实习医师手册 / 胡伟国，臧潞主编 . -- 北京：人民卫生出版社，2024.7. -- ISBN 978-7-117-36503-1

Ⅰ. R6-45

中国国家版本馆 CIP 数据核字第 20242CW354 号

| 人卫智网 | www.ipmph.com | 医学教育、学术、考试、健康，购书智慧智能综合服务平台 |
| 人卫官网 | www.pmph.com | 人卫官方资讯发布平台 |

普通外科实习医师手册

Putong Waike Shixi Yishi Shouce

主　　编：胡伟国　臧　潞
出版发行：人民卫生出版社（中继线 010-59780011）
地　　址：北京市朝阳区潘家园南里 19 号
邮　　编：100021
E - mail：pmph @ pmph.com
购书热线：010-59787592　010-59787584　010-65264830
印　　刷：廊坊一二〇六印刷厂
经　　销：新华书店
开　　本：787×1092　1/32　　印张：13.5　　字数：247 千字
版　　次：2024 年 7 月第 1 版
印　　次：2024 年 8 月第 1 次印刷
标准书号：ISBN 978-7-117-36503-1
定　　价：85.00 元
打击盗版举报电话：010-59787491　E-mail：WQ @ pmph.com
质量问题联系电话：010-59787234　E-mail：zhiliang @ pmph.com
数字融合服务电话：4001118166　E-mail：zengzhi @ pmph.com

主编简介

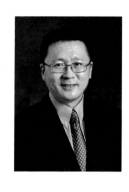

胡伟国　外科学博士、主任医师、教授。现任上海交通大学瑞金临床医学院副院长，上海交通大学医学院附属瑞金医院副院长。

1991年毕业于上海第二医科大学临床医学系，擅长腹腔镜下胃肠肿瘤临床诊治和研究，曾赴美国马萨诸塞大学（University of Massachusettes）和丹麦哥本哈根大学（University of Copenhagen）进修学习，先后发表学术论文近100篇。兼任中国健康管理协会副会长、中国医师协会毕业后医学模拟教育专家委员会副主任委员、全国高校附属医院临床实践教育联盟副理事长、中国医师协会毕业后医学教育专家委员会执行委员会管理咨询工作委员会首席专家、《中国毕业后医学教育》常务编委、中国研究型医院学会机器人与腹腔镜外科专业委员会常务委员、上海市抗癌协会理事。

　　曾长期担任上海交通大学瑞金临床医学院外科教研室副主任，2017 年在上海交通大学瑞金临床医学院开展"同步化、沉浸式临床见习的外科学各论"课程改革，教学效果显著。该课程获 2020 年度上海高校市级重点课程建设立项，2022 年度上海高等学校一流本科课程认定，2022 年上海市优秀教学成果（高等教育类一等）等奖项。本书即为本次教学改革课程的主要配套辅导用书。

　　十年树木，百年树人。胡伟国教授深耕外科学临床教学工作 30 余年，桃李满园。荣获"中国好医生"抗疫特别人物、上海市先进工作者、上海市"四有"好教师（教书育人楷模）、全国住院医师规范化培训优秀住培基地负责人、"上海市住院医师规范化培训杰出贡献奖"、"宝钢教育奖"宝钢优秀教师奖、上海交通大学"教书育人奖"一等奖等荣誉称号及奖项。

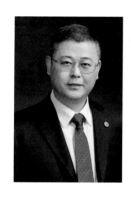

臧潞 医学博士、主任医师、博士研究生导师。现任上海交通大学瑞金临床医学院外科教研室副主任，上海交通大学医学院附属瑞金医院普外科副主任，国家级住院医师规范化培训基地（外科学）教学主任，国家级专科医师规范化培训基地（普通外科学）教学主任，上海市微创外科临床医学中心副主任。自 1997 年起，师从我国著名腹腔镜外科奠基人郑民华教授，从事外科临床教学工作 27 年，秉承瑞金医院大外科优秀的教学传统，在外科学毕业前教育（理论教学、临床见习和实习）、毕业后教育（住院医师、专科医师规范化培训，研究生和继续教育教学）中积累了丰富的教学经验。

2003 年在法国尼斯大学 L'Archet 医院消化外科担任外籍临床医师，学习当时国际前沿的肠癌、胃癌的腹腔镜手术，回国后自 2004 年起在国内首批开展腹腔镜胃癌根治术。鉴于日本在国际上胃癌外科治疗的领先地位，2009 年作为高级访问学者，赴日本大分大学第一外科和日本国立癌症研究中心跟随世界腹腔镜胃癌第一人北野正刚教授，开展胃癌微创治疗的临床研究。至今已积累了数千例胃癌、结直肠癌的手术经验，在胃肠道恶性肿瘤的微创外科治疗领域造诣深厚。

现任亚洲腹腔镜与内镜外科医师学会（Endoscopic and Laparoscopic Surgeons of Asia，ELSA）常务理事，中华医学会外科学分会青年委员，中华医学会外科学分会腹腔镜与内镜外科学组委员，上海市抗癌协会胃肠肿瘤腹腔镜专业委员会副主任委员，上海市医学会普外科专科分会微创外科学组副组长。

担任多个全国学会的副主任委员 / 副组长：中国医师协会外科医师分会专业信息传播和教育专家工作组副组长、肿瘤外科专家工作组副组长；中国研究型医院学会机器人与腹腔镜外科专业委员会副主任委员，中国抗癌协会手术安全与质量控制专业委员会副主任委员。

担任多个全国学会常务委员：中国抗癌协会腹腔镜与机器人外科分会常务委员、中国抗癌协会肿瘤胃肠病学专业委员会常务委员，中国研究型医院学会结直肠肛门外科专业委员会常务委员等重要学术职务。

主编《腹腔镜胃肠手术笔记》和《外科学（法文版）》。

近年来在国外和国内核心期刊发表文章 100 余篇。现负责国家级课题 1 项，上海市科学技术委员会项目 2 项，上海市卫生健康委员会项目 1 项，上海市教育委员会项目 1 项，参与"国家高技术研究发展计划"（"863"计划）项目 1 项。近年来荣获教育部"高等学校科学研究优秀成果奖（科学技术）"科学技术进步奖一等奖，上海市科技进步奖一等奖、二等奖，中华医学科技奖二等奖和华夏医学科技奖二等奖，"宝钢教育奖"宝钢优秀教师奖各一次。

前言

　　外科学是医学科学的一个重要组成部分，外科学教学主要由理论课、临床见习和实习三部分组成。其中普通外科学是基础，教学内容繁杂，课时多，教学周期长，易造成理论与实践的脱节。国内已有部分院校开展了课程改革，将理论课与见习、实习相融合，教学效果显著提高，但未有相关配套参考书。

　　本书以教学大纲为本，融合普通外科学理论、见习和实习内容，整合外科临床教学资源，将理论及见习整合成模块，并实现与实习细致化对接。读者对象为从理论授课转向实践阶段的医学生，其较强实用性便于学生逐步了解并熟悉普通外科常见疾病的临床诊治工作。在具体病种的教学体例上，首创以临床实际诊疗过程及具体医嘱的开具和实施为切入点，将各教学内容融入临床实践各环节的编写模式，增加读者阅读兴趣，提升学习效果。同时，为了适应普通外科学专科化发展的需要，在教育部本科教学要求框架下，本书将胃肠、肝胆胰、甲状腺、乳腺、血管等亚专科临床实践内容标准化，更利于读者查阅掌握。本书主要内容包括普通外科常见疾病诊治流程及医嘱详解、常见临床基本技能操作和常见临床鉴别诊断。适合临床医学专业五年制、八年制、"4+4"等各个学制医学生在外科学各论理论学习、见习和实习阶段使用。

2023 年 10 月

目 录

第一篇
普通外科常见疾病诊治流程及医嘱详解

第一章 乳腺外科 ·················· 3
    第一节 乳腺良性肿瘤 ·········· 3
    第二节 乳腺癌 ················ 12
第二章 甲状腺肿瘤 ·············· 31
第三章 胃肠外科 ················ 50
    第一节 胃十二指肠溃疡 ········ 50
    第二节 胃癌 ················ 61
    第三节 结肠癌 ·············· 80
    第四节 直肠癌 ·············· 100
    第五节 直肠肛管良性疾病 ······ 119
    第六节 腹外疝 ·············· 127
    第七节 肠梗阻 ·············· 136
    第八节 急性阑尾炎 / 慢性阑尾炎 ···· 143
第四章 肝胆外科 ················ 155
    第一节 肝脓肿 ·············· 155
    第二节 原发性肝癌 / 继发性肝癌 ····· 159

第三节　门静脉高压症 …………… 178

第四节　胆囊结石 / 急性胆囊炎 /

慢性胆囊炎 189

第五节　胆囊息肉和良性肿瘤 ……… 205

第六节　胆管结石 / 急性梗阻性化脓性

胆管炎 …………………… 207

第七节　胆道恶性肿瘤 …………… 214

第五章　胰腺外科 ……………………………… 264

第一节　急性胰腺炎 ……………… 264

第二节　胰腺癌 …………………… 285

第三节　胰腺神经内分泌肿瘤 …… 306

第六章　血管外科 ……………………………… 317

第一节　下肢静脉曲张 …………… 317

第二节　急性下肢深静脉血栓形成 …… 331

第二篇
普通外科常见临床基本技能操作

第七章　血气分析 …………………………… 347

第八章　鼻胃管放置与监护 ………………… 350

第九章　双气囊三腔管的应用 ……………… 352

第十章　腹腔穿刺和灌洗 …………………… 354

第十一章　静脉置管术 ……………………… 356

第三篇
普通外科常见临床鉴别诊断

第十二章　急腹症 ·· 361

　　第一节　概述 ·· 361

　　第二节　腹膜炎 ·· 364

　　第三节　肠梗阻 ·· 367

　　第四节　急性胰腺炎 ···································· 371

　　第五节　肾绞痛 ·· 375

　　第六节　急性尿潴留 ···································· 379

第十三章　消化道出血 ·· 382

第十四章　复合性创伤 ·· 387

第十五章　休克 ·· 397

第十六章　感染 ·· 401

第十七章　酸碱平衡紊乱 ···································· 405

第十八章　水电解质平衡紊乱 ··························· 407

　　第一节　水钠失衡 ·· 407

　　第二节　低钾血症 ·· 410

　　第三节　高钾血症 ·· 412

索引 ·· 414

第一篇

普通外科常见疾病诊治
流程及医嘱详解

第一章
乳腺外科

第一节　乳腺良性肿瘤

疾病概要

（一）解剖基础

成人乳房上下缘位于第 2 肋与第 6 肋之间，内缘位于胸骨旁，外缘位于腋中线。乳房主要由 3 种结构组成，即皮肤、皮下组织（包括脂肪组织、纤维组织、血管、神经、淋巴管）和乳腺组织（包括腺体、导管系统等）。经乳头做水平线和垂直线，可将乳房划分为外上、外下、内下、内上 4 个象限。

（二）病因

病因和发病机制十分复杂。部分纤维瘤的病因是乳腺小叶内纤维细胞对雌激素的敏感性异常增高，可能与纤维细胞所含雌激素受体的量或质的异常有关。

（三）病理

常见的乳腺良性肿瘤有纤维腺瘤（多见于年轻女性）、导管内乳头状瘤（多见于 40~50 岁女性）、囊肿等。

术前评估

（一）问诊要点

1. **主要症状特点** 乳房肿块（最为常见，需要询问肿块位置、大小变化、质地、边界和形态、发现时间、是否随月经变化等）；乳头溢液（需要询问溢液性质、自发或挤压后、多孔或单孔等）；体检发现的诊断性影像学异常，如钙化等。

2. **既往史** 系统性疾病史，药物治疗史（抗凝血药等），手术史（尤其是乳腺手术史）。

3. **女性月经史** 尽量避开月经期手术。育龄期女性须排除妊娠可能。

4. **家族史** 主要询问肿瘤家族史，尤其是乳腺癌家族史。

（二）查体要点

1. **视诊** 观察双乳大小、外形是否对称，乳房皮肤颜色，乳头位置等。

2. **触诊** 先健侧后患侧。须着重注意肿块位置、大小、质地、边界、活动度、有无压痛；如伴有乳头溢液，须报告溢液性质（血性、浆液性、水样）、单孔或多孔、自发或挤压后出现等；触诊双侧腋窝淋巴结（中央群、外侧群、尖群、胸肌群、肩胛下群）、双侧锁骨上下淋巴结，须报告是否触及肿大淋巴结、成团或融合、活动度等。

（三）辅助检查

1. 一般检查　血常规、尿常规、肝肾功能、电解质、凝血功能、血脂、传染病、心电图等。

2. 乳房检查

（1）超声：最无创、便捷的检查方式。适用于全部患者。对诊断肿块敏感性高。

（2）钼靶：乳腺 X 线检查。一般建议用于 40 岁以上患者。对诊断钙化敏感性高。

（3）乳腺 MRI 增强扫描：敏感性最好的检查，适用于大多数患者，但非常规检查。尤其对诊断导管内病变较钼靶和超声敏感性高，可用于乳头溢液患者的辅助诊断。注意钆对比剂过敏、肾功能不全、局部有金属植入物的患者不宜接受此项检查。

（4）乳腺影像报告与数据系统（breast imaging reporting and data system，BI-RADS）：是目前乳腺诊断普遍应用的分级评价标准，0 代表不能明确，需借助其他影像学检查补充评估；1 代表正常生理；2 代表 100% 良性病变；3 代表 98% 良性病变；4A、4B、4C 分别代表恶性概率 < 25%、约 50%、70%~75%；5 代表 90% 恶性可能；6 代表病理证实的恶性病变。

3. 全身检查

（1）心脏超声、肺功能：对于年龄 > 60 岁的患者或存在心肺疾病合并症的患者，须术前评估患者心肺功能储备。

（2）下肢动静脉超声：入院评估静脉血栓栓塞症（venous thrombo embolism，VTE）风险，对 VTE 中、高风险患者完善下肢动静脉超声，根据检查结果进行预防或治疗。

（四）鉴别诊断

1. 乳腺囊性增生病　多见于育龄期女性，临床表现为与月经周期相关的乳房疼痛和肿块，一般月经前疼痛加重，严重者可放射至上肢，月经来潮后逐渐减轻，肿块形状多不规则，可呈条索状、斑片状，边界欠清，少数患者伴有乳头溢液，量少、色清。

2. 浆细胞性乳腺炎　指非哺乳期的慢性非细菌性炎症，是各种原因引起乳腺导管分泌物瘀滞于腔内，从而导致导管扩张，导管周围出现无菌性炎症及肿块。对于伴有肿块的浆细胞性乳腺炎，经穿刺活检排除恶性病变者，可考虑中西医结合治疗，采用内服外敷的方式，以达到改善症状、控制炎症的目的，肿块缩小及皮肤肿胀消退后可考虑手术治疗。

（五）医嘱模板及注解（表 1-1、表 1-2）

表 1-1　长期医嘱

医嘱内容	注解
二级护理	一般常规护理即可
饮食	普食。根据患者慢性合并症选择低糖/低盐饮食

表 1-2 临时医嘱

医嘱内容	注解
乳腺 + 引流区淋巴结 B 超定位	全面评估肿块性质、定位，明确手术指征。所有入院患者乳腺超声定位医嘱必开
乳腺 X 线断层摄影	40 岁以上，或合并有钙化患者行钼靶检查
乳腺 MRI（平扫 + 增强扫描）	乳头溢液、可疑导管内病变患者行 MRI
胸部 X 线正位片	排除急性肺部炎症等手术和麻醉禁忌证。怀疑分叶状肿瘤患者基线需完善胸部 CT 平扫
心脏超声 肺功能	> 60 岁患者，术前评估患者心肺功能储备
血常规、尿常规 肝肾功能、电解质 空腹血糖 凝血功能 病毒筛查 下肢动静脉超声 心电图	全面评估患者机体状况及脏器功能，排除手术及麻醉禁忌证。必要时请相关专业科室会诊，协助诊治

术前准备

（一）一般准备

乳腺良性肿瘤手术为择期手术。对术前检查发现的脏器功能障碍（包括心、肺、肝、肾、脑、凝血功能障碍及糖代谢障碍等）予以调整。术前纠正可能存在的贫血、低蛋白血症、电解质或酸碱平衡紊乱。

（二）特殊准备

1. 禁食禁饮　手术当日 0 时起禁食禁饮。
2. 备皮　主要包括患侧乳房及同侧腋窝皮肤备皮。
3. 备血　常规手术不备血。
4. 预防感染　常规手术无须预防性使用抗生素。

（三）医嘱模板及注解（表 1-3）

表 1-3　临时医嘱

医嘱内容	注解
手术当日 0 时起禁食禁饮	手术当日 0 时起禁食禁饮
备皮	主要包括患侧乳房及同侧腋窝皮肤备皮

手术方式

（一）乳房象限切除术

即开放手术，手术过程中完整切除肿块、包膜及周围少部分正常腺体，送冷冻病理检查。切口长 3~5cm，根据患者肿块所在方位可设计环乳晕弧形切口、放射状切口、Omega 切口等，也可按需要做多个切口。

（二）微创旋切术

适用于肿块最大径 < 23mm、非乳头乳晕区的肿

块。切口长约 4mm，术中使用 B 超引导下真空旋切方式将肿块切碎后吸出，术后送石蜡病理检查。优点在于伤口美观、定位精确；缺点在于手术费用较高，无法直视止血。若为双侧乳房肿物，须使用 2 套真空旋切装置，不可共用，以防一侧术后诊断为恶性肿瘤而造成肿瘤播散到对侧。

术后观察

（一）手术当日查房要点

1. 生命体征　关注心电监护仪显示的指标，尤其注意心率加快和血压持续偏低等情况（提示出血）。

2. 局部体征　观察切口是否渗血，乳房有无血肿等。

3. 引流情况　一般不放置引流物。肿块多、手术残腔较大、术中创面渗血多等情况下可能留置引流皮片或引流管，第 2 日换药时拔除即可。

4. 疼痛　根据患者疼痛程度给予相应的止痛处理。

（二）术后第 1 日查房要点

1. 局部体征及引流情况　换药，拔除引流皮片。

2. 开具出院医嘱　一般接受良性手术的患者，术后第 1 日出院，嘱患者每 3 日门诊换药，直至10~14 日拆线。

（三）术后常见不适的诊断及处理（表1-4~表1-6）

表1-4　疼痛

问诊及处理要点	注解
发生时间	术后当日或第1日：切口疼痛常见，适当调整胸带松紧即可缓解。术后当日应予以胸带加压包扎，但不影响顺畅呼吸
镇痛治疗注意点	一般不常规使用镇痛药

表1-5　恶心、呕吐

问诊及处理要点	注解
发生时间	术后24小时内：多见于麻醉反应
	24小时以后：极少见，排除电解质紊乱

表1-6　出血

问诊及处理要点	注解
症状要点	出血量：切口短时间快速引流出大量鲜血性液体，或切口内短时间出现扩大的血肿，须警惕出血
	心电监护提示心率加快、血压持续偏低等情况，须警惕出血
查体要点	首先检查生命体征，并观察尿量（如有导尿管）和局部体征（如血肿）综合判断出血量

续表

问诊及处理要点	注解
处理原则	向上级医师汇报。一般采用局部棉垫＋胸带加压包扎、沙袋压迫、静脉使用止血药止血；如切口内有血肿形成，可考虑在上级医师指导下床边开放切口清除血肿；如遇保守治疗未改善的持续性出血，需考虑二次手术清创止血（极少）

（四）医嘱模板及注解（表1-7、表1-8）

表1-7 长期医嘱

医嘱内容	注解
心电监护	年龄≥70岁，术后24小时内，予心电监护，可辅以吸氧。年龄＜70岁患者不常规予以心电监护
吸氧 p.r.n.	
二级护理	常规护理
饮食	术后6小时即可予普食
其他管路	导尿管等（少见）
药物/物理预防血栓	根据VTE风险评估决定预防/治疗策略

表1-8 临时医嘱

医嘱内容	注解
常规补液	平衡液及5%葡萄糖注射液各1瓶（糖尿病患者添加胰岛素）
免疫组织化学	如冰冻病理检查提示需完善免疫组织化学以排除恶性病变时，开具免疫组织化学染色检查
大换药	术后换药时依据情况开具医嘱

复查随访

（一）出院后注意事项

1. 换药　保持伤口清洁干燥，每3日门诊换药1次，直至10~14日拆线。

2. 胸带包扎　对于微创旋切术患者，术后1周拆除胸带，嘱患者佩戴胸罩固定乳房；对于乳房象限切除术患者，术后3~5日拆除胸带，嘱患者佩戴胸罩固定乳房。

3. 一般护理　出现发热、切口红肿化脓等症状及时就诊。

4. 病理报告　术后7~10个工作日至门诊查询石蜡病理报告。

5. 后续治疗方案　随访；一般不建议药物治疗。

（二）随访计划

术后根据主刀医师建议，每6~12个月复查乳房及区域淋巴结B超，部分患者根据主刀医师建议行钼靶或MRI随访。

第二节　乳腺癌

疾病概要

（一）解剖基础

见本章第一节。

（二）淋巴引流

乳房淋巴液的主要引流途径为：①乳房大部分淋巴液经胸大肌外侧缘淋巴管引流至腋窝淋巴结，再引流入锁骨下淋巴结；②乳房上部淋巴液直接穿过胸大肌的淋巴管流入锁骨下淋巴结，继而汇入锁骨上淋巴结；③一部分乳房内侧淋巴液经肋间淋巴管流向胸骨旁淋巴结，继而引流至锁骨上淋巴结；④一侧乳房淋巴液可经皮下交通淋巴管流向对侧；⑤乳房深部淋巴液可通过腹直肌鞘和肝镰状韧带淋巴管引流向肝脏。

（三）流行病学特点

根据 2020 年全球癌症统计数据，乳腺癌成为全球最常见癌症，占总体癌症发病的 11.7%。在女性中，乳腺癌是最常见癌症（发病占比 24.5%）和导致女性死亡的首要病因（病死占比 15.5%）。2020年我国女性新发乳腺癌例数位居女性癌症发病第一位（19.9%），死亡人数位居女性癌症死亡第四位（9.9%）。

（四）病因

病因和发病机制十分复杂。危险因素包括月经初潮早、停经晚、未生育、*BRCA1/2* 基因突变等；保护因素包括运动、能量平衡等。

（五）病理分型

分为非浸润性癌和浸润性癌。前者主要包括导管原位癌、佩吉特病（Paget's病，Paget disease）等；后者主要包括浸润性导管癌（非特殊型，最常见）、浸润性小叶癌、黏液癌、神经内分泌癌等。

（六）病理分期

按 TNM 分期，T 代表原发肿瘤，N 代表区域淋巴结，M 代表远处转移。

（七）分子分型

根据肿瘤的雌激素受体（estrogen receptor，ER）、孕激素受体（progesterone receptor，PR）、人表皮生长因子受体 2（human epidermal growth factor receptor 2，HER2）、Ki67 的表达，将乳腺癌分为 Luminal 型、HER2 阳性、三阴性乳腺癌，并决定全身治疗方案。

（八）扩散转移

淋巴转移（最常见，同侧腋窝淋巴结及锁骨上淋巴结）；血行转移（肝、肺、骨、脑）。

术前评估

（一）问诊要点

1. 主要症状特点 乳房肿块（最常见，需要询问肿块位置、大小变化、质地、边界和形态、发现时间、是否随月经变化等）；乳头溢液（需要询问溢液性质、自发或挤压后、多孔或单孔等）；体检发现的诊断性影像学异常，如钙化等。

2. **其他症状** Paget's 病可出现乳头脱屑、糜烂、渗液、瘙痒、结痂等湿疹样改变；乳房皮下淋巴管被癌细胞阻塞，引起乳房皮肤肿胀，而毛囊处形成许多点状凹陷，可出现"橘皮征"；乳房悬韧带（Cooper 韧带）受到肿瘤侵袭，可致患者皮肤内陷而形成类似酒窝样改变，即"酒窝征"；乳腺短时间内弥漫性增大，皮肤增厚红肿，范围超出整个乳腺的 1/3，须考虑炎性乳腺癌可能。

3. **既往史** 系统性疾病史，药物治疗史（抗凝血药等），手术史（尤其乳腺手术史）。

4. **女性月经史** 尽量避开月经期手术。育龄期女性须除外妊娠可能。

5. **家族史** 主要询问肿瘤家族史，尤其乳腺癌家族史。

（二）查体要点

1. **视诊** 观察双乳大小、外形是否对称，乳房皮肤颜色，乳头位置，是否伴有糜烂等。

2. **触诊** 先健侧后患侧。须着重注意肿块位置、大小、质地、边界、活动度、有无压痛；如伴有乳头溢液，须报告溢液性质（血性、浆液性、水样）、单孔或多孔、自发或挤压后出现等；触诊双侧腋窝淋巴结、双侧锁骨上下淋巴结，须报告是否触及肿大淋巴结、成团或融合、活动度等。

（三）辅助检查

1. 一般检查 血常规、尿常规、肝肾功能、电解质、凝血功能、血脂、传染病、心电图等。

2. 乳房检查

（1）B超：最无创、便捷的检查方式。适用于全部患者。对诊断肿块敏感性高。

（2）钼靶：乳腺 X 线检查。一般建议用于 40 岁以上健康女性及全部可疑乳腺恶性肿瘤的患者。对诊断钙化敏感性高。

（3）乳腺 MRI 增强扫描：敏感性最好的检查，适用于大多数患者，尤其对诊断导管内病变较钼靶和超声敏感性高，可用于乳头溢液患者的辅助诊断。对于可疑乳腺恶性肿瘤的患者，MRI 可用于观察肿块与周围组织关系，病变的范围，评估保乳指征。注意钆对比剂过敏、肾功能不全、局部有金属植入物的患者不宜接受此项检查。

（4）BI-RADS 分级：是目前乳腺诊断普遍应用的分级评价标准，0 代表不能明确，需借助其他影像学检查补充评估；1 代表正常生理；2 代表 100% 良性病变；3 代表 98% 良性病变；4A、4B、4C 分别代表恶性概率 < 25%、约 50%、70%~75%；5 代表90% 恶性可能；6 代表病理证实的恶性病变。

（5）B超引导下空芯针穿刺活检：对于可疑恶

性肿瘤的患者，一般为 BI-RADS 4B 及以上、有明确肿块的患者，行乳房肿块局部麻醉下 B 超引导下空芯针穿刺活检（core needle biopsy，CNB），明确肿块病理诊断。

（6）B 超引导下细针穿刺活检：对于可疑淋巴结转移的患者，行淋巴结 B 超引导下细针穿刺活检（fine needle aspiration biopsy，FNAB），明确细胞学诊断。

3. 全身检查

（1）腹部 B 超：排除肝转移，如有可疑病灶进一步行肝脏 MRI 增强扫描。

（2）胸部 CT：排除急性肺部炎症等手术麻醉禁忌证，排除肺转移。

（3）心脏超声、肺功能：对于年龄＞60 岁患者或存在心肺疾病合并症的患者，术前评估患者心肺功能储备。

（4）下肢动静脉超声：入院评估 VTE 风险，对 VTE 中、高风险患者完善下肢动静脉超声，根据检查结果进行预防或治疗。

（5）骨扫描或正电子发射计算机体层显像仪检查：对于局部分期较晚，拟行新辅助治疗的患者，行骨扫描或正电子发射计算机体层显像仪（positron emission tomography and computed tomography，PET/CT）检查排除骨转移或全身转移。

（四）鉴别诊断

1. 乳腺纤维腺瘤　多发于年轻女性，临床表现为单发或多发圆形或椭圆形、边界清楚、表面光滑、质韧、活动度好、生长缓慢的乳腺肿块；B超表现为边界清楚的低回声团块，肿块无触痛，无短期内增大。

2. **分叶状肿瘤** 主要表现为无痛性单发肿块，一般进展缓慢，病程较长，部分患者肿块短期内可突然增大，肿块多位于外上象限，活动度好，边界清楚，触诊或B超可见叶状结构，肿块很大时表面皮肤可见扩张静脉，淋巴结转移少见。体格检查、影像学检查及细针抽吸细胞学检查均不能完全与纤维腺瘤鉴别，确诊须依靠切除活检病理。

（五）医嘱模板及注解（表1-9、表1-10）

表1-9 长期医嘱

医嘱内容	注解
二级护理	一般常规护理即可
饮食	普食。根据患者慢性合并症选择低糖/低盐饮食

表1-10 临时医嘱

医嘱内容	注解
乳腺＋引流区淋巴结＋锁骨上淋巴结B超	全面评估肿瘤性质、定位、分期，以确定手术治疗方案，明确手术指征。所有入院患者乳腺超声定位医嘱必开，外院行钼靶、MRI患者须同时携带报告和胶片，可不重复进行检查
乳腺X线断层摄影	
乳腺MRI（平扫＋增强扫描）	

续表

医嘱内容	注解
腹部 B 超	排除远处转移。外院行检查患者须同时携带报告和胶片，可不重复进行检查
胸部 CT	
心脏超声	> 60 岁患者或存在心肺疾病合并症的患者，术前评估患者心肺功能储备
肺功能	
血常规、尿常规	全面评估患者机体状况及脏器功能，排除手术及麻醉禁忌证。必要时请相关专业科室会诊，协助诊治
肝肾功能、电解质	
空腹血糖	
凝血功能	
病毒筛查	
下肢动静脉超声	
心电图	

术前准备

（一）一般准备

乳腺癌手术为限期手术。对术前检查发现的脏器功能障碍（包括心、肺、肝、肾、脑、凝血功能障碍及糖代谢障碍等）予以调整。术前纠正可能存在的贫血、低蛋白血症、电解质或酸碱平衡紊乱。

（二）特殊准备

1. **禁食禁饮**　手术当日 0 时起禁食禁饮。

2. **备皮**　主要包括患侧乳房及同侧腋窝皮肤备

皮。如需腹部取皮植皮术或腹部联合重建手术，备皮范围包括下腹部和会阴部。

3. 备血　常规手术不备血。如行腹部联合重建手术，术前完善血型鉴定和交叉配血，备好血制品（主要为浓缩红细胞）。

4. 预防感染　对于高龄患者、术前行放化疗的患者、近期二次手术患者、接受乳房重建手术患者，需要预防性使用抗生素。一般为手术开始前半小时首次给药，手术超过 3 小时第 2 次给药，通常选用第一代头孢菌素。

5. 其他　由麻醉医师评估是否需要监测尿量，必要时于术前留置导尿管。

（三）医嘱模板及注解（表 1-11）

表 1-11　临时医嘱

医嘱内容	注解
手术当日 0 时起禁食禁饮	手术当日 0 时起禁食禁饮
备皮	主要包括患侧乳房及同侧腋窝皮肤备皮
头孢唑林带入手术室	特殊人群（高龄、术前放化疗患者、近期二次手术、乳房重建）预防感染

手术方式

（一）乳房手术

1. 保乳根治术　保乳根治术要求肿瘤切缘阴

性，术后乳房形态美观和术后可行放疗。一般适用于肿瘤孤立、非乳头乳晕区、术后可耐受放疗的患者，术中完整切除肿块及周围 2cm 以上腺体，送冰冻病理检查，确保上、下、内、外安全切缘，即保乳成功。

2. 单纯乳房切除术　用于肿块边界不清、范围大，不适宜保乳或保乳失败的患者，术中完整切除单侧乳腺及皮肤，术后送石蜡病理检查。

（二）腋窝手术

1. 前哨淋巴结活检术　适用于术前无淋巴结转移依据的患者，术中皮下注射亚甲蓝，沿腋窝蓝染淋巴管定位并切除第一站蓝染淋巴结，送冰冻病理检查，如无前哨淋巴结转移，则完成手术；如前哨淋巴结阳性，则根据乳房手术方式，决定是否进一步行腋窝淋巴结清扫术。

2. 腋窝淋巴结清扫术　适用于术前 FNAB 证实淋巴结转移，或前哨淋巴结活检呈阳性的患者，术中清扫腋窝淋巴结、脂肪等组织，送术后石蜡病理检查。

（三）重建手术

对于不适宜保乳的患者，可根据患者乳房形态、腹部条件、后续治疗需要等，选择不同的重建方式。

1. 自体重建　主要包括背阔肌肌皮瓣转移乳房重建（取背阔肌带蒂肌皮瓣，由胸背动脉提供血供，经皮下隧道移送至乳房缺损处）、腹壁下动脉穿支皮瓣（deep inferior epigastric artery perforator flap, DIEP）转移乳房重建（取腹部游离带蒂皮瓣，将腹壁下动静脉穿支与内乳血管吻合提供血供，不损伤腹直肌）等。优势在于效果自然，双侧对称性较好。缺点在于手术时间较长，术后恢复时间较长。

2. 假体重建　包括一步法永久性假体补片植入、组织扩张器 – 永久性假体分步骤乳房重建等。

术后观察

（一）手术当日查房要点

1. 生命体征　关注心电监护仪显示的指标，尤其注意心率加快和血压持续偏低等情况（提示出血）。

2. 局部体征　观察切口是否渗血，乳房有无血肿等。

3. 引流情况　引流液的量及颜色（偏红、偏深、量多提示出血）。

4. 疼痛　根据患者疼痛程度给予相应的止痛处理。

5. 其他　假体重建手术患者，须连续使用抗生素预防感染。

（二）术后 1~3 日查房要点

1. 体温　体温不超过 38℃，通常考虑为吸收热。如 38.5℃以上，须排查感染或其他因素。

2. **局部体征及引流情况**　引流主要观察异于平常的量及性状。每 3 日切口换药。

3. **鼓励下床活动**　可减少肺不张、肺炎、下肢深静脉血栓、肺栓塞等并发症发生。

4. **开具出院医嘱**　一般接受保乳手术的患者，术后 1~2 日出院，嘱患者每 3 日门诊换药，直至 2~3 周拆线；接受单纯乳房切除术的患者，术后 3~4 日带引流管出院，嘱患者每 3 日门诊换药，每日引流液计量，连续 3 日每日引流 < 10ml 至门诊拔除引流管，2~3 周拆线；接受重建手术的患者，遵上级医师医嘱。

（三）术后常见不适的诊断及处理（表 1-12~ 表 1-15）

表 1-12　疼痛

问诊及处理要点	注解
发生时间	术后当日或第 1 日：切口疼痛，引流管区域常见，适当调整胸带松紧及引流管位置即可缓解
	术后 2~3 日：引流管区域常见，适当调整引流管位置即可缓解
诱因	常见诱因为活动后引流管位置变化，或吸到肌肉、神经，疼痛可能较剧烈
镇痛治疗注意点	一般不常规使用镇痛药；接受乳房重建患者、疼痛极剧烈患者可适当使用镇痛药

表 1-13 发热

问诊及处理要点	注解
发生时间	术后当日或第 1 日：多见于吸入性肺炎或肺不张引起的高热
	术后 2~3 日：可能为吸收热，热峰不超过 38℃
	术后 4~5 日：感染因素为主
诱因	如"拔管热"
查体要点	引流液颜色性状最为重要，其他如心率、尿量尿色、肺部听诊、腓肠肌压痛等

表 1-14 恶心、呕吐

问诊及处理要点	注解
发生时间	术后 24 小时内：多见于麻醉反应
	24 小时以后：极少见，排除电解质紊乱

表 1-15 出血

问诊及处理要点	注解
症状要点	出血量：引流管短时间快速引流出大量鲜血性液体，或切口内短时间出现扩大的血肿，须警惕出血
	心电监护提示心率加快、血压持续偏低等情况，须警惕出血
查体要点	首先检查生命体征，并观察尿量（如有导尿管）和局部体征（如血肿）综合判断出血量

续表

问诊及处理要点	注解
处理原则	向上级医师汇报。一般采用局部棉垫 + 胸带加压包扎、沙袋压迫、静脉使用止血药止血；引流管引流大量鲜血时可先夹闭引流管，避免引流管吸住小血管持续出血；如切口内血肿形成，可考虑在上级医师指导下床边开放切口清除血肿；如遇保守治疗未改善的持续性出血，须考虑二次手术清创止血（极少）

（四）医嘱模板及注解（表 1-16、表 1-17）

表 1-16　长期医嘱

医嘱内容	注解
心电监护 吸氧 p.r.n.	年龄 ≥ 70 岁，术后 24 小时内，予心电监护，可辅以吸氧。年龄 < 70 岁患者不常规予以心电监护
一级护理	乳腺癌患者术后 24 小时内密切监测，加强护理
饮食	术后 6 小时后可予普食
引流管	皮瓣下引流接通吸球 + 单腔引流管，名称（左/右胸壁、左/右腋窝，左/右乳残腔）。引流皮片不开具医嘱
其他管路	常见有导尿管、外周中心静脉导管置管等
预防性抗生素	重建手术后患者应用，常选用一代头孢菌素
药物/物理预防血栓	根据 VTE 风险评估决定预防/治疗策略

表1-17　临时医嘱

医嘱内容	注解
常规补液	平衡液及5%葡萄糖注射液各1瓶（糖尿病患者添加胰岛素）。如有手术室带回抗生素可根据术中情况继续使用
免疫组织化学	乳腺恶性肿瘤患者行免疫组织化学染色检查
大换药	术后换药时依据情况开具医嘱

复查随访

（一）出院后注意事项

1. **换药及拔管**　保持伤口清洁干燥，每3日门诊换药1次，直至拆线；带管出院患者每日引流液计量，连续3日每日引流＜10ml至门诊拔除引流管；2~3周拆线。

2. **胸带包扎**　保乳手术患者一般5~7日拆除胸带，嘱患者佩戴胸罩固定乳房；单纯乳房切除术患者，须胸带包扎直至拔除全部引流管，隔天复诊，如无皮下积液，可拆除胸带。

3. **一般护理**　出现发热、切口红肿化脓等症状及时就诊；腋窝手术患者遵医嘱行上肢功能锻炼。

4. **后续治疗方案**　待专科护士电话通知，来院参加多学科讨论，制订下一步治疗方案。

（二）随访计划

1. **术后1个月内**　根据多学科讨论结果，进一步完善必要的分子学检查，制订下一步治疗方案，开始后续治疗。

2. 术后 2 年内，每 3 个月随访 1 次；术后 2~5 年，每 6 个月随访 1 次；术后 5 年以上，每年随访 1 次。具体检查项目及频率根据不同的肿瘤分期（表 1-18）和治疗方案决定。

3. 常规每 3 个月复查项目　血常规、肝肾功能、电解质、血脂、肿瘤标志物等。

4. 常规每 6 个月复查项目　乳房 + 腹部 B 超。

5. 常规每 12 个月复查项目　乳腺钼靶、胸部 CT、骨密度（接受内分泌治疗的绝经后患者）、妇科 B 超（可选）。

（三）乳腺癌 TNM 分期

以下为国际抗癌联盟（Union for International Cancer Control，UICC）/ 美国癌症联合委员会（American Joint Committee on Cancer，AJCC）乳腺癌 TNM 分期（第 8 版）。

1. 原发肿瘤（T）

T_x：原发肿瘤无法评价。

T_0：无原发肿瘤证据。

T_{is}：原位癌，局限于上皮内或侵袭黏膜固有层。

T_1：肿块最大直径 ≤ 20mm。

T_{1mi}：肿块最大直径 1mm。

T_{1a}：1mm ＜肿块最大直径 ≤ 5mm。

T_{1b}：5mm ＜肿块最大直径 ≤ 10mm。

T_{1c}：10mm ＜肿块最大直径≤ 20mm。

T_2：20mm ＜肿块最大直径≤ 50mm。

T_3：肿块最大直径＞ 50mm。

T_4：肿块直接侵袭胸壁和 / 或直接侵袭皮肤（溃疡或结节）的任何大小的肿瘤。

T_{4a}：肿块直接侵袭胸壁。

T_{4b}：尚未达到炎性乳腺癌诊断标准的乳房皮肤水肿（包括橘皮征）、皮肤表面溃疡、局限于单侧乳房的皮肤卫星结节。

T_{4c}：同时存在 T_{4a} 和 T_{4b}。

T_{4d}：炎性乳腺癌。

2. 区域淋巴结（N）

N_x：区域淋巴结无法评价。

N_0：无区域淋巴结转移。

N_1：有 1~3 枚区域淋巴结转移。

N_2：有 4~9 枚区域淋巴结转移。

N_3：有 10 枚以上区域淋巴结转移。

3. 远处转移（M）

M_0：无远处转移。

M_1：有远处转移。

表 1-18　乳腺癌 TNM 分期（UICC/AJCC 第 8 版）

分期	T	N	M
0	T_{is}	N_0	M_0
ⅠA	T_1	N_0	M_0

续表

分期	T	N	M
I B	T_0	N_1	M_0
	T_1	N_1	M_0
II A	T_0	N_1	M_0
	T_1	N_1	M_0
	T_2	N_0	M_0
II B	T_2	N_1	M_0
	T_3	N_0	M_0
III A	T_0	N_2	M_0
	T_1	N_2	M_0
	T_2	N_2	M_0
	T_3	N_1	M_0
	T_3	N_2	M_0
III B	T_4	N_0	M_0
	T_4	N_1	M_0
	T_4	N_2	M_0
III C	任何 T	N_3	M_0
IV	任何 T	任何 N	M_1

（四）辅助治疗

1. 所有患者须经过多学科团队讨论后决定治疗方案，主要包括化疗、放疗、内分泌治疗、靶向治疗等。

2. **化疗**　化疗药物主要包括蒽环类、紫杉醇类、铂类等。

3. 放疗　接受保乳手术的患者、腋窝淋巴结阳性的患者等需接受放疗。

4. 内分泌治疗　雌孕激素受体阳性的患者，需根据月经状态和疾病负荷接受内分泌治疗。

5. 靶向治疗　主要指抗 HER2 靶向治疗，HER2阳性的患者需根据疾病负荷接受靶向治疗。

（五）新辅助治疗

1. 对于局部分期较晚的患者，完善局部和全身检查，空芯针穿刺活检明确病理类型和分子分型后，行术前新辅助治疗。治疗方案经过多学科团队讨论后决定，治疗方式可选择新辅助化疗、靶向治疗、内分泌治疗等，治疗目的在于局部降期、降级，将不可手术变为可手术，将不可保乳变为可保乳。

2. 新辅助治疗后的患者完成术前治疗、入院手术时，需再次全面评估乳房和全身状况，需要格外注意血常规是否存在白细胞降低，心脏超声评估心脏功能等；围手术期需预防性使用抗生素预防感染；术后根据病理报告，再次行多学科讨论后决定后续治疗方案。

（洪进　童一苇）

第二章

甲状腺肿瘤

疾病概要

（一）解剖基础

甲状腺分为左、右两叶，位于气管软骨的下方、气管的两旁，中间以峡部相连。甲状腺由外层被膜固定于气管和环状软骨上，借左、右两叶上极内侧的悬韧带吊于环状软骨上。甲状腺癌（thyroid carcinoma）是一种起源于甲状腺滤泡上皮或滤泡旁上皮细胞的恶性肿瘤，也是头颈部最为常见的恶性肿瘤。

（二）流行病学特点

女性甲状腺癌发病率位居女性所有恶性肿瘤的第 4 位。

（三）病因

尚不明确。

（四）病理分型

甲状腺乳头状癌（papillary carcinoma of the thyroid，

PTC）、甲状腺滤泡癌（folicullar carcinoma of the thyroid，FTC）、甲状腺髓样癌（medullary carcinoma of thyroid，MTC）以及甲状腺未分化癌（anaplastic thyroid carcinoma，ATC），其中 PTC 最为常见，而 PTC、FTC 及甲状腺嗜酸细胞癌（Hürthle cell carcinoma，HCC）合称为分化型甲状腺癌（differentiated thyroid carcinoma，DTC）。

（五）病理分期

按 TNM 分期，T 代表原发肿瘤，N 代表区域淋巴结，M 代表远处转移。

（六）扩散转移

局部侵袭；区域淋巴结转移；远处转移（最常见于肺，也可有骨和颅内）。

术前评估

（一）问诊要点

1. 主要症状特点　大多数甲状腺结节患者没有临床症状。通常在体检时通过甲状腺触诊和颈部超声检查而发现甲状腺小肿块（注意超声检查报告、细针穿刺检查结果、基因突变情况）。晚期局部肿块疼痛，可出现压迫症状，常可压迫气管（呼吸喘鸣）、食管（吞咽困难），导致气管、食管移位。肿瘤局部侵袭重时可出现声音嘶哑、吞咽困难或交感神经受压引起霍纳综合征（Horner syndrome），侵袭颈丛可出现耳、枕、肩等处疼痛等症状。颈淋巴结转移引起的颈部肿块在未分化癌发生较早。髓样癌由于肿瘤本身可产生降钙素和 5- 羟色胺，可引起腹泻、心悸、面色潮红等症状。未分化癌生长迅速，可引起重度呼吸困难等并发症。

2. **常见伴随症状**　合并甲状腺功能异常时可出现相应的临床表现，如甲状腺功能亢进（腺体肿大、眼球突出、消瘦、食欲亢进等）或甲状腺功能减退（肢体水肿、厌食、畏寒等）。

3. **其他症状**　饮食情况（进食情况、食欲情况），体重情况，体力状况（生活是否自理，步行 / 爬楼梯等活动耐量）。

4. **既往史**　系统性疾病史，药物治疗史（抗凝血药等），手术史（尤其是颈部手术史、颈部放疗史、甲状腺射频消融史等），同位素治疗史（^{131}I 治疗等）。

5. **女性月经史**　尽量避开月经期手术。育龄期女性须除外妊娠可能。

6. **家族史**　主要询问肿瘤家族史，甲状腺疾病家族史。

（二）查体要点

1. **一般检查**　心率，血压，体重变化，营养状况，甲状腺功能亢进眼球突出等。

2. **颈部查体**　视诊颈部瘢痕（尤其既往有颈部

手术史、放疗史者），触诊甲状腺（甲状腺肿大或结节，主要结节大小、位置、活动度、是否压痛等；小于 1cm 的结节多无法触及；恶性结节形状不规则，与周围组织粘连固定，并逐渐增大，质地硬，边界不清，起初可随吞咽运动上下移动，后期多不能移动），听诊甲状腺（血管杂音）。

3. 颈部淋巴结触诊　淋巴结滑动触诊，注意颈部淋巴结分区（Ⅰ～Ⅵ区），若伴颈部淋巴结转移，可触诊颈部淋巴结肿大（淋巴结位置、大小、质地、活动度等）。

（三）辅助检查

1. 甲状腺激素、甲状腺自身抗体及肿瘤标志物

（1）甲状腺激素检测：包括血液中四碘甲腺原氨酸（甲状腺素，thyroxine，T_4），三碘甲状腺原氨酸（triiodothyronine，T_3），游离 T_4（free thyroxine，FT_4）和游离 T_3（free triiodothyronine，FT_3）以及促甲状腺素（thyroid-stimulating hormone，TSH）的测定。

（2）甲状腺自身抗体：抗甲状腺球蛋白抗体（anti-thyroglobulin antibody，anti-TGAb）、甲状腺过氧化物酶抗体（thyroid peroxidase antibody，TPOAb）和TSH 受体抗体（thyrotropin receptor antibody，TRAb）。

（3）肿瘤标志物：甲状腺球蛋白（thyroglobulin，TG），降钙素（calcitonin，CT）和癌胚抗原（carcinoembryonic antigen，CEA）。

2. 超声检查 高分辨率超声可检出甲状腺内的微小结节，确定甲状腺结节的大小、数量、位置、囊实性、形状、边界、钙化、血供及与周围组织的关系，评估肿块甲状腺影像报告和数据系统（thyroid imaging reporting and data system，TI-RADS）分级（表 2-1），同时评估颈部有无异常淋巴结及其部位、大小、形态、血流和结构特点等。

表 2-1 TI-RADS 分级

分级	评价	超声表现	恶性风险 /%
0	无结节	弥漫性病变	0
1	阴性	正常甲状腺（或术后）	0
2	良性	囊性或实性为主，形态规则、边界清楚的良性结节	0
3	可能良性	不典型的良性结节	< 5
4	可疑恶性	恶性征象：实质性、低回声或极低回声、微小钙化、边界模糊 / 微分叶、纵横比 > 1	5~85
4a		具有 1 种恶性征象	5~10
4b		具有 2 种恶性征象	10~50
4c		具有 3~4 种恶性征象	50~85
5	恶性	超过 4 种恶性征象，尤其是有微钙化和微分叶者	85~100
6	恶性	经病理证实的恶性病变	—

3. 细针穿刺活检、基因检测 对于临床或超声可疑结节（尤其是超声 TI-RADS 4 类及以上），建

议行细针穿刺活检。对穿刺标本进行某些甲状腺癌的分子标记物检测，如 *BRAF* 突变、*Ras* 突变、*RET/PTC* 重排、TERT 启动子突变等，有助于提高确诊率。

4. **影像学检查**　CT 平扫可清楚显示甲状腺，注射对比剂后，对比度更加良好（但对于最大径 ≤ 5mm 结节及弥漫性病变合并结节的患者观察欠佳）。CT 平扫可以评估甲状腺肿瘤的范围、与周围重要结构如气管、食管、颈动脉的关系及有无淋巴结转移。甲状腺功能亢进患者应避免使用碘对比剂。甲状腺癌功能代谢显像，可以评估病灶位置、形态、数量及代谢等信息，在进行 ^{131}I 治疗分化型甲状腺癌（DTC）之前，通常需要完善检查。PET/CT 主要用于寻找全身性转移灶（应用较少）。

5. **声带功能评估**　常规进行电子喉镜检查，以评估双侧声带活动情况，若出现声带活动减弱甚至固定的征象，应高度怀疑肿瘤压迫或侵袭喉返神经。

（四）鉴别诊断

1. **甲状腺腺瘤**　本病多见于 20~30 岁年轻人，多为单结节，边界清楚，表面光滑，生长缓慢，突然增大常为囊内出血，无颈淋巴结转移和远处转移。

2. **结节性甲状腺肿**　病变可长达数年至数十年，常累及双侧甲状腺，往往是多发结节，大小不一，病程长者可有囊性变，肿物巨大可压迫气管，使气管移位，患者可有不同程度的呼吸困难；当肿瘤压迫食管，患者会出现吞咽困难的表现。

3. **亚急性甲状腺炎** 多认为由病毒感染引起，病期数周或数月，发病前常有呼吸道感染的病史，可伴有轻度发热，局部有疼痛，以吞咽时明显，可放射到耳部，甲状腺弥漫性增大，也可出现不对称的结节样肿物，肿物多有明显压痛。本病为自限性疾病，约经数周的病程可自愈。超声检查常见可疑结节，需要与恶性结节进一步鉴别。

4. **慢性淋巴细胞性甲状腺炎（桥本甲状腺炎）** 进行性弥漫性双侧甲状腺肿大，病程中可伴有甲状腺激素水平的变化（甲状腺功能亢进或减退，多是自限性），一般无自觉症状，自身抗体滴度升高。

（五）医嘱模板及注解（表2-2、表2-3）

表2-2 长期医嘱

医嘱内容		注解
二级护理		一般常规护理即可
饮食	普食	一般患者可正常饮食
	半流质/流质饮食	如存在吞咽困难，可选择

表2-3 临时医嘱

医嘱内容	注解
血常规、尿常规	全面评估患者机体状况及脏器功能，排除手术及麻醉禁忌证。必要时请相关专业科室会诊，协助诊治

续表

医嘱内容	注解
肝肾功能、电解质	
空腹血糖	
凝血功能	
25 羟维生素 D	
甲状腺功能	全面评估患者机体状况及脏器功能，排除手术及麻醉禁忌证。必要时请相关专业科室会诊，协助诊治
甲状旁腺激素	
病毒筛查	
胸部 X 线片	
心电图	
心脏超声	
肺功能	
喉镜检查	评估术前双侧声带活动功能
颈部 CT（平扫 / 增强扫描）	若存在甲状腺功能亢进或碘剂过敏，选择 CT 平扫
甲状腺超声	评估结节数量、位置、大小、性质等情况
结节 / 淋巴结穿刺	可疑结节 / 淋巴结，穿刺明确性质

术前准备

（一）一般准备

纠正可能存在的贫血、低蛋白血症、电解质或酸碱平衡紊乱。对术前检查发现的脏器功能障碍（包括心、肺、肝、肾、脑、凝血功能障碍及糖代谢障碘等）予以调整。

（二）特殊准备

1. **禁食禁饮** 术前 12 小时禁食，术前 4~6 小时禁饮。

2. **备皮** 主要包括颈部、胸部皮肤备皮。

3. **甲状腺功能亢进术前准备**

（1）测量心率、血压，计算基础代谢率［基础代谢率 /%=（脉率 + 脉压差）–111（Gale 法）］。

（2）控制心率：对于心率过快者，可口服普萘洛尔。

（3）控制甲状腺激素水平：一般术前口服甲巯咪唑片（规范内分泌专科治疗），将甲状腺激素指标控制在正常范围内。

（4）碘剂准备：碘剂能够改善甲状腺腺体充血，有利于减少术中出血。口服鲁氏碘液［Lugol's iodine solution，5 滴（0.25ml），t.i.d.，每日增加 1 滴，至每次 16 滴］，或口服饱和碘化钾溶液［1~2 滴（0.05~0.1ml），t.i.d.］，术前共 2 周左右为宜，注意服用碘剂不要超过 3 周。

4. **预防感染** 常规为清洁手术，无须预防性使用抗生素；若预计手术时间长，或肿瘤局部侵袭，累及气管、食管等，可预防性使用，通常选用第二代头孢菌素。

5. **其他** 如有特殊情况（预计手术时间较长，术后出血风险较大不宜起身等），可考虑留置导尿管。

（三）医嘱模板及注解（表2-4）

表2-4　临时医嘱

医嘱内容	注解
术前晚8点起禁食	按手术日8点手术开始，计算禁食时间
备皮	主要包括颈部、胸部
头孢呋辛带入手术室（视情况）	常规为清洁手术，无须预防性使用抗生素；若预计手术时间长，或肿瘤局部侵袭，累及气管、食管等，可预防性使用

手术方式

（一）单侧腺叶及峡部切除＋同侧中央组淋巴结清扫

适用于分化型甲状腺癌 T_1 及 T_2 期病变。中央组淋巴结转移发生率高，部分可能较为隐匿（病灶＜2mm），在不增加并发症的情况下，可考虑同期行中央组淋巴结清扫，减少远期复发再次手术的风险。若术前或术中高度怀疑中央组淋巴结转移，术中更应一并切除。

（二）甲状腺全/近全切除术＋中央组淋巴结清扫

适用于 T_3 及以上分期的分化型甲状腺癌，甲状腺髓样癌，多灶癌累及双侧腺叶，肿瘤局部进展或多发淋巴结转移考虑术后需要同位素治疗，恶性结节合并对侧腺叶存在手术指征的情况 [如格雷夫斯病 (Graves disease), 胸骨后甲状腺, 腺体肿大压迫气管等]。

(三) 侧颈区淋巴结清扫

适用于存在侧颈区 (Ⅰ~Ⅴ区) 淋巴结转移的病例, 侧颈区淋巴结转移最多见于患侧Ⅲ区、Ⅳ区, 其次为Ⅱ区、Ⅴ区, Ⅰ区较少见。侧颈淋巴结清扫建议行治疗性清扫, 即术前评估或术中冰冻证实为 N_{1b} 时行侧颈区淋巴结清扫。侧颈区淋巴结清扫的范围包括Ⅱ区、Ⅲ区、Ⅳ区、V_B区, 最小范围是$Ⅱ_A$区、Ⅲ区、Ⅳ区。Ⅰ区不需要常规清扫。

术后观察

(一) 手术当日查房要点

1. 生命体征　关注心电监护仪显示的指标, 注意呼吸、血氧饱和度、心率等情况。

2. 颈部伤口　观察切口是否渗血, 引流液的量与性状, 颈部切口张力, 是否有肿胀、青紫等情况。

3. 并发症情况　有无声音嘶哑, 饮水呛咳, 手足麻木, 呼吸困难等。

4. 疼痛　根据患者疼痛程度给予相应的止痛处理。

(二) 术后 1~2 日查房要点

1. 体温　体温不超过 38℃, 通常考虑为吸收热。如 38.5℃ 以上，须排查感染或其他因素。对于甲状腺功能亢进患者，如出现术后高热，需要警惕甲状腺危象。

2. 神经及甲状旁腺功能　注意发音、音调的变化，询问饮水、吞咽的情况，若存在饮水呛咳，可嘱半流质饮食或普食；询问有无口周、脸部、手足麻木及指端僵硬等，必要时复查电解质、甲状旁腺激素等指标，评估旁腺功能。

3. 切口情况　注意切口渗出情况，观察切口肿胀、张力情况，若有鲜红色渗出、伴有血凝块、伤口肿胀、张力高等，需要考虑术后出血；如有引流管，注意引流液的量与性状。

4. 侧颈区淋巴结清扫术后　应注意患者的引流情况，观察引流是否通畅，注意引流液的性状，若引流液量多，且呈乳白色，需要考虑是否为淋巴漏。

5. 鼓励咳嗽及活动　可减少肺不张、肺炎、下肢深静脉血栓、肺栓塞等并发症发生。

6. 出院情况　一般术后 2 日如无特殊情况，可予以出院，嘱术后 5~7 日拆线；侧颈区淋巴结清扫的患者，创面较大，可视伤口愈合情况及引流情况安排出院，5~7 日后，拔出引流管并拆除缝线。

（三）术后常见问题的诊断及处理

1. 出血　甲状腺癌术后出血多见于术后 24 小

时内。主要表现为引流量增多，呈血性，颈部肿胀，患者自觉颈部压迫感，甚至出现呼吸困难。查体时首先要关注生命体征，意识情况，同时查看手术切口，注意辨别是否为活动性出血（色鲜红，伴有血凝块，且持续引出）。若存在活动性出血，应尽快安排返回手术室。患者出现呼吸窘迫时应首先保持气道通畅，监测血氧饱和度，急诊情况下可床旁打开切口，注意需要打开颈前肌群的缝合线，排除凝血块，缓解血肿对气管的压迫，必要时需床旁气管插管，如插管不成功，需要气管切开以开放气道。

2. **声音嘶哑**　术后声音嘶哑首先要考虑喉返神经损伤的可能。多数情况下神经损伤是暂时性的，功能能够在 6 个月内逐渐恢复。若术中神经损伤严重，甚至离断，则损伤为永久性，声音嘶哑无法完全恢复。

3. **麻木**　问诊须注意麻木的范围（口周、头面部、四肢等，双侧是否对称），麻木的程度（针刺感，是否伴有抽搐）。术后一般常规予以静脉补钙以预防术后低钙血症。单侧腺体手术后，一般单纯给予口服钙剂（500~625mg，q.d.）即可；双侧腺体术后，钙剂口服剂量视症状而定，若低钙血症症状明显，可口服碳酸钙（1 000~1 250mg，b.i.d./t.i.d.），同时随餐服用骨化三醇（0.25~0.5μg，b.i.d./t.i.d.）。暂时性甲状旁腺功能减退，往往在术后半年内逐渐恢复；永久性甲状旁腺功能减退，需要终身补充钙剂及维生素 D 类药物。

4. **饮水呛咳**　首先考虑喉返神经或喉上神经损伤。问诊需要注意是否伴有嗓音变化，不同食物性状（饮水、流质饮食、半流质饮食及普食）引起呛咳的程度等。医嘱饮食应以不引起呛咳为准。多数呛咳可在1~3个月逐渐恢复。

5. **淋巴漏**　侧颈区淋巴结清扫术后，引流量持续增多时需要考虑淋巴漏。问诊及查体需要重点关注：患者的饮食情况（饮食油腻、高脂），每日引流量，引流液的性状（正常淋巴液清凉，乳糜漏时，引流液为白色不透明），切口是否红肿（引流不畅可引起伤口积液、感染）。注意复查血白蛋白、血电解质（长时间淋巴漏可致容量下降、电解质紊乱、低蛋白血症等）。处理：严格低脂饮食，必要时可禁食，给予肠外营养；保持引流通畅；保守治疗1~2周无明显效果或每日乳糜液＞500ml时，应考虑手术探查和结扎。

6. **伤口感染**　问诊及查体须关注切口的情况包括引流液混浊、切口红肿渗液、皮温升高、局部疼痛伴压痛等。对于糖尿病、免疫功能低下的患者须重点关注。如怀疑切口感染，应及时给予抗菌药，有脓肿积液的，应局部撑开切口，引出积液、积脓等，并加强换药。

7. **伤口积液（血清肿）**　伤口积液需要与伤口感染鉴别。问诊及查体须注意伤口肿胀情况（单纯伤口积液时，无红肿、压痛等情况）。浅表积液可以从伤口直接引出，深部积液可能需要多次针吸积液。

（四）医嘱模板及注解（表2-5、表2-6）

表2-5　长期医嘱

医嘱内容		注解
心电监护		术后24小时内，患者生命体征容易发生突然变化，须密切监测，加强护理。同时因疼痛、麻醉等因素影响呼吸功能，可辅以吸氧
吸氧		
一级护理		
饮食	禁食	术后当日一般禁食至少6小时
	半流质饮食	术后第2日，若无特殊，可开放半流质饮食
引流管		名称（通常以引流部位命名）、类型（常见有单腔管、负压球、半管、皮片等）
其他管路		少数患者可能有导尿管、鼻胃管等
静脉补液		量出为入，计算总补液量
床旁备气管切开包		术后床旁常规备气管切开包，以备急用
高坡卧位		高坡位利于颈部伤口引流，减轻颈部引流液积聚、压迫等风险

表2-6　临时医嘱

医嘱内容	注解
静脉钙剂补充	术后当日、术后第1日，常规予以静脉钙剂补充，以预防术后低钙血症
止血药	如无血栓风险，术后当日可适当静脉使用止血药
抑酸药	常选用PPI类药物，恢复进食后可停用

续表

医嘱内容	注解
辅助排痰药物	包括使用静脉祛痰药（氨溴索等）和支气管喷雾制剂
口服药物	术后常规予以左甲状腺素钠片（L-T$_4$）、钙片，视情况予以口服骨化三醇

注：PPI.proton pump inhibitor，质子泵抑制剂。

复查随访

（一）出院后注意事项

1. 注意休息，加强营养　指导口服营养补充制剂的用量及用法。

2. 带管出院或切口未拆线（可吸收线除外）患者　告知来院拔管／切口拆线的时间。

3. 查询病理报告　术后 2 周来院／电话询问病理报告是否已完成。

4. 出现发热、切口肿胀、疼痛等症状及时就诊。

（二）随访计划

1. 术后 1 个月　第 1 次随访，主要评估术后恢复情况，复查甲状腺功能，根据甲状腺激素及 TSH 水平，调整左甲状腺素钠片的口服剂量，达到 TSH 抑制的目标（具体 TSH 抑制的标准，应视个体肿瘤复发风险、药物副作用等综合考虑而定）。

2. 术后 3~6 个月复查　除复查甲状腺激素指标

外，还需要复查颈部超声，评估术区、残余甲状腺体、颈部淋巴结情况。

3. 术后 2 年内，每 3 个月复查甲状腺激素指标，半年复查颈部超声；术后 2 年以上，如无特殊情况，可以每半年复查 1 次。

（三）分化型甲状腺癌术后复发风险分层

1. 低风险分层　甲状腺乳头状癌：符合以下全部。

（1）无远处转移。

（2）所有肉眼所见肿瘤均被彻底切除。

（3）肿瘤未侵袭周围组织。

（4）肿瘤不是侵袭性的组织学亚型及未侵袭血管。

（5）若行 ^{131}I 治疗后全身显像，未见甲状腺床外摄碘转移灶显影。

（6）合并少量淋巴结转移（如 cN_0，但是病理检查发现 ≤ 5 枚微小转移淋巴结，即转移灶最大直径均 ≤ 0.2cm）。

（7）甲状腺内的滤泡亚型甲状腺乳头状癌；甲状腺内的分化型甲状腺滤泡癌合并被膜侵袭及伴或不伴轻微血管侵袭（< 4 处）；甲状腺内微小乳头状癌不论是否多灶、是否伴有 *BRAFV600E* 突变阳性。

2. 中风险分层　符合以下任意 1 项。

（1）镜下见肿瘤侵袭甲状腺外软组织。

（2）侵袭性组织学表现（如高细胞、靴钉样、柱状细胞癌等）。

（3）伴血管侵袭的甲状腺乳头状癌。

（4）若行 ^{131}I 治疗后全身显像，可见颈部摄碘转移灶显影。

（5）淋巴结转移（cN_1，病理检查发现＞5 枚转移淋巴结，转移灶最大直径均＜3cm）。

（6）*BRAFV600E* 突变阳性的甲状腺乳头状癌（直径 1~4cm）。

（7）*BRAFV600E* 突变阳性的多灶甲状腺微小癌合并腺外浸润。

3. 高风险分层　符合以下任意 1 项。

（1）明显的腺外浸润。

（2）癌肿未完整切除。

（3）证实存在远处转移。

（4）术后高 TG 水平提示远处转移者。

（5）合并较大淋巴结转移（任何淋巴结转移灶直径≥3cm）。

（6）甲状腺滤泡癌广泛侵袭血管（＞4 处血管侵袭）。

（四）同位素治疗

1. 对高风险分层患者强烈推荐 ^{131}I 治疗。

2. 对中风险分层患者可考虑 ^{131}I 治疗，但其中有镜下甲状腺外侵袭但癌灶较小或淋巴结转移个数少、受累直径小且不伴高侵袭性组织亚型或血管侵袭等危险因素的患者经 ^{131}I 治疗后未能改善总体预后，可

不行 ^{131}I 治疗。

3. 对低风险分层患者，不推荐行 ^{131}I 治疗。

4. ^{131}I 治疗禁忌证：妊娠期或哺乳期女性；计划 6 个月内妊娠者。

5. 经评估，对于需行 ^{131}I 治疗者，应嘱其核医学科门诊就诊。

（何永刚　孙寒星）

第三章

胃肠外科

第一节　胃十二指肠溃疡

疾病概要

（一）解剖基础

胃溃疡多发生在胃小弯，常见于胃角处，也见于胃窦和胃体。十二指肠溃疡多见于球部。球部以远部位发生的溃疡称为十二指肠球后溃疡。

（二）流行病学特点

胃溃疡发病高峰在 40~60 岁。十二指肠溃疡发病高峰在 20~40 岁。

（三）病因

与胃酸分泌过多、幽门螺杆菌（helicobacter pylori，HP）感染、胃黏膜防御机制减弱有关。

（四）治疗

以药物治疗为主，手术治疗仅适用于发生并发症的患者。本节主要介绍需要手术治疗的常见并发症，包括：急性胃十二指肠溃疡穿孔、胃十二指肠溃疡大出血、胃十二指肠溃疡瘢痕性幽门梗阻、胃溃疡癌变。

1. 急性胃十二指肠溃疡穿孔　多发于球部前壁或胃小弯。穿孔早期为化学性腹膜炎，6~8 小时后逐渐形成化脓性腹膜炎，严重者发生感染性休克。手术主要采用穿孔缝合术，也可选择胃大部切除术。

2. 胃十二指肠溃疡大出血　多发于球部后壁或胃小弯，出血多为动脉性，严重者发生失血性休克，称为胃十二指肠溃疡大出血。是上消化道出血"五大病因"之首，占 40%~50%。手术治疗的指征是：①经积极保守治疗无效；②出血速度快，短期内出现休克；③高龄患者伴有动脉硬化，出血自行停止可能性小；④经保守治疗出血已经停止，但短期内可能再次出血者。手术主要采用胃大部切除术，部分患者无法耐受长时间手术，可选用出血部位贯穿缝扎术。

3. 胃十二指肠溃疡瘢痕性幽门梗阻　溃疡引起幽门梗阻的原因有 3 种，由轻到重分别为痉挛、水肿和瘢痕，通常三者同时存在。当瘢痕狭窄引起梗阻为主要病因时，需要手术干预。主要鉴别方法是行胃肠减压、高渗盐水洗胃等保守治疗，症状不能缓解者须手术治疗，首选胃大部切除术。

4. 胃溃疡癌变　相关内容见《胃癌》一节。

术前评估和术前准备

（一）急性胃十二指肠溃疡穿孔

1. 问诊要点

（1）主要症状特点：突发上腹部刀割样剧烈疼痛，迅速波及全腹。既往可有典型溃疡症状发作，近期有疲劳、紧张等诱发因素。

（2）常见伴随症状：面色苍白、出冷汗（剧烈疼痛所致），血压下降、休克表现（感染性休克）。

（3）既往史：系统性疾病史（是否确诊过消化性溃疡），药物治疗史［尤其应询问非甾体抗炎药（non steroidal antiinflammatory drug，NSAID）、糖皮质激素等］。

2. 查体要点

（1）一般检查：痛苦面容，屈曲体位，不敢活动。血压下降、心率加快。

（2）腹部查体：腹式呼吸减弱，肠鸣音减弱或消失。全腹压痛，上腹部为主，呈板状腹，反跳痛明显。

（3）直肠指诊：直肠前窝可有触痛。

3. 辅助检查

（1）影像学检查：X 线检查见膈下游离气体，或 CT 检查见腹腔内游离气体。

（2）其他检查：白细胞、C 反应蛋白（C-reactive protein，CRP）等炎症指标升高。

4. 鉴别诊断

（1）急性阑尾炎：溃疡穿孔后消化液顺着右结

肠旁沟流下也会产生类似"转移性右下腹痛"的症状，阑尾炎坏疽穿孔后也可出现腹膜炎体征。因此两者需要鉴别。区别在于体征最明显处一般为病变部位，影像学检查可进一步辅助诊断。

（2）急性胰腺炎：两者均有上腹痛逐步弥漫至全腹、恶心、呕吐等消化道症状，因此需要鉴别。但急性胰腺炎腹痛为逐步加剧，且向后背部放射。查体体征不如溃疡穿孔明显。进一步行淀粉酶测定和影像学检查可诊断。

5. 术前准备

（1）一般准备：急性溃疡穿孔手术为急诊手术，应尽量缩短术前评估和准备时间。完善血常规、生化、凝血功能、血气分析、胸部 X 线片、心电图等基本检查，排除手术禁忌证。

（2）特殊准备：禁食禁饮，置鼻胃管，胃肠减压（减少消化液流入腹腔），准备抑酸药、抗生素（经验性使用广谱抗生素，如第三代或以上头孢菌素）、镇痛药。如存在休克，于积极抗休克的同时立即手术。

6. 医嘱模板及注解（表3-1、表3-2）

表3-1　长期医嘱

医嘱内容		注解
护理	二级护理	一般常规护理即可
	一级护理，心电监测	存在休克者须密切监测，积极抗休克

续表

医嘱内容	注解
禁食禁饮，胃肠减压	主要目的是减少消化液进一步污染腹腔

表 3-2　临时医嘱

医嘱内容	注解
血常规	术前基本检查，排除手术及麻醉禁忌证。如有异常，短时间内进行调整
肝肾功能、电解质	
血糖	
凝血功能	
血气分析	
心电图	
胸部 X 线片	
抗生素	经验性使用广谱抗生素，选用第三代或以上头孢菌素
抑酸药	明确诊断后应及早应用
备皮	腹部皮肤备皮
抗休克治疗（如有）	一边积极抗休克，一边准备手术

（二）胃十二指肠溃疡大出血

1. 问诊要点

（1）主要症状特点：胃十二指肠溃疡出血量少时为黑便（柏油样便）。量大且出血速度快时表现为呕血，鲜红色，也可出现紫色便。

（2）常见伴随症状：头晕，心慌，出冷汗，黑矇（提示大出血），脉搏细速、呼吸急促、烦躁不安、晕厥（失血性休克表现，提示出血量超过800ml）。

（3）既往史：系统性疾病史（是否确诊过消化性溃疡），药物治疗史（尤其应询问 NSAID、糖皮质激素等）。

2. 查体要点

（1）一般检查：面色苍白，四肢厥冷。血压下降、心率加快。

（2）腹部查体：无明显体征。肠鸣音正常或活跃。

（3）直肠指诊：有时可及紫褐色血液。

3. 辅助检查

（1）胃镜检查：可直接观察溃疡病灶及出血情况，便于明确诊断。

（2）其他检查：血常规可提示出血量及严重程度。腹腔动脉选择性造影也可帮助观察出血部位。

4. 鉴别诊断

（1）食管胃底静脉曲张破裂出血：与消化性溃疡出血一样为上消化道出血的重要病因。患者通常有明确的肝病、肝硬化病史。查体可有肝病面容、肝掌、蜘蛛痣、腹壁静脉曲张、脾大、腹水等肝硬化典型体征。影像学检查可见门静脉高压症表现和曲张的血管。胃镜检查可进一步鉴别。

（2）应激性溃疡出血：与消化性溃疡出血一样为上消化道出血的重要病因。患者通常有明确的创伤、感染、大手术等应激因素存在。胃镜检查可见胃黏膜多发表浅溃疡或糜烂灶，可明确诊断。

5. 术前准备

（1）非手术治疗：补充血容量（开放静脉通道、补液、输血），已有失血性休克的按照抗休克治疗。置鼻胃管，经鼻胃管注入冰肾盐水（冰盐水加去甲肾上腺素）灌洗，每 4~6 小时重复 1 次。应用抑酸药、生长抑素、促凝血药。

（2）胃镜治疗：明确出血部位后可进行电凝、喷洒药物、止血夹等止血方式。

（3）基本术前准备：对于符合手术指征的患者，应尽快完善基本的术前准备，排除手术禁忌证。

6. 医嘱模板及注解（表 3-3、表 3-4）

表 3-3　长期医嘱

医嘱内容	注解
一级护理，心电监测	上消化道大出血病情凶险，须密切监测
禁食禁饮，置鼻胃管	可吸出残血，灌洗胃腔，以减少呕吐物和血液的误吸风险

表 3-4　临时医嘱

医嘱内容	注解
血常规	术前基本检查，排除手术及麻醉禁忌证。如有异常，短时间内进行调整
肝肾功能、电解质	
血糖	
凝血功能	

医嘱内容	注解
血气分析	术前基本检查，排除手术及麻醉禁忌证。如有异常，短时间内进行调整
心电图	
胸部 X 线片	
补充血容量，抗休克治疗	必要时可开放深静脉通道，以方便扩容和监测容量
抑酸药	PPI 等
生长抑素	静脉持续泵注
促凝血药	如凝血酶、氨甲苯酸等
备皮	腹部皮肤备皮
冰肾盐水灌洗胃腔	经鼻胃管注入 200ml 含 8mg 去甲肾上腺素的冰盐水，并夹管 3 分钟。每 4~6 小时重复

（三）胃十二指肠溃疡瘢痕性幽门梗阻

1. 问诊要点

（1）主要症状特点：上腹痛或饱胀不适，反复呕吐，呕吐物为宿食，有酸臭味，不含胆汁。

（2）常见伴随症状：反酸、嗳气、恶心，严重时可出现水电解质酸碱平衡紊乱的相关表现（常见为等渗性脱水、低钾低氯性碱中毒）。

（3）既往史：系统性疾病史（是否确诊过消化性溃疡），手术史（鉴别其他消化道梗阻，如粘连性肠梗阻等）。

2. 查体要点

（1）一般检查：消瘦，营养不良，存在脱水时有眼窝凹陷、皮肤弹性下降等。

（2）腹部查体：可见胃型。可闻及振水音。

3. 辅助检查

（1）胃镜检查：可直接观察是否存在幽门梗阻和胃潴留。

（2）上消化道造影：因存在梗阻，禁用钡剂造影，宜选用水溶性对比剂造影。

（3）影像学检查：CT、MRI 等可以判断梗阻部位及病因。

（4）肝肾功能、电解质、血气分析：主要用来评估幽门梗阻是否已造成内环境紊乱。

4. 鉴别诊断

（1）胃癌梗阻：症状与溃疡瘢痕性梗阻较难鉴别，但患者一般无胃十二指肠溃疡反复发作史。胃镜检查可观察梗阻病灶的形态并取活检。影像学检查亦有助于判断梗阻病变的性质。

（2）十二指肠壅积症：与幽门梗阻一样会出现上腹胀痛伴反复呕吐，但区别在于呕吐物一般含有胆汁。且症状会随着体位改变而减轻。上消化道造影和胃镜检查有助于对两者进行鉴别。

5. 术前准备

（1）非手术治疗：静脉补液，肠外营养支持，已有水电解质酸碱平衡紊乱的立即纠正。置鼻胃管，经鼻胃管注入高渗盐水灌洗，减轻胃壁水肿。

（2）基本术前准备：对于符合手术指征的患者，应尽快完善基本的术前准备，排除手术禁忌证。

6. 医嘱模板及注解（表3-5、表3-6）

表3-5　长期医嘱

医嘱内容	注解
二级护理	如存在严重的内环境紊乱，如严重的高钾血症、低钾血症等，须加强监测
禁食禁饮、胃肠减压	减轻胃腔压力，缓解胃壁水肿

表3-6　临时医嘱

医嘱内容	注解
血常规	术前基本检查，排除手术及麻醉禁忌证。如有异常，短时间内进行调整
肝肾功能、电解质	
血糖	
凝血功能	
血气分析	
心电图	
胸部 X 线片	
静脉补液支持	纠正脱水、电解质紊乱、酸碱失衡等
抑酸药	PPI 等
备皮	腹部皮肤备皮
高渗盐水灌洗胃腔	经鼻胃管注入 500ml 高渗盐水，并夹管30分钟后吸出。每 4~6 小时重复

手术方式

（一）穿孔缝合术

对溃疡疑似恶变者要取穿孔处组织做病理检查。

（二）胃大部切除术

1. 切除范围　远端 2/3~3/4 胃组织并包括幽门、部分十二指肠球部。

2. 可选胃十二指肠吻合术（Billroth Ⅰ式）、胃空肠吻合术（Billroth Ⅱ式）和胃空肠 Roux-en-Y 吻合术。Billroth Ⅰ式比较符合生理结构。Roux-en-Y 吻合术抗反流效果最佳。

3. 迷走神经切断术　现已很少采用。

术后观察

（一）胃大部切除术后查房要点、常见不适处理及医嘱

见《胃癌》一节。

（二）胃大部切除术后并发症

1. 早期并发症　术后出血（腹腔内出血、消化道出血），胃排空障碍（俗称"胃瘫"），吻合口破裂或漏，十二指肠残端破裂（见于 Billroth Ⅱ式或 Roux-en-Y 吻合术），残胃缺血坏死（残胃血管离断过多，血供不足），术后肠梗阻（输入袢梗阻、输出袢梗阻、吻合口梗阻）。

2. 远期并发症　倾倒综合征（多见于 Billroth Ⅱ式，分为早期和晚期两种），碱性反流性胃炎，溃疡复发，营养性并发症（贫血、消瘦、低蛋白血症等），残胃癌（见《胃癌》一节）。

复查随访

（一）出院后注意事项

1. 注意休息，加强营养　指导口服营养补充制剂的用量及用法。

2. 带管出院或切口未拆线（可吸收线除外）患者　告知来院拔管 / 切口拆线的时间。

3. 查询病理报告　术后 2 周来院 / 电话询问病理报告是否已完成（须特别留意是否存在溃疡恶变的情况）。

4. 出现发热、腹痛、呕血、恶心、呕吐、停止排气排便等症状及时就诊。

（二）随访计划

1. 术后 1 个月　第 1 次随访，主要评估术后恢复情况，解释病理报告。

2. 定期随访，复查胃镜等。

第二节　胃癌

疾病概要

（一）解剖基础

胃与食管结合部称为贲门，与十二指肠结合部称为幽门。胃自上而下分为三个区：贲门胃底区、胃体区和胃窦幽门区。胃癌好发部位以胃窦幽门区为主，其次是贲门胃底区。胃的动脉血供由腹腔动脉及其分支供应。胃的淋巴回流沿主要动脉分布，根据位置分成 16 组，其中 1~6 组称为胃周淋巴结。

（二）流行病学特点

发病率及病死率在我国均位居前列。男女发病率之比为 2 ：1。

（三）病因

尚不明确。与地域因素、饮食习惯、HP 感染等相关。因良性疾病行胃大部切除术后残胃黏膜发生慢性炎症改变，在术后 15~25 年发展成胃癌，称为残胃癌。

（四）病理分型

早期胃癌与进展期胃癌采用不同的大体分型。早期胃癌指病变仅局限于黏膜或黏膜下层，无论病变大小或有无淋巴结转移。根据形态分为隆起型（Ⅰ型）、表浅型（Ⅱ型）和凹陷型（Ⅲ型）。进展期胃癌是指癌组织浸润深度超过黏膜下层的胃癌。根据博尔曼（Borrmann）分型分为肿块型（Ⅰ型）、溃疡局限型（Ⅱ型）、溃疡浸润型（Ⅲ型）和弥漫浸润型（Ⅳ型）。若全胃受累胃腔缩窄、胃壁僵硬如革囊状，称皮革胃，恶性程度高，发生转移早，预后差。胃癌的组织学类型以腺癌为主，根据 Lauren 分型又分为肠型和弥漫型。

（五）病理分期

按 TNM 分期，T 代表原发肿瘤，N 代表区域淋巴结，M 代表远处转移。

（六）扩散转移

直接浸润；淋巴转移（有时可发生跳跃式转移）；血行转移（最常见肝，其次为肺）；腹膜种植转移（女性胃癌患者可形成卵巢转移性肿瘤，称库肯伯格瘤）。

术前评估

（一）问诊要点

1. **主要症状特点** 上腹部不适、进食后饱胀、隐痛、饥饿痛等非特异性症状较为常见，并能被治疗慢性胃炎、消化性溃疡的药物所缓解。随着疾病发展症状逐渐加重，并可出现进食哽咽感（见于贲门癌）、呕吐宿食和胃酸（见于幽门胃窦癌伴梗阻）、黑便呕血（见于胃癌破溃出血）等。

2. **常见伴随症状** 纳差、乏力、消瘦、贫血（肿瘤消耗或长期慢性出血所致），肝大、黄疸、腹水等（肿瘤晚期表现）。

3. **既往史** 系统性疾病史，药物治疗史（抗凝血药等），手术史（特别是上腹部手术史）。

4. **女性月经史** 尽量避开月经期手术。育龄期女性须除外妊娠可能。部分胃癌患者以库肯伯格瘤为首发症状，应详细询问是否有盆腔／附件区肿块等就诊史。

5. 家族史　主要询问肿瘤家族史。

（二）查体要点

1. 一般检查　营养状况，贫血貌，恶病质；皮肤巩膜黄染；浅表淋巴结肿大（左锁骨上淋巴结）。

2. 腹部查体　视诊腹部瘢痕（尤其既往腹部手术史者），听诊肠鸣音、振水音（如怀疑幽门梗阻），触诊腹部包块、肝大。

3. 直肠指诊　触诊道格拉斯陷窝（Douglas pouch）肿块（怀疑腹膜种植转移）等。

（三）辅助检查

1. 胃镜检查　主要有以下 4 个目的：①获取活检病理学依据；②辅助肿瘤 T 分期（通常使用超声胃镜）；③辅助肿瘤定位及判断累及范围；④判断是否适合内镜下切除（针对早期胃癌）。

2. 影像学检查　主要目的是进行肿瘤分期，用于评估预后和制订相应的治疗方案。常见手段包括：胸腹盆 CT 增强扫描（首选，主要用于判断 N 分期、M 分期及胃周侵袭情况）、PET/CT（非首选，强烈怀疑转移时可选）、浅表淋巴结超声检查。X 线钡餐造影的诊断价值目前已基本被胃镜取代，但在判断胃上部癌的食管累及范围时有参考价值。

3. 其他检查 肿瘤标志物如 CEA、糖类抗原 19-9（carbohydrate antigen 19-9，CA19-9）、CA125 等无诊断价值，仅可作为预后及随访参考指标。部分患者的粪便隐血呈阳性。

（四）鉴别诊断

1. 胃良性溃疡 因与胃癌均可出现上腹部不适、进食后饱胀、隐痛、饥饿痛等非特异性症状，故而需要鉴别。且两者症状均可被胃黏膜保护剂、抑酸药等缓解，因此不能作为鉴别依据。胃镜＋活检病理可明确，必要时可内科治疗后再取活检。

2. 胃间质瘤 患者无症状或出现与胃癌相似的上腹部和消化道症状，因而较难鉴别。诊断主要依靠内镜检查，胃镜可见胃黏膜下肿块，超声胃镜显示肿块来源于肌层，可基本作出诊断。确诊则需要切除后行免疫组织化学染色等病理学检查。

（五）医嘱模板及注解（表 3-7、表 3-8）

表 3-7 长期医嘱

医嘱内容	注解
二级护理	一般常规护理即可。重点关注记录进食及排便情况

续表

医嘱内容		注解
饮食	无渣半流质饮食	一般患者饮食首选无渣半流质饮食，尤要避免硬食
	流质饮食	如存在慢性上消化道出血、不全性梗阻等表现，予以流质饮食
	禁食	如患者存在活动性上消化道出血、完全性幽门梗阻/胃潴留等，应予以禁食。此类患者还需予以胃肠减压、冰肾盐水灌洗；幽门梗阻/胃潴留者还需予以胃肠减压、高渗盐水洗胃等措施

表 3-8　临时医嘱

医嘱内容		注解
营养制剂	口服	存在营养不良或营养风险者必须给予补充
	肠外	如存在幽门梗阻、出血等肠内营养禁忌证时，需要给予肠外营养
抑酸药		术前应用可减少肿瘤急性出血、穿孔等风险，禁食状态必须给予 PPI
肿瘤标志物		全面评估肿瘤性质、定位、分期，以确定治疗方案，明确手术指征。胃上部癌怀疑累及食管时可行 X 线钡餐造影
胸腹盆 CT 增强扫描		
浅表淋巴结超声		
胃镜/超声胃镜		
X 线钡餐造影		
血常规、尿常规		全面评估患者机体状况及脏器功能，排除手术及麻醉禁忌证。必要时请相关专业科室会诊，协助诊治
肝肾功能、电解质		
空腹血糖		
凝血功能		

续表

医嘱内容	注解
血气分析	
Pro-BNP	
心肌蛋白	
病毒筛查	全面评估患者机体状况及脏器功能，排除手术及麻醉禁忌证。必要时请相关专业科室会诊，协助诊治
下肢血管多普勒超声	
心电图	
心脏超声	
肺功能	

注：Pro-BNP.pro-brain natriuretic peptide，B型钠尿肽前体。

术前准备

（一）一般准备

纠正可能存在的贫血、低蛋白血症、电解质或酸碱平衡紊乱。对术前检查发现的脏器功能障碍（包括心、肺、肝、肾、脑、凝血功能障碍及糖代谢障碍等）予以调整。胃癌手术为限期手术，应在尽可能短的时间内完成。

（二）特殊准备

1. 消化道准备　胃癌手术可能涉及肠道，因而仍常规进行机械性肠道准备（如术前1日清洁灌肠或口服泻药）和口服非肠道吸收性抗生素（如庆大霉素等）。

2. **禁食禁饮**　术前 12 小时禁食，术前 4~6 小时禁饮。

3. **备皮**　主要为腹部皮肤备皮。

4. **备血**　术前完善血型鉴定和交叉配血，备好血制品（主要为浓缩红细胞）。

5. **预防感染**　胃癌手术为Ⅱ类手术，需要预防性使用抗生素。一般为麻醉开始时首次给药，通常选用第二代头孢菌素。

6. **其他**　术前应留置导尿管，使膀胱空虚。一般术前须置鼻胃管。

（三）医嘱模板及注解（表 3-9）

表 3-9　临时医嘱

医嘱内容	注解
术前晚 8 点起禁食	按手术日 8 点手术开始，计算禁食时间
备皮	主要包括腹部、外阴及会阴部皮肤备皮
备血 浓缩红细胞 3U 血型鉴定、交叉配血	贫血患者可适当增加备血量，血浆、血小板等其他成分可酌情配备
术前 1 日口服复方聚乙二醇电解质散 术前 1 日口服庆大霉素	机械性肠道准备＋口服非肠道吸收性抗生素。特别注意须提前 1~2 日将饮食改为流质饮食，以提高机械性肠道准备的效果
头孢呋辛带入手术室	为预防感染（主要是预防切口感染），在麻醉开始时给药，通常选用第二代头孢菌素（如头孢呋辛等）
胃管带入手术室	麻醉前常规置入鼻胃管，有时根据需要可置入鼻肠管（螺旋形鼻胃管）

手术方式

（一）内镜下治疗

只适用于部分早期胃癌，因存在可能切除不完整、淋巴结转移无法清除等缺陷，应用须谨慎。

（二）根治性手术

1.根治性手术包括以下三方面内容。

（1）切除胃癌原发灶：为保证完整切除肿瘤及足够的切除范围，可选择全胃切除（包括贲门和幽门）、远端胃切除（保留贲门）和近端胃切除（保留幽门）。

（2）淋巴结清扫：根据清扫的程度及范围分为D1、D2、D3清扫。D1清扫只适用于早期胃癌，D2清扫最为常用，D3清扫目前已不推荐。

（3）消化道重建：根据切除范围选择适宜的重建方式。远端胃切除后可选胃十二指肠吻合术（Billroth Ⅰ式）、胃空肠吻合术（Billroth Ⅱ式）和胃空肠 Roux-en-Y 吻合术。全胃切除术后可选食管空肠 Roux-en-Y 吻合术。近端胃切除术后可选双通道吻合、双肌瓣吻合管状胃吻合等。其中胃空肠吻合术（Billroth Ⅱ式）、胃空肠 Roux-en-Y 吻合术和食管空肠 Roux-en-Y 吻合术存在十二指肠残端。具体的方式选择还应结合患者的自身条件、肿瘤情况、术中状况等综合决定。

2.胃癌手术方式根据上述三方面内容综合而成，

如远端胃切除 +D2 淋巴结清扫 + 胃十二指肠吻合术（Billroth Ⅰ式）。腹腔镜手术在胃癌应用中也逐渐广泛，特别是临床Ⅰ期的胃癌，腹腔镜手术可作为标准术式。

（三）姑息性手术

针对胃癌导致的穿孔、出血、梗阻等进行的手术。较常见的有：胃窦幽门部肿瘤引起幽门梗阻，可行胃空肠转流术解除胃流出道梗阻。

术后观察

（一）手术当日查房要点

1. 生命体征　关注心电监护仪显示的指标，尤其注意心率加快和血压持续偏低等情况（提示出血）。

2. 腹部体征　观察切口是否渗血，腹部有无肌紧张、板状腹表现（提示出血）。

3. 引流情况　主要观察出血，腹腔引流管观察腹腔出血，鼻胃管观察消化道 / 吻合口出血。

4. 呕血 / 呕吐情况　鼻胃管不通畅或不在位时可能出现，呕血常提示吻合口出血可能。

5. 尿量　根据尿量评估患者循环血量情况，调整静脉补液量。

6. 疼痛　根据患者疼痛程度给予相应的止痛处理。

（二）术后 1~3 日查房要点

1. 体温　体温不超过 38℃，通常考虑为吸收热。如 38.5℃以上，须排查感染或其他因素。

2. 出入量　胃癌术后短期内如无法启动肠内营养，水电解质和能量需要静脉滴注予以补充。须做到入量与出量（包括尿量、引流量等）基本平衡。如术中置螺旋形鼻肠管或行营养性空肠造瘘，可早期开放肠内营养，减少肠外营养的使用。

3. 胃肠功能　胃肠功能恢复较准确的标志为肛门内有持续的排气。胃肠功能恢复后，即可逐步开放经口进食，逐步从饮水过渡至流质、半流质饮食。

4. 腹部体征及引流情况　腹胀程度和听诊肠鸣音协助判断胃肠功能恢复情况。引流主要观察异于平常的量及性状。切口辅料渗出较多时予以换药。

5. 排尿情况　胃术后尿潴留少见。可早期拔除导尿管。

6. 鼓励咳嗽及活动　可有助于减少肺不张、肺炎、下肢深静脉血栓、肺栓塞等并发症发生。

7. 实验室检查　如血常规、生化等，用于评估是否存在机体内环境紊乱，包括电解质紊乱、肝肾功能障碍、贫血、低蛋白血症等，如存在及时予以调整。

（三）术后 4~5 日查房要点

1. 体温　体温升高，一般存在感染因素，较常见的因素包括肺部感染、尿路感染、导管（深静脉置管）感染、切口感染。尤其还须警惕胃术后吻合口漏、十二指肠残端漏导致的发热，须结合白细胞等相关感染指标综合判断。

2. **饮食及排气排便情况** 一般此时胃肠功能已基本恢复。如发生流质／半流质饮食不耐受（腹胀、呃逆、恶心、呕吐等），或排气排便较少、消失，须警惕腹腔内并发症（特别是吻合口漏、十二指肠残端漏、吻合口梗阻、胃排空障碍）的发生。

3. **腹部体征及引流情况** 须警惕腹胀、肠鸣音消失、腹部固定压痛等情况。引流呈现胆汁色或颜色加深常提示吻合口漏和十二指残端漏。引流乳白色液体提示乳糜漏。切口感染时，局部出现红肿热痛表现，皮肤张力增高。

4. **辅助检查** 如血常规、尿常规、胸部 X 线片、腹部立／卧位平片、病原学培养等，根据临床疑诊开具相应检查。

（四）术后 6~8 日查房要点

1. **体温** 此为术后消化道漏的高发时段，发热时应首先考虑，尤其是食管空肠吻合口漏、十二指肠残端漏发生率较高。根据患者其他症状（腹痛、呃逆、恶心、呕吐、排气减少或消失）、腹部体征（腹胀、肠鸣音消失、腹部固定压痛）、引流液性状（颜色加深、变混浊或出现胆汁）、白细胞等相关感染指标可作出诊断。可采用引流管冲洗引流、抗感染、营养支持等保守治疗，必要时须采取手术治疗。

2. 营养情况　患者完全依靠肠内营养。如饮食耐受不佳，可考虑口服营养补充制剂。

3. 拔除引流管　一般在确保吻合口、十二指肠残端愈合良好的前提下拔除引流管。部分患者可出现乳糜漏，拔管前应密切注意引流量及性状。

4. 切口拆线　上腹部切口 7~9 日可拆线。

5. 开具出院医嘱　一般标准为体温正常、耐受半流质饮食、排气排便正常、切口愈合良好。

（五）术后常见不适的诊断及处理（表3-10~ 表3-14）

表3-10　腹痛

问诊及处理要点	注解
发生时间	术后当日或第 1 日：切口疼痛常见
	术后 2~3 日：可能为胃肠功能恢复过程中的肠痉挛
	术后 5~8 日：尤其当心消化道漏
诱因	常见诱因为进食后腹痛，提示吻合口异常
部位	较固定的疼痛部位提示腹腔内有异常可能
性质	胀痛、绞痛、刺痛
查体要点	触诊腹部压痛、反跳痛、肌紧张、肌卫等听诊肠鸣音非常重要，无论是肠鸣音亢进还是减弱或消失均对诊断有非常重要的价值
镇痛治疗注意点	吗啡、类吗啡药物具有呼吸抑制作用，注意多种药物的叠加效应

表 3-11　发热

问诊及处理要点	注解
发生时间	术后当日或第 1 日：多见于吸入性肺炎或肺不张引起的高热
	术后 2~3 日：可能为吸收热，热峰不超过 38.5℃
	术后 4~5 日：感染因素为主
	术后 5~8 日：尤其当心消化道漏
观察热型	弛张热较为多见，提示深部革兰氏阴性菌感染
诱因	拔管热
查体要点	引流液颜色性状最为重要，其他如心率、尿量尿色、腹部体征、肺部听诊、导管部位、腓肠肌压痛等
退热治疗注意点	部分退热药可引起患者大量出汗，加重患者脱水状况，应给予相应的处理

表 3-12　恶心、呕吐

问诊及处理要点	注解
发生时间	术后 24 小时内：多见于麻醉反应 24 小时以后：须警惕术后并发症，特别是胃肠功能恢复后再次出现，通常提示消化道梗阻，较常见于术后吻合口漏（麻痹性肠梗阻）、吻合口狭窄、胃排空障碍等
呕吐物性质	呃逆或干呕（多见于麻痹性肠梗阻或膈下积脓），含消化液（多见于吻合口狭窄、胃排空障碍）
查体要点	视诊腹胀程度，触诊腹部压痛、反跳痛等听诊肠鸣音非常重要，无论是肠鸣音亢进还是减弱或消失均对诊断有非常重要的价值

续表

问诊及处理要点	注解
影像学检查	首选口服水溶性对比剂，诊断是否存在消化道漏或梗阻。腹部 CT 也有一定诊断价值
治疗要点	原则上有呕吐必须置鼻胃管行胃肠减压，但全胃切除术后置鼻胃管的价值较为有限

表 3-13　呕血

问诊及处理要点	注解
症状要点	出血量：观察鼻胃管内吸出和直接呕出的总量
	出血颜色：如有较为新鲜血液呕出，说明出血量大，须考虑有动脉活动性出血，多数发生在吻合口处
	凝血块：有凝血块排出常提示出血量较大
查体要点	首先检查生命体征（因呕血量≠实际出血量，可能有更多血液积聚在消化道内未排出，须警惕失血性休克），并观察尿量和腹胀的程度，综合判断出血量
必要检查	血常规。可先行冰肾盐水灌洗，如活动性出血无法控制，可行胃镜检查或手术探查

表 3-14　呼吸困难

问诊及处理要点	注解
排除几个常见原因	出血性休克：胃癌手术范围广，血管处理多，应警惕术后出血。因术后补液等治疗措施存在，出血性休克可能首先表现为呼吸困难，进而出现休克相关症状
	腹带因素：胃癌术后腹带位于上腹部，如绑缚不当易造成呼吸受限

续表

问诊及处理要点	注解
排除几个常见原因	腹内压过高：可影响膈肌运动，导致呼吸困难。常见于胃肠功能未恢复，或消化道漏、腹腔感染等异常情况
排除肺源性因素	既往是否有哮喘、COPD 病史
	是否存在肺部感染、胸腔积液等相关表现及诱因：食管空肠吻合口通常位于或靠近纵隔，如发生漏较易诱发，严重者甚至出现脓胸
	查体要点：SpO_2、肺部听诊
	床旁胸部 X 线片、胸腔积液 B 超定位
排除心源性因素	既往是否有心脏疾病、心力衰竭病史
	评估容量情况（补液量、补液速度、尿量）
	查体要点：SpO_2、肺部听诊、全身水肿情况、CVP

注：COPD.chronic obstructive pulmonary disease，慢性阻塞性肺疾病；SpO_2.percutaneous arterial oxygen saturation，经皮动脉血氧饱和度；CVP.central venous pressure，中心静脉压。

（六）医嘱模板及注解（表3-15、表3-16）

表3-15 长期医嘱

医嘱内容	注解
心电监护	术后 24 小时内，患者生命体征容易发生突然变化，须密切监测，加强护理。同时因疼痛、麻醉等因素影响呼吸功能，可辅以吸氧
吸氧	
一级护理	

续表

医嘱内容		注解
饮食	禁食	术后当日一般禁食
	饮水	胃肠功能恢复后即可饮水，如无不适可逐步加量
	流质饮食	逐步过渡至流质饮食，可口服营养补充制剂
	半流质饮食	流质饮食耐受良好可过渡至半流质饮食
记录 24 小时出入量		记录尿量、引流量、造口丢失量等，以计算总补液量
引流管		名称（通常以引流部位命名）、类型（常见有单腔管、负压球 / 瓶、双腔管、三腔管、半管、皮片等）
其他管路		常见有导尿管、鼻胃管、深静脉导管、空肠营养性造瘘管等
静脉补液		量出为入，计算总补液量
抑酸药		常选用 PPI 类药物，恢复进食后可停用。全胃切除后可不使用
预防性抗生素		常选用第二代头孢菌素，术后 48 小时内停用
辅助排痰药物		包括使用静脉祛痰药（氨溴索等）和支气管喷雾制剂
药物 / 物理预防血栓		根据 Caprini 评分决定预防策略

表 3-16　临时医嘱

医嘱内容	注解
镇痛治疗	术后 24 小时内最常需要，根据药效级别可分为 NSAID、类吗啡药物（哌替啶、布桂嗪、曲马多等）、麻醉性镇痛药（吗啡等，通常以镇痛泵形式给药）

续表

医嘱内容	注解
输注人血清白蛋白	存在低白蛋白血症时可予以静脉注射
血常规、生化	一般术后第 1 日常规开具，以纠正可能存在的内环境紊乱，后根据需要定期开具。主要依靠肠外营养的患者一般每 3 日复查1 次

复查随访

（一）出院后注意事项

1. 注意休息，加强营养　指导口服营养补充制剂的用量及用法。

2. 带管出院或切口未拆线（可吸收线除外）患者　告知来院拔管 / 切口拆线的时间。

3. 查询病理报告　术后 2 周来院 / 电话询问病理报告是否已完成。

4. 出现发热、腹痛、呕血、恶心、呕吐、停止排气排便等症状及时就诊。

（二）随访计划

1. 术后 1 个月　第 1 次随访，主要评估术后恢复情况，根据病理报告完成病情分期，决定后续治疗方案。

2. 术后复查项目　主要包括血常规、肝功能、肿瘤标志物、胸部 X 线片 / 胸部 CT、腹部 B 超、腹盆 CT 增强扫描、胃镜、PET/CT 等。具体检查项目及频率根据不同的肿瘤分期（表 3-17）和治疗方案决定。

（三）胃癌 TNM 分期

1. 原发肿瘤（T）

T_x：原发肿瘤无法评估。

T_0：无原发肿瘤的证据。

T_{is}：原位癌，上皮内肿瘤，未侵袭固有层，高度不典型增生。

T_1：肿瘤侵袭固有层，黏膜肌层或黏膜下层。

T_{1a}：肿瘤侵袭固有层或黏膜肌层。

T_{1b}：肿瘤侵袭黏膜下层。

T_2：肿瘤侵袭固有肌层。

T_3：肿瘤穿透浆膜下结缔组织，而尚未侵袭脏腹膜或邻近结构。

T_4：肿瘤侵袭浆膜（脏腹膜）或邻近结构。

T_{4a}：肿瘤侵袭浆膜（脏腹膜）。

T_{4b}：肿瘤侵袭邻近结构。

2. 区域淋巴结（N）

N_x：区域淋巴结无法评估。

N_0：区域淋巴结无转移。

N_1：1~2 个区域淋巴结有转移。

N_2：3~6 个区域淋巴结有转移。

N_3：7 个或 7 个以上区域淋巴结有转移。

N_{3a}：7~15 个区域淋巴结有转移。

N_{3b}：16 个或 16 个以上区域淋巴结有转移。

3. 远处转移（M）

M_0：无远处转移。

M_1：有远处转移。

表 3-17　胃癌 TNM 分期（UICC/AJCC 第 8 版）

分期	N_0	N_1	N_2	N_{3a}	N_{3b}	任何 N、M_1
T_1	I A	I B	II A	II B	III B	IV
T_2	I B	II A	II B	III A	III B	IV
T_3	II A	II B	III A	III B	III C	IV
T_{4a}	II B	III A	III A	III B	III C	IV
T_{4b}	III A	III B	III B	III C	III C	IV
任何 T、M_1	IV	IV	IV	IV	IV	IV

（四）辅助治疗

1. 无淋巴结转移的早期胃癌一般无须辅助治疗。

2. 其余患者须经过多学科诊疗（multi-disciplinary treatment，MDT）团队讨论后决定治疗方案。晚期胃癌主要依靠化疗、放疗、靶向治疗和免疫治疗等。

第三节　结肠癌

疾病概要

（一）解剖基础

结肠包括升结肠（含盲肠）、横结肠、降结肠和乙状结肠，升结肠与横结肠延续段称为结肠肝曲，与降结肠延续段称为结肠脾曲。升结肠、降结肠为腹膜间位器官。横结肠和乙状结肠为腹膜内位器官，活动度较大。肠管直径自盲肠端至乙状结肠逐渐缩小。临床实践中习惯将结肠分为右半结肠和左半结肠，两者分界点一般认为在横结肠中、左 1/3 处（存在一定争议）。右半结肠癌和左半结肠癌在组织胚胎学、分子生物学、病理学、解剖学、临床表现、手术范围、药物敏感性和预后等方面均有较为显著的差异。

（二）流行病学特点

近 20 年来发病率逐渐上升，且有结肠癌多于直肠癌的趋势。

（三）病因

尚不明确。大部分为腺瘤癌变，演变过程为 10~15 年。部分结肠癌存在明显的家族遗传性特征，如遗传性非息肉病性结肠癌（又称林奇综合征），家族性腺瘤性肠息肉病（familial adenomatous polyposis，FAP）恶变等。

（四）病理分型

大体分型为溃疡型、隆起型、浸润型；组织学分类最常见为腺癌。

（五）病理分期

按 TNM 分期，T 代表原发肿瘤，N 代表区域淋巴结，M 代表远处转移。

（六）扩散转移

直接浸润；淋巴转移；血行转移（最常见肝，其次为肺）；种植转移。

术前评估

（一）问诊要点（表3-18）

表3-18　主要症状特点

问诊要点	主要症状特点	
	右半结肠	左半结肠
解剖、病理基础	肠腔大，肿块多为隆起型	肠腔小，肿块多为浸润型
腹部肿块	多见，右下腹为主，如较为固定提示肿瘤已穿透	较少见，有时乙状结肠癌可在中、左下腹出现肿块
全身症状（贫血、低蛋白血症、消瘦、纳差、乏力、低热）	多见，为肿瘤消耗、坏死、继发感染、毒素吸收所致	较少见
腹痛	通常为隐痛，痛点不固定	呈绞痛，较为强烈
排便习惯、性状改变	可出现排便次数增加、腹泻等，也可有颜色加深、黑便	常见，典型症状为腹泻便秘交替，也可有血便、脓血便

续表

问诊要点	主要症状特点	
	右半结肠	左半结肠
肠梗阻症状	少见，回盲部癌堵塞回盲瓣可致小肠梗阻	多见，最常见于脾曲癌、降结肠癌，部分患者以急性结肠梗阻为首诊症状
其他急腹症症状	急性阑尾炎（回盲部癌堵塞阑尾开口所致）、腹膜炎（肿瘤穿孔）	腹膜炎（肿瘤穿孔）

1. 常见伴随症状　血尿 ± 尿路刺激症状（肿瘤侵袭泌尿系统所致），阴道流血（肿瘤侵袭女性生殖系统所致），肝大、黄疸、腹水等（肿瘤晚期表现）。

2. 既往史　系统性疾病史，药物治疗史（抗凝血药等），手术史（包括肠镜下治疗史）。

3. 女性月经史　尽量避开月经期手术。育龄期女性须除外妊娠可能。

4. 家族史　主要询问肿瘤家族史、消化道息肉疾病家族史。

（二）查体要点

1. 一般检查　营养状况，贫血貌，恶病质；皮肤巩膜黄染；浅表淋巴结肿大（左锁骨上淋结）。

2. 腹部查体　视诊腹部瘢痕（尤其既往腹部手术史者），听诊肠鸣音，触诊腹部包块、肝大。

3. 直肠指诊　排除是否有同时性直肠癌，Douglas 窝肿块等。

（三）辅助检查

1. 肿瘤标志物　最常用为 CEA（敏感性较弱，主要用于评估肿瘤负荷和监测肿瘤复发）。其他包括 CA19-9、CA125 等。

2. 肠镜检查　主要有以下 4 个目的：①获取活检病理学依据；②直视观察肿瘤形态辅助肿瘤分期；③测量肿瘤距肛缘距离辅助肿瘤定位；④检查结肠其他部位是否合并多原发癌。

3. 影像学检查　主要目的是进行肿瘤分期，用于评估预后和制订相应的治疗方案。常见手段包括：胸腹盆 CT 增强扫描（主要评估肝、肺等远处转移）、PET/CT（非首选，强烈怀疑转移时可选）、浅表淋巴结超声检查。

（四）鉴别诊断

1. 结肠息肉　大多患者无症状，部分患者出现排便习惯与粪便性状改变。可为单发或多发，根据病理可分为腺瘤、炎性息肉、增生性息肉等，行肠镜检查＋活检可鉴别。

2. 溃疡性结肠炎　二者均会导致黏液脓血便及直肠刺激症状，故而需要鉴别。但溃疡性结肠炎患者多伴有腹痛、血样腹泻等症状。通常可行肠镜检查，见黏膜大片水肿、充血、糜烂和溃疡形成可明确诊断。

（五）医嘱模板及注解（表 3-19、表 3-20）

表 3-19　长期医嘱

医嘱内容		注解
二级护理		一般常规护理即可。着重关注记录排便情况
饮食	无渣半流质饮食	一般患者饮食首选无渣半流质饮食
	流质饮食	如存在不完全性肠梗阻、腹泻便秘交替等表现，予以流质饮食
	禁食	如患者存在完全性肠梗阻或其他急腹症等，应予以禁食

表 3-20　临时医嘱

医嘱内容		注解
营养制剂	口服	存在营养不良或营养风险者必须给予补充
	肠外	如存在完全性肠梗阻、穿孔等肠内营养禁忌证时，需要给予肠外营养
缓泻剂		适用于存在不完全性肠梗阻表现的患者，完全性肠梗阻者禁用
肿瘤标志物		
胸腹盆 CT 增强扫描		全面评估肿瘤性质、定位、分期，以确定治疗方案，明确手术指征
浅表淋巴结超声		
肠镜		

续表

医嘱内容	注解
血常规、尿常规	
肝肾功能、电解质	
空腹血糖	
凝血功能	
血气分析	
Pro-BNP	全面评估患者机体状况及脏器功能，排除手术及麻醉禁忌证。必要时请相关专业科室会诊，协助诊治
心肌蛋白	
病毒筛查	
下肢血管多普勒超声	
心电图	
心脏超声	
肺功能	

术前准备

（一）一般准备

纠正可能存在的贫血、低蛋白血症、电解质或酸碱平衡紊乱。对术前检查发现的脏器功能障碍（包括心、肺、肝、肾、脑、凝血功能障碍及糖代谢障碍等）予以调整。结肠癌手术为限期手术，应在尽可能短的时间内完成。

（二）特殊准备

1. 消化道准备　主要包括机械性肠道准备（如

术前 1 日清洁灌肠或口服泻药）和口服非肠道吸收性抗生素（如庆大霉素等）。

2. **禁食禁饮**　术前 12 小时禁食，术前 4~6 小时禁饮。

3. **备皮**　主要包括腹部、外阴及会阴部皮肤备皮。

4. **备血**　术前完善血型鉴定和交叉配血，备好血制品（主要为浓缩红细胞）。

5. **预防感染**　结肠癌手术为 Ⅱ 类手术，需要预防性使用抗生素。一般为麻醉开始时首次给药，通常选用第二代头孢菌素。

6. **其他**　术前应留置导尿管，使膀胱空虚。如无明显消化道梗阻，无须置鼻胃管。

（三）医嘱模板及注解（表 3-21）

表 3-21　临时医嘱

医嘱内容	注解
术前晚 8 点起禁食	按手术日 8 点手术开始，计算禁食时间
备皮	主要包括腹部、外阴及会阴部皮肤备皮
备血 浓缩红细胞 3U 血型鉴定、交叉配血	贫血患者可适当增加备血量，血浆、血小板等其他成分可酌情配备
术前 1 日口服复方聚乙二醇电解质散 术前 1 日口服庆大霉素	机械性肠道准备＋口服非肠道吸收性抗生素。特别注意须提前 1~2 日将饮食改为流质饮食，以提高机械性肠道准备的效果
头孢呋辛带入手术室	为预防感染（主要是预防切口感染），在麻醉开始时给药，通常选用第二代头孢菌素（如头孢呋辛等）

手术方式

（一）根治性切除术

完整切除肿瘤，保证足够的切缘，切除相应结肠系膜行区域淋巴结根治性清扫。常用术式主要包括：

1. 右半结肠切除术　适用于盲肠、升结肠、结肠肝曲的癌肿。

2. 横结肠切除术　适用于横结肠癌。

3. 左半结肠切除术　适用于结肠脾曲、降结肠癌。

4. 乙状结肠切除术　适用于乙状结肠癌。

（二）消化道重建

限期手术一般一期行消化道重建，并发急性梗阻、穿孔、腹膜炎等急诊手术状况下可行近端造口远端封闭手术，以待二期吻合。并发急性梗阻时可置入消化道支架，待梗阻缓解后限期行根治性手术。有时肿瘤无法根治性切除，为解除肿瘤梗阻可行姑息性结肠造口术或姑息性肠转流术。

术后观察

（一）手术当日查房要点

1. 生命体征　关注心电监护仪显示的指标，尤其注意心率加快和血压持续偏低等情况（提示出血）。

2. **腹部体征** 观察切口是否渗血，腹部有无肌紧张、板状腹表现（提示出血）。如有造口，观察造口的颜色，是否渗血。

3. **引流情况** 引流液的量及颜色（偏红、偏深、量多提示出血，偏淡、偏清、量大提示尿漏）。

4. **肛门情况** 查看是否有肛门排血、排液，如排血，须详细了解出血量、次数及是否有凝血块。

5. **尿量** 根据尿量评估患者循环血量情况，调整静脉补液量。

6. **疼痛** 根据患者疼痛程度给予相应的止痛处理。

（二）术后 1~3 日查房要点

1. **体温** 体温不超过 38℃，通常考虑为吸收热。如 38.5℃ 以上，须排查感染或其他因素。

2. **出入量** 结肠癌术后短期内无法启动肠内营养，水电解质和能量需要静脉输注以补充。须做到入量与出量（包括尿量、引流量、造口丢失量等）基本平衡。

3. **胃肠功能** 胃肠功能恢复较准确的标志为肛门内或造口内有持续的排气。须警惕水样便、造口内肠液量异常增多等症状，不能提示胃肠功能恢复。胃肠功能恢复后，即可开放肠内营养，饮食从流质饮食过渡至半流质饮食。

4. **腹部体征及引流情况** 腹胀程度和听诊肠鸣音协助判断胃肠功能恢复情况。引流主要观察异于平常的量及性状。切口辅料渗出较多时予以换药。

5. 排尿情况　结肠术后尿潴留少见。如明确诊断后须再次留置导尿管。

6. 鼓励咳嗽及活动　可减少肺不张、肺炎、下肢深静脉血栓、肺栓塞等并发症发生。

7. 实验室检查　如血常规、生化等，用于评估是否存在机体内环境紊乱，包括电解质紊乱、肝肾功能障碍、贫血、低蛋白血症等，如存在及时予以调整。

（三）术后 4~5 日查房要点

1. 体温　体温升高，一般存在感染因素，较常见的因素包括肺部感染、尿路感染、导管（深静脉置管）感染、切口感染。尤其还须警惕结肠术后吻合口漏导致的发热，须结合白细胞等相关感染指标综合判断。

2. 饮食及排气排便情况　一般此时胃肠功能已基本恢复。如发生流质 / 半流质饮食不耐受（腹胀、呃逆、恶心、呕吐等），或排气排便异常（较少或消失，或造口大量排消化液），则须警惕腹腔内并发症（特别是吻合口漏）的发生。

3. 腹部体征及引流情况　须警惕腹胀、肠鸣音消失、腹部固定压痛等情况。引流液颜色加深或变混浊常提示吻合口漏。引流乳白色液体提示乳糜漏。切口感染时，局部可出现红肿热痛表现，皮肤张力增高，尤其注意造口旁的切口是否有感染或者肠液污染。

4. **辅助检查**　如血常规、尿常规、胸部 X 线片、腹部立 / 卧位平片、病原学培养等，根据临床疑诊开具相应检查。

（四）术后 6~8 日查房要点

1. **体温**　此为术后吻合口漏的高发时段，发热应首先考虑吻合口漏可能。根据患者其他症状（腹痛、呃逆、恶心、呕吐、排气减少或消失）、腹部体征（腹胀、肠鸣音消失、腹部固定压痛）、引流液性状（颜色加深、变混浊或出现粪渣）、白细胞等相关感染指标可作出诊断。可采用引流管冲洗引流、抗感染、营养支持等保守治疗，必要时须采取手术治疗。

2. **营养情况**　患者完全依靠肠内营养。如饮食耐受不佳，可考虑口服营养补充制剂。

3. **拔除引流管**　一般在确保吻合口愈合良好的前提下，可拔除引流管。部分患者可出现乳糜漏，拔管前应密切注意引流量及性状。

4. **切口拆线**　下腹部切口可拆线。

5. **开具出院医嘱**　一般标准为体温正常、耐受半流质饮食、排气排便正常、切口愈合良好。

（五）术后常见不适的诊断及处理（表 3-22~ 表 3-27）

表 3-22　腹痛

问诊及处理要点	注解
发生时间	术后当日或第 1 日：切口疼痛常见
	术后 2~3 日：可能为胃肠功能恢复过程中的肠痉挛
	术后 5~8 日：尤其当心吻合口漏
诱因	常见诱因为进食后和排便后，尤其要重视排便后腹痛
部位	局限、弥散、游走
性质	胀痛、绞痛、刺痛
查体要点	触诊腹部压痛、反跳痛、肌紧张、肌卫等 听诊肠鸣音非常重要，无论是肠鸣音亢进还是减弱或消失均对诊断有非常重要的价值
镇痛治疗注意点	吗啡、类吗啡药物具有呼吸抑制作用，注意多种药物的叠加效应

表 3-23　发热

问诊及处理要点	注解
发生时间	术后当日或第 1 日：多见于吸入性肺炎或肺不张引起的高热
	术后 2~3 日：可能为吸收热，热峰不超过 38.5℃
	术后 4~5 日：感染因素为主
	术后 5~8 日：尤其当心吻合口漏
观察热型	弛张热较为多见，提示深部革兰氏阴性菌感染

续表

问诊及处理要点	注解
诱因	拔管热
查体要点	引流液颜色性状最为重要，其他如心率、尿量尿色、腹部体征、肺部听诊、导管部位、腓肠肌压痛等
退热治疗注意点	部分退热药可引起患者大量出汗，加重患者脱水状况，应给予相应的处理

表 3-24 恶心、呕吐

问诊及处理要点	注解
发生时间	术后 24 小时内：多见于麻醉反应
	24 小时以后：须警惕术后并发症，特别是胃肠功能恢复后再次出现，通常提示消化道梗阻，较常见于术后吻合口漏（麻痹性肠梗阻）、术后肠内疝（机械性肠梗阻）、造口出口狭窄（机械性肠梗阻）
呕吐物性质	呃逆或干呕（多见于麻痹性肠梗阻或膈下积脓），含消化液（多见于机械性肠梗阻）
查体要点	视诊腹胀程度，触诊腹部压痛、反跳痛等 听诊肠鸣音非常重要，无论是肠鸣音亢进还是减弱或消失均对诊断有非常重要的价值
影像学检查	首选腹部立/卧位平片，诊断是否存在梗阻。腹部 CT 对梗阻的部位、原因、程度等均有较高的诊断价值
治疗要点	重视置鼻胃管和胃肠减压的作用

表 3-25 便血

问诊及处理要点	注解
症状要点	出血量：通常观察尿垫上的血量估计
	出血颜色：结肠癌术后便血较为少见，如有较为新鲜血液排出，说明出血量大，须考虑有动脉性出血
	凝血块：有凝血块排出常提示出血量较大
查体要点	首先检查生命体征（因便血量≠实际出血量，可能有更多血液积聚在肠腔内未排出，须警惕失血性休克），并观察尿量和腹胀的程度综合判断出血量
必要检查	血常规。如活动性出血无法控制，可行肠镜检查或手术探查

表 3-26 腹泻

问诊及处理要点	注解
症状要点	询问腹泻次数和大便性状，如有造口，造口引流量的异常增加也认为是腹泻的表现
	持续时间：术后持续 ≥ 3 日的腹泻须怀疑吻合口漏
查体及检查要点	密切观察体温和腹部体征变化，监测白细胞等感染性指标的变化

表 3-27 少尿或无尿

问诊及处理要点	注解
如患者有导尿管	首先明确导尿管是否处于夹闭状态
	确认导尿管通畅后，观察尿液的量及性状，异常时送尿常规、尿培养等

问诊及处理要点	注解
排查肾前性因素	肾前性因素引起少尿／无尿更为常见，常继发于腹腔感染、消化道梗阻等，须结合患者的 CVP、腹部体征、肾功能指标等综合判断
	除非强烈怀疑循环过负荷，慎用利尿剂，否则可能加重少尿／无尿症状
排查肾后性因素	尿潴留或排尿困难：结肠癌术后少见，B超残余尿测定可诊断，须留置导尿管
	尿路损伤：手术引起输尿管损伤，较少见，伴有腹腔引流多量清亮液体时须怀疑，必要时行造影或内镜等检查

（六）医嘱模板及注解（表3-28、表3-29）

表3-28　长期医嘱

医嘱内容		注解
心电监护		术后 24 小时内，患者生命体征容易发生突然变化，须密切监测，加强护理。同时因疼痛、麻醉等因素影响呼吸功能，可辅以吸氧
吸氧		
一级护理		
饮食	禁食	术后当日一般禁食
	饮水	术后第 1 日起即可饮水，如无不适可逐步加量
	流质饮食	胃肠功能恢复后即可流质饮食，可口服营养补充制剂
	半流质饮食	流质饮食耐受良好可过渡至半流质饮食
记录 24 小时出入量		记录尿量、引流量、造口丢失量等，以计算总补液量

医嘱内容	注解
引流管	名称（通常以引流部位命名）、类型（常见有单腔管、负压球/瓶、双腔管、三腔管、半管、皮片等）
其他管路	常见有导尿管、鼻胃管、深静脉导管、肛门置管等
人工肛门护理	定期更换造口袋，保持造口周围皮肤干燥、清洁、无粪汁污染
静脉补液	量出为入，计算总补液量
抑酸药	常选用 PPI 类药物，恢复进食后可停用
预防性抗生素	常选用第二代头孢菌素，术后 48 小时内停用
辅助排痰药物	包括使用静脉祛痰药（氨溴索等）和支气管喷雾制剂
药物/物理预防血栓	根据 Caprini 评分决定预防策略

表 3-29　临时医嘱

医嘱内容	注解
镇痛治疗	术后 24 小时内最常需要，根据药效级别可分为 NSAID、类吗啡药物（哌替啶、布桂嗪、曲马多等）、麻醉性镇痛药（吗啡等，通常以镇痛泵形式给药）
输注人血清白蛋白	存在低白蛋白血症时可予以输注
血常规、生化	一般术后第 1 日常规开具，以纠正可能存在的内环境紊乱，后根据需要定期开具。主要依靠肠外营养的患者一般每 3 日复查 1 次

复查随访

（一）出院后注意事项

1. 注意休息，加强营养　指导口服营养补充制剂的用量及用法。

2. 带管出院或切口未拆线（可吸收线除外）患者　告知来院拔管/切口拆线的时间。

3. 查询病理报告　术后2周来院/电话询问病理报告是否已完成。

4. 出现发热、腹痛、便血、恶心、呕吐、停止排气排便等症状及时就诊。

（二）随访计划

1. 术后1个月　第1次随访，主要评估术后恢复情况，根据病理报告完成病情分期，决定后续治疗方案。

2. 术后复查项目　主要包括血常规、肝功能、肿瘤标志物、胸部 X 线片/胸部 CT、腹部 B 超、腹盆 CT 增强扫描、肠镜、PET/CT 等。具体检查项目及频率根据不同的肿瘤分期（表 3-30）和治疗方案决定。

（三）结肠癌 TNM 分期

1. 原发肿瘤（T）

T_x：原发肿瘤无法评价。

T_0：无原发肿瘤证据。

T_{is}：原位癌，局限于上皮内或侵袭黏膜固有层。

T_1：肿瘤侵袭黏膜下层。

T_2：肿瘤侵袭固有肌层。

T_3：肿瘤穿透固有肌层到达浆膜下层，或侵袭无腹膜覆盖的结直肠旁组织。

T_{4a}：肿瘤穿透腹膜脏层。

T_{4b}：肿瘤直接侵袭或粘连于其他器官或结构。

2. 区域淋巴结（N）

N_x：区域淋巴结无法评价。

N_0：无区域淋巴结转移。

N_1：有 1~3 枚区域淋巴结转移。

N_{1a}：有 1 枚区域淋巴结转移。

N_{1b}：有 2~3 枚区域淋巴结转移。

N_{1c}：浆膜下、肠系膜、无腹膜覆盖结肠 / 直肠周围组织内有肿瘤沉积（tumor deposit，TD），无区域淋巴结转移。

N_2：有 4 枚以上区域淋巴结转移。

N_{2a}：有 4~6 枚区域淋巴结转移。

N_{2b}：有 7 枚及更多区域淋巴结转移。

3. 远处转移（M）

M_0：无远处转移。

M_1：有远处转移。

M_{1a}：远处转移局限于单个器官（如肝、肺、卵巢，非区域淋巴结），但没有腹膜转移。

M_{1b}：远处转移分布于 1 个以上的器官。

M_{1c}：腹膜转移伴或不伴其他器官转移。

表 3-30　结肠癌 TNM 分期（UICC/AJCC 第 8 版）

分期	T	N	M
0	T_{is}	N_0	M_0
I	T_1	N_0	M_0
	T_2	N_0	M_0
II A	T_3	N_0	M_0
II B	T_{4a}	N_0	M_0
II C	T_{4b}	N_0	M_0
III A	$T_{1\sim2}$	N_1/N_{1c}	M_0
	T_1	N_{2a}	M_0
III B	$T_{3\sim4a}$	N_1/N_{1c}	M_0
	$T_{2\sim3}$	N_{2a}	M_0
	$T_{1\sim2}$	N_{2b}	M_0
III C	T_{4a}	N_{2a}	M_0
	$T_{3\sim4a}$	N_{2b}	M_0
	T_{4b}	$N_{1\sim2}$	M_0
IV A	任何 T	任何 N	M_{1a}
IV B	任何 T	任何 N	M_{1b}
IV C	任何 T	任何 N	M_{1c}

（四）辅助治疗

1. I 期患者不建议辅助治疗。

2. II 期及以上患者须经过 MDT 团队讨论后决定治疗方案，主要包括化疗、放疗、靶向治疗等。

第四节 直肠癌

疾病概要

（一）解剖基础

直肠长度为12~15cm，以腹膜反折为界分为上段直肠和下段直肠。通常情况下，直肠指诊可触及的范围（约7cm）即为下段直肠。临床上又根据肿瘤距肛缘的距离将直肠癌分为高位直肠癌（10cm以上）、中位直肠癌（5~10cm）和低位直肠癌（5cm以内）。

（二）流行病学特点

中国人群直肠癌比例较高，约占结直肠癌的60%；低位直肠癌比例高，约占直肠癌的60%~70%。

（三）病因

尚不明确。大部分为腺瘤癌变，演变过程约10~15年。

（四）病理分型

大体分型为溃疡型、隆起型、浸润型；组织学分类最常见为腺癌。

（五）病理分期

按TNM分期，T代表原发肿瘤，N代表区域淋巴结，M 代表远处转移。

（六）扩散转移

直接浸润；淋巴转移；血行转移（最常见肝，其次为肺）；种植转移（仅限于上段直肠癌）。

术前评估

（一）问诊要点

1. **主要症状特点** 便血［最为常见，需要询问出血量、频率、是否与大便相混、颜色（鲜红或暗红）、是否伴有脓液、性状（滴下、喷射或有凝血块）］；直肠刺激症状（主要有便意频繁、里急后重、排便不尽感等）；大便性状／习惯改变（大便变细、大便不成形、排便困难、便秘等）。

2. **常见伴随症状** 腹痛 ± 腹胀（常见为阵发性下腹痛 ± 腹胀，排便后缓解，为不完全性肠梗阻表现），血尿 ± 尿路刺激症状（肿瘤侵袭泌尿系统所致），阴道流血（肿瘤侵袭女性生殖系统所致），肛门疼痛（肿瘤侵袭肛周神经，多见于超低位近齿状线处直肠癌）。

3. **其他症状** 饮食情况（进食是否减少，食欲是否下降），体重情况，体力状况（生活是否自理，步行／爬楼梯等活动耐量）。

4. **既往史** 系统性疾病史，药物治疗史（抗凝血药等），手术史（尤其下腹部手术、经肛手术、肠镜下治疗）。

5. 女性月经史　尽量避开月经期手术。育龄期女性须除外妊娠可能。

6. 家族史　主要询问肿瘤家族史，消化道息肉疾病家族史。

（二）查体要点

1. 一般检查　营养状况，贫血貌，恶病质；皮肤巩膜黄染；浅表淋巴结肿大（左锁骨上淋巴结、双侧腹股沟淋巴结）。

2. 腹部查体　视诊腹部瘢痕（尤其既往腹部手术史者），听诊肠鸣音，触诊腹部包块、肝大。

3. 直肠指诊　为直肠癌最重要、最常用也是首选的检查手段。直肠指诊可触及的直肠癌即为下段直肠癌，肿瘤位于腹膜反折及其以下水平。患者通常采取左侧卧位（左腿伸直、右腿弯曲）。视诊主要判断是否合并肛周良性疾病等，较少情况可见肿瘤凸出肛门外。指诊以右手示指涂以润滑液，首先在肛门口做轻柔按摩后缓慢进入肠腔，触及肿物后须明确位置（肿瘤下缘距肛缘距离，一般一个指节按 2~2.5cm 计算）、方位（按截石位钟表法表述，直肠前壁为 12 点，后壁为 6 点，右侧壁为 9 点，左侧壁为 3 点）、大小、形状、质地、活动度、是否触痛、是否狭窄。退指后观察指套是否有染血。

（三）辅助检查

1. **肿瘤标志物** 最常用为 CEA（敏感性较弱，主要用于评估肿瘤负荷和监测肿瘤复发）。其他包括 CA19-9、CA125 等。

2. **肠镜检查** 主要有以下 4 个目的：①获取活检病理学依据；②直视观察肿瘤形态辅助肿瘤分期；③测量肿瘤距肛缘距离辅助肿瘤定位；④检查结肠其他部位是否合并多原发癌。

3. **影像学检查** 主要目的是进行肿瘤分期，用于评估预后和制订相应的治疗方案。常见手段包括：直肠 MRI 增强扫描 / 直肠腔内超声（通常两者选一，对于下段直肠癌尤为重要）、胸腹盆 CT 增强扫描（主要评估肝、肺等远处转移）、PET/CT（非首选，强烈怀疑转移时可选）、浅表淋巴结超声检查。

（四）鉴别诊断

1. **内痔** 均会导致便血故而需要相互鉴别。但内痔出血通常量大、色鲜红、呈滴落状或喷射状，与大便不相混；直肠癌出血量通常较小，色暗红，有时伴有黏液。鉴别方法首选直肠指诊，可进一步行肠镜等检查。

2. **溃疡性结肠炎** 均会导致黏液脓血便及直肠刺激症状故而需要鉴别。但溃疡性结肠炎患者多伴有腹痛、腹泻伴血便等症状。通常可行肠镜检查，见黏膜大片水肿、充血、糜烂和溃疡形成可明确诊断。

（五）医嘱模板及注解（表 3-31、表 3-32）

表 3-31　长期医嘱

医嘱内容		注解
二级护理		一般常规护理即可。着重关注记录排便情况
饮食	无渣半流质饮食	一般患者饮食首选无渣半流质饮食
	流质饮食	如患者存在不完全性肠梗阻、频繁便血等表现，予以流质饮食
	禁食	如患者存在完全性肠梗阻或穿孔等，应予以禁食

表 3-32　临时医嘱

医嘱内容		注解
营养制剂	口服	存在营养不良或营养风险者必须给予补充
	肠外	如存在完全性肠梗阻、穿孔等肠内营养禁忌证时，需要给予肠外营养
缓泻剂		适用于存在不完全性肠梗阻表现的患者，完全性肠梗阻者禁用
肿瘤标志物		全面评估肿瘤性质、定位、分期，以确定治疗方案，明确手术指征。其中对下段直肠癌（即直肠指诊可触及），直肠MRI增强扫描/直肠腔内超声为指南推荐检查
直肠 MRI 增强扫描		
胸腹盆 CT 增强扫描		
浅表淋巴结超声		
肠镜		

续表

医嘱内容	注解
血常规、尿常规	
肝肾功能、电解质	
空腹血糖	
凝血功能	
血气分析	
Pro–BNP	全面评估患者机体状况及脏器功能，排除手术及麻醉禁忌证。必要时请相关专业科室会诊，协助诊治
心肌蛋白	
病毒筛查	
下肢血管多普勒超声	
心电图	
心脏超声	
肺功能	

术前准备

（一）一般准备

纠正可能存在的贫血、低蛋白血症、电解质或酸碱平衡紊乱。对术前检查发现的脏器功能障碍（包括心、肺、肝、肾、脑、凝血功能障碍及糖代谢障碍等）予以调整。直肠癌手术为限期手术，应在尽可能短的时间内完成。

（二）特殊准备

1. 消化道准备 主要包括机械性肠道准备（如

术前 1 日清洁灌肠或口服泻药）和口服非肠道吸收性抗生素（如庆大霉素等）。

2. **禁食禁饮**　术前 12 小时禁食，术前 4~6 小时禁饮。

3. **备皮**　主要包括腹部、外阴及会阴部皮肤备皮。

4. **备血**　术前完善血型鉴定和交叉配血，备好血制品（主要为浓缩红细胞）。

5. **预防感染**　直肠癌手术为 Ⅱ 类手术，需要预防性使用抗生素。一般为麻醉开始时首次给药，通常选用第二代头孢菌素。

6. **其他**　术前应留置导尿管，使膀胱空虚。如无明显消化道梗阻，无须置鼻胃管。

（三）医嘱模板及注解（表 3-33）

表 3-33　临时医嘱

医嘱内容	注解
术前晚 8 点起禁食	按手术日 8 点手术开始，计算禁食时间
备皮	主要包括腹部、外阴及会阴部皮肤备皮
备血 浓缩红细胞 3U	贫血患者可适当增加备血量，血浆、血小板等其他成分可酌情配备
血型鉴定、交叉配血	
术前 1 日口服复方聚乙二醇电解质散	机械性肠道准备 + 口服非肠道吸收性抗生素。特别注意须提前 1~2 日将饮食改为流质饮食，以提高机械性肠道准备的效果
术前 1 日口服庆大霉素	
头孢呋辛带入手术室	为预防感染（主要是预防切口感染），在麻醉开始时给药，通常选用第二代头孢菌素（如头孢呋辛等）

手术方式

（一）局部切除术

仅适用于 T_1 期的肿瘤，手术方式为经肛局部切除术。

（二）根治性切除术

完整切除肿瘤，保证足够的切缘，切除直肠系膜行区域淋巴结根治性清扫。主要包括以下 3 种手术方式。

1. **腹会阴联合直肠癌根治术（Miles 手术）**　不保肛，不吻合，行永久性乙状结肠单腔造口（左下腹）。适用于距肛门较近，或侵袭肛门外括约肌和肛提肌的肿瘤。

2. **低位直肠前切除术（Dixon 手术）**　保肛，一期消化道吻合。适用于肿瘤距远切缘至少 2cm（低位直肠癌至少 1cm），未侵袭肛门外括约肌和肛提肌的肿瘤。因低位或超低位直肠癌行 Dixon 手术后易发生吻合口漏，故推荐术中加做保护性暂时肠造口术（一般为末端回肠双腔造口，右下腹）。

3. **经腹直肠癌切除，近端造口，远端封闭术（Hartmann 手术）**　保肛，不做一期吻合，行近端结肠单腔造口（左下腹）及远端直肠残端封闭。适用于不宜行一期消化道吻合的患者（如肠梗阻、营养不良、严重高血糖、高龄等）。

（三）姑息性手术

以改善生活质量、减缓病症为目的。如为解除肿瘤梗阻行姑息性结肠造口，为控制肿瘤出血行姑息性肿瘤切除等。

术后观察

（一）手术当日查房要点

1. **生命体征**　关注心电监护仪显示的指标，尤其注意心率加快和血压持续偏低等情况（提示出血）。

2. **腹部体征**　观察切口是否渗血（Miles 手术切口在会阴部），腹部有无肌紧张、板状腹表现（如有提示出血）。如有造口，观察造口的颜色，是否渗血。

3. **引流情况**　引流液的量及颜色（偏红、偏深、量多提示出血，偏淡、偏清、量大提示尿漏）。

4. **肛门情况**　查看是否有肛门（或肛门置管内）排血、排液，如排血，须详细了解出血量、次数及是否有凝血块。

5. **尿量**　根据尿量评估患者循环血量情况，调整静脉补液量。

6. **疼痛**　根据患者疼痛程度给予相应的止痛处理。

（二）术后 1~3 日查房要点

1. **体温**　体温不超过 38℃，通常考虑为吸收热。如 38.5℃以上，须排查感染或其他因素。

2. 出入量　直肠癌术后短期内无法启动肠内营养，水电解质和能量需要静脉输注予以补充。须做到入量与出量（包括尿量、引流量、造口丢失量等）基本平衡。

3. 胃肠功能　胃肠功能恢复较准确的标志为肛门内或造口内有持续的排气。须警惕水样腹泻、造口排水样便等症状，不能提示胃肠功能恢复。胃肠功能恢复后，即可开放肠内营养，饮食从流质饮食过渡至半流质饮食。

4. 腹部体征及引流情况　腹胀程度和听诊肠鸣音协助判断胃肠功能恢复情况。引流主要观察异于平常的量及性状。切口辅料渗出较多时予以换药。

5. 鼓励咳嗽及活动　可减少肺不张、肺炎、下肢深静脉血栓、肺栓塞等并发症发生。

6. 实验室检查　如血常规、生化等，用于评估是否存在机体内环境紊乱，包括电解质紊乱、肝肾功能障碍、贫血、低蛋白血症等，并及时予以调整。

（三）术后 4~5 日查房要点

1. 体温　体温升高，一般存在感染因素，较常见的因素包括肺部感染、尿路感染、导管（深静脉置管）感染、切口感染。尤其还须警惕 Dixon 手术后吻合口漏的患者有时也会在此时有发热表现，须结合白细胞等相关感染指标综合判断。

2. 饮食及排气排便情况　一般此时胃肠功能已

基本恢复。如发生流质/半流质饮食不耐受（腹胀、呃逆、恶心、呕吐等），或排气排便异常（较少或消失，或造口大量排消化液），则须警惕腹腔内并发症（特别是吻合口漏）的发生。

3. **腹部体征及引流情况**　须警惕腹胀、肠鸣音消失、腹部固定压痛等情况。引流液颜色加深或变混浊常提示吻合口漏。切口感染时，局部出现红肿热痛表现，皮肤张力增高，特别是会阴部切口较腹部切口更易感染。

4. **排尿情况**　中低位直肠癌术后，排尿功能可能出现异常，尿潴留较为常见。如明确诊断后须再次留置导尿管。

5. **辅助检查**　如血常规、尿常规、胸部 X 线片、腹部立/卧位平片、残余尿测定、病原学培养等，根据临床疑诊开具相应检查。

（四）术后 6~8 日查房要点

1. **体温**　此为 Dixon 手术后吻合口漏的高发时段，发热应首先考虑吻合口漏可能。根据患者其他症状（腹痛、呃逆、恶心、呕吐、排气减少或消失）、腹部体征（腹胀、肠鸣音消失、腹部固定压痛）、引流液性状（颜色加深、变混浊或出现粪渣）、白细胞等相关感染指标可作出诊断。可采用引流管冲洗引流、抗感染、营养支持等保守治疗，必要时须采取手术治疗。

2. **营养情况**　患者完全依靠肠内营养。如饮食耐受不佳，可考虑口服营养补充制剂。

3. 拔除引流管　一般在确保吻合口愈合良好的前提下，可拔除引流管。

4. 切口拆线　下腹部切口可拆线。Miles 手术后会阴部切口须 10~12 日拆线。

5. 开具出院医嘱　一般标准为体温正常、耐受半流质饮食、排气排便正常、切口愈合良好。

（五）术后常见不适的诊断及处理（表 3-34~ 表 3-39）

表 3-34　腹痛

问诊及处理要点	注解
发生时间	术后当日或第 1 日：切口疼痛常见
	术后 2~3 日：可能为胃肠功能恢复过程中的肠痉挛
	术后 5~8 日：尤其当心吻合口漏
诱因	常见诱因为进食后和排便后，尤其要重视排便后腹痛
部位	局限、弥散、游走
性质	胀痛、绞痛、刺痛
查体要点	触诊腹部压痛、反跳痛、肌紧张、肌卫等听诊肠鸣音非常重要，无论是肠鸣音亢进还是减弱或消失均对诊断有非常重要的价值
镇痛治疗注意点	吗啡、类吗啡药物具有呼吸抑制作用，注意多种药物的叠加效应

表 3-35　发热

问诊及处理要点	注解
发生时间	术后当日或第 1 日：多见于吸入性肺炎或肺不张引起的高热
	术后 2~3 日：可能为吸收热，热峰不超过 38.5℃
	术后 4~5 日：感染因素为主
	术后 5~8 日：尤其当心吻合口漏
观察热型	弛张热较为多见，提示深部革兰氏阴性菌感染
诱因	如拔管热
查体要点	引流液颜色性状最为重要，其他如心率、尿量尿色、腹部体征、肺部听诊、导管部位、腓肠肌压痛等
退热治疗注意点	吲哚美辛栓纳肛禁止应用于直肠癌术后的患者

表 3-36　恶心、呕吐

问诊及处理要点	注解
发生时间	术后 24 小时内：多见于麻醉反应
	24 小时以后：须警惕术后并发症，特别是胃肠功能恢复后再次出现，通常提示消化道梗阻，较常见于 Dixon 手术后吻合口漏（麻痹性梗阻）、Miles 手术后盆底疝（机械性肠梗阻）、造口出口狭窄（机械性肠梗阻）
呕吐物性质	呃逆或干呕（多见于麻痹性肠梗阻或膈下积脓），含消化液（多见于机械性肠梗阻）
查体要点	视诊腹胀程度，触诊腹部压痛、反跳痛等听诊肠鸣音非常重要，无论是肠鸣音亢进还是减弱或消失均对诊断有非常重要的价值

续表

问诊及处理要点	注解
影像学检查	首选腹部立/卧位平片，诊断是否存在梗阻。腹部CT对梗阻的部位、原因、程度等均有较高的诊断价值
治疗要点	重视置鼻胃管和胃肠减压的作用

表 3-37　便血

问诊及处理要点	注解
症状要点	出血量：通常观察尿垫上的血量估计
	出血颜色：术后便血最为常见是Dixon手术后吻合口出血，颜色越鲜红表明出血速度越快，须考虑有动脉搏动性出血
	凝血块：有凝血块排出常提示出血量较大
查体要点	首先检查生命体征（因便血量≠实际出血量，可能有更多血液积聚在肠腔内未排出，须警惕失血性休克），并观察尿量和腹胀的程度综合判断出血量
必要检查	血常规。如强烈怀疑活动性出血，可行肠镜检查

表 3-38　腹泻

问诊及处理要点	注解
症状要点	询问腹泻次数和大便性状，如有造口，造口引流量的异常增加也认为是腹泻的表现
	持续时间：术后持续≥3日的腹泻须怀疑吻合口漏
查体及检查要点	密切观察体温和腹部体征变化，监测白细胞等感染性指标的变化

表 3-39　少尿或无尿

问诊及处理要点	注解
如患者有导尿管	首先明确导尿管是否处于夹闭状态
	确认导尿管通畅后，观察尿液的量及性状，异常时送尿常规、尿培养等
排查肾前性因素	肾前性因素引起少尿/无尿更为常见，常继发于腹腔感染、消化道梗阻等，须结合患者的 CVP、腹部体征、肾功能指标等综合判断
	除非强烈怀疑循环过负荷，慎用利尿剂，否则可能加重少尿/无尿症状
排查肾后性因素	尿潴留或排尿困难：手术损伤膀胱周围自主神经引起，B 超残余尿测定可诊断，须留置导尿管
	尿路损伤：手术引起输尿管、膀胱、尿道等损伤，较少见，伴有腹腔引流多量清亮液体时须怀疑，必要时行造影或膀胱镜等检查

（六）医嘱模板及注解（表 3-40、表 3-41）

表 3-40　长期医嘱

医嘱内容		注解
心电监护		术后 24 小时内，患者生命体征容易发生突然变化，须密切监测，加强护理。同时因疼痛、麻醉等因素影响呼吸功能，可辅以吸氧
吸氧		
一级护理		
饮食	禁食	术后当日一般禁食
	饮水	术后第 1 日起即可饮水，如无不适可逐步加量
	流质饮食	胃肠功能恢复后即可流质饮食，可口服营养补充制剂
	半流质饮食	流质饮食耐受良好可过渡至半流质饮食

续表

医嘱内容	注解
记录 24 小时出入量	记录尿量、引流量、造口丢失量等，以计算总补液量
引流管	名称（通常以引流部位命名）、类型（常见有单腔管、负压球/瓶、双腔管、三腔管、半管、皮片等）
其他管路	常见有导尿管、鼻胃管、深静脉导管、肛门置管等
人工肛门护理	定期更换造口袋，保持造口周围皮肤干燥、清洁、无粪汁污染
静脉补液	量出为入，计算总补液量
抑酸药	常选用 PPI 类药物，恢复进食后可停用
预防性抗生素	常选用第二代头孢菌素，术后 48 小时内停用
辅助排痰药物	包括静脉祛痰制剂（氨溴索），支气管喷雾制剂
药物/物理预防血栓	根据 Caprini 评分决定预防策略

表 3-41　临时医嘱

医嘱内容	注解
镇痛治疗	术后 24 小时内最常需要，根据药效级别可分为 NSAID、类吗啡药物（哌替啶、布桂嗪、曲马多等）、麻醉性镇痛药（吗啡等，通常以镇痛泵形式给药）
输注人血清白蛋白	存在低白蛋白血症时可予以静脉输注
血常规、生化	一般术后第 1 日常规开具，以纠正可能存在的内环境紊乱，后根据需要定期开具。主要依靠肠外营养的患者一般每 3 日复查 1 次

复查随访

（一）出院后注意事项

1. 注意休息，加强营养　指导口服营养补充制剂的用量及用法。

2. 带管出院或切口未拆线（可吸收线除外）患者　告知来院拔管/切口拆线的时间。

3. 查询病理报告　术后2周来院/电话询问病理报告是否已完成。

4. 出现发热、腹痛、便血、恶心、呕吐、停止排气排便等症状及时就诊。

（二）随访计划

1. 术后1个月　第1次随访，主要评估术后恢复情况，根据病理报告完成病情分期，决定后续治疗方案。

2. 术后复查项目　主要包括血常规、肝功能、肿瘤标志物、胸部X线片/胸部CT、腹部B超、腹盆CT增强扫描、肠镜、PET/CT等。具体检查项目及频率根据不同的肿瘤分期（表3-42）和治疗方案决定。

（三）直肠癌TNM分期

1. 原发肿瘤（T）

T_x：原发肿瘤无法评价。

T_0：无原发肿瘤证据。

T_{is}：原位癌：局限于上皮内或侵袭黏膜固有层。

T_1：肿瘤侵袭黏膜下层。

T_2：肿瘤侵袭固有肌层。

T_3：肿瘤穿透固有肌层到达浆膜下层，或侵袭无腹膜覆盖的结直肠旁组织。

T_{4a}：肿瘤穿透腹膜脏层。

T_{4b}：肿瘤直接侵袭或粘连于其他器官或结构。

2. 区域淋巴结（N）

N_x：区域淋巴结无法评价。

N_0：无区域淋巴结转移。

N_1：有 1~3 枚区域淋巴结转移。

N_{1a}：有 1 枚区域淋巴结转移。

N_{1b}：有 2~3 枚区域淋巴结转移。

N_{1c}：浆膜下、肠系膜、无腹膜覆盖结肠 / 直肠周围组织内有肿瘤沉积（TD），无区域淋巴结转移。

N_2：有 4 枚以上区域淋巴结转移。

N_{2a}：有 4~6 枚区域淋巴结转移。

N_{2b}：有 7 枚及更多区域淋巴结转移。

3. 远处转移（M）

M_0：无远处转移。

M_1：有远处转移。

M_{1a}：远处转移局限于单个器官（如肝、肺、卵巢，非区域淋巴结），但没有腹膜转移。

M_{1b}：远处转移分布于一个以上的器官。

M_{1c}：腹膜转移伴或不伴其他器官转移。

表 3-42　直肠癌 TNM 分期（UICC/AJCC 第 8 版）

分期	T	N	M
0	T_{is}	N_0	M_0
I	T_1	N_0	M_0
	T_2	N_0	M_0
II A	T_3	N_0	M_0
II B	T_{4a}	N_0	M_0
II C	T_{4b}	N_0	M_0
III A	T_{1-2}	N_1/N_{1c}	M_0
	T_1	N_{2a}	M_0
III B	T_{3-4a}	N_1/N_{1c}	M_0
	T_{2-3}	N_{2a}	M_0
	T_{1-2}	N_{2b}	M_0
III C	T_{4a}	N_{2a}	M_0
	T_{3-4a}	N_{2b}	M_0
	T_{4b}	N_{1-2}	M_0
IV A	任何 T	任何 N	M_{1a}
IV B	任何 T	任何 N	M_{1b}
IV C	任何 T	任何 N	M_{1c}

（四）辅助治疗

1. I 期患者不建议辅助治疗。

2. II 期及以上患者须经过 MDT 团队讨论后决定治疗方案，主要包括化疗、放疗、靶向治疗等。

第五节　直肠肛管良性疾病

疾病概要

（一）解剖基础

肛管长 1.5~2cm。外科学肛管是指齿状线上下 1.5~2cm 范围内，长 3~4cm，肛门疾病主要发生在此区域内。齿状线是直肠下段的肛柱和肛瓣共同形成的一锯齿状的环形线，是直肠与肛管的分界线，其上、下的血管、神经、淋巴来源均不相同，具有重要临床意义。肛门外括约肌为围绕肛管存在的 3 种环形横纹肌，分为皮下部、浅部和深部，共同作用起到括约肛管的功能。

（二）肛裂

肛裂是肛管皮肤层裂伤后的小溃疡，多数位于后正中线上，也可在前正中线上，侧方极少。好发于中青年人，与大便干结、排便用力有关。肛裂与肛乳头肥大、前哨痔常同时存在，称为肛裂"三联征"。肛裂的典型症状为疼痛，且呈周期性，表现为排便时剧烈疼痛，便后缓解数分钟，随后出现括约肌挛缩痛。治疗以非手术治疗为主，原则是解除括约肌痉挛，止痛，帮助排便，中断"便秘—大便干结—肛裂—惧怕排便"的恶性循环，促使局部愈合。

（三）肛瘘

肛瘘是指肛管直肠周围的肉芽肿性管道，内口多位于肛窦，多为一个，外口在肛周皮肤上，可为一个或多个。好发于青壮年男性，多由肛周脓肿引起，少部分由溃疡性结肠炎、克罗恩病等引起。典型症状是肛瘘外口流血、流脓或黏液粪渣等，反复间断性发作。肛瘘极少自愈，治疗以手术为主，将瘘管切开或切除，形成敞开的创面，促使愈合，同时尽量减少肛门括约肌的损伤。

（四）直肠肛管周围脓肿

是指直肠肛管周围的急性化脓性炎症并形成脓肿，多由肛窦腺感染引起，慢性期可形成肛瘘。肛门周围脓肿最为常见，脓肿越表浅，局部症状越重，脓肿越深，全身症状越明显。治疗以手术为主，一旦明确诊断，即应切开引流。辅以抗生素治疗，选用针对革兰氏阴性杆菌的抗生素。

（五）痔

随年龄增长，发病率逐渐增加。根据部位分为内痔（齿状线上，表现为出血和脱出）、外痔（齿状线下，表现为肛门不适、潮湿、瘙痒和疼痛，特别是急性血栓性外痔时可呈剧烈疼痛）、混合痔（内外痔同时存在，Ⅲ度以上的内痔多为混合痔）。治疗应遵循以对症治疗为主而非根治，以保守治疗为主而非手术治疗的原则。

术前评估和术前准备

（一）肛裂

1. 问诊要点

（1）主要症状特点：典型的周期性剧烈疼痛，表现为排便时剧烈疼痛，便后缓解数分钟，称为间歇期，随后出现括约肌挛缩痛，持续半小时以上。

（2）常见伴随症状：便血（量少，多为便纸带血），便秘（因害怕排便疼痛，引起"便秘—大便干结—肛裂—惧怕排便"的恶性循环）。

（3）既往史：系统性疾病史（溃疡性结肠炎、克罗恩病等）。

2. 查体要点

直肠指诊和肛门镜：肛裂患者因惧怕疼痛，通常拒绝检查，必要时可在局部麻醉下进行。通常可见裂口，并发现肛裂、肛乳头肥大、前哨痔的"三联征"。

3. 辅助检查 通常无须辅助检查，怀疑合并溃疡性结肠炎、克罗恩病、肛周肿瘤时可取活检，并进一步行肠镜检查。

（二）肛瘘

1. 问诊要点

（1）主要症状特点：肛瘘外口流血、流脓或黏液粪渣等，反复间断性发作。

（2）常见伴随症状：肛周皮肤瘙痒，形成湿疹。并发肛周脓肿时出现红肿热痛。

（3）既往史：系统性疾病史（溃疡性结肠炎、克罗恩病等）。

2. 查体要点

直肠指诊和肛门镜：肛周皮肤可见外口，挤压时可有脓液或脓血排出。根据 Goodsall 规律，外口在后方，通常是弯瘘，内口通常在截石位 6 点方向；外口在前方，通常是直瘘，内口通常在外口对应的方向上。

3. 辅助检查　通常无须辅助检查，必要时可行盆腔 MRI 或经直肠腔内超声明确瘘管的走向及个数。

（三）直肠肛门周围脓肿

1. 问诊要点

（1）主要症状特点：局部表现为红肿热痛，疼痛呈持续性跳痛，病变处有硬结。全身症状包括发热、头痛、乏力、纳差、寒战等。脓肿越表浅，局部症状越重，脓肿越深，全身症状越明显。

（2）常见伴随症状：一般见于深部脓肿，如直肠刺激症状（里急后重、排便不尽感）、排尿困难等。

（3）既往史：系统性疾病史（溃疡性结肠炎、克罗恩病、糖尿病）。

2. 查体要点

直肠指诊和肛门镜：浅部脓肿在会阴部外观可

见，触诊有波动感。深部脓肿会阴部可无异常，肛检可在直肠腔内触及肿胀，有压痛和波动感。

3. 辅助检查

（1）通常无须辅助检查，必要时可行盆腔 MRI 或经直肠腔内超声明确脓肿的位置及范围。

（2）穿刺抽脓：可作为确诊依据。

（四）痔

1. 问诊要点

（1）主要症状特点：便血（鲜血便，量通常较大，可滴落或喷射状，与大便不相混合），内痔脱出（根据严重程度分为Ⅳ度），肛门潮湿、瘙痒、疼痛不适。

（2）常见伴随症状：剧烈疼痛（见于急性血栓性外痔）、肛周湿疹。

（3）既往史：询问既往有无便血及出血性状的变化（警惕痔合并直肠癌）。

2. 查体要点

直肠指诊和肛门镜：观察痔块的大小、数目，脱出的程度，有无破溃和活动性出血，有无血栓性外痔形成。

3. 辅助检查　通常无须辅助检查，怀疑直肠肛管癌时须进行活检。

4. 鉴别诊断　肛管疾病可互为鉴别诊断，此处略。

5. 术前准备　常规术前检查即可，可行机械性肠道准备。

6. 医嘱模板及注解（表 3-43、表 3-44）

表 3-43　长期医嘱

医嘱内容	注解
二级护理	一般常规护理即可
流质饮食	便于行肠道准备及减少术后排便次数

表 3-44　临时医嘱

医嘱内容	注解
血常规	术前基本检查，排除手术及麻醉禁忌证
肝肾功能、电解质	
血糖	
凝血功能	
心电图	
胸部 X 线片	
备皮	会阴部备皮
机械性肠道准备	口服复方聚乙二醇电解质散（非必须，有助于减少术后排便次数）

手术方式

（一）肛裂

仅适用于保守治疗无效者，可采用肛裂切除术或内括约肌切断术。

（二）肛瘘

手术治疗疗效确切，根据瘘口的高低和瘘管

的复杂程度可选用：①瘘管切开术；②挂线疗法；③肛瘘切除术。

（三）肛周脓肿

脓肿切开引流是主要治疗手段。为避免术后肛瘘形成可行脓肿切开引流＋一期挂线术。

（四）痔

改变不良生活习惯是治疗的关键，药物治疗为主要手段。注射硬化剂治疗出血性内痔效果较好。手术治疗仅适用于上述治疗无效者，可采用内剥外扎术或吻合器痔上黏膜环切钉合术（procedure for prolapse and hemorrhoids，PPH）。

术后观察

（一）手术当日查房要点

1. 肛门情况　查看是否有肛门排血、排液，如排血，须详细了解出血量、次数及是否有凝血块。创面渗出较多时予以换药。

2. 疼痛　根据患者疼痛程度给予相应的止痛处理。

（二）术后1~2日查房要点

1. 肛门情况　常规予以创面消毒换药。肛周脓肿术后可加强换药频率。

2. 开具出院医嘱

（三）医嘱模板及注解（表3-45、表3-46）

表3-45　长期医嘱

医嘱内容	注解
二级护理	常规护理即可
流质饮食	主要为了减少术后排便次数

表3-46　临时医嘱

医嘱内容	注解
镇痛治疗	术后当日最常需要（尤其是痔术后）
创面换药	换药 q.d.；肛周脓肿术后要加强换药
抗生素治疗	肛周脓肿伴全身症状严重时需静脉使用抗生素治疗，常选择针对革兰氏阴性杆菌的药物

复查随访

（一）出院后注意事项

1. 注意休息，加强营养　流质饮食逐步过渡至半流质饮食和普食。

2. 创面换药　至门诊换药或居家自行换药。

3. 出现发热、创面剧烈疼痛、创面感染流脓等症状及时就诊。

（二）随访计划

门诊常规随访即可。

第六节　腹外疝

疾病概要

（一）定义

腹腔内的脏器或组织连同腹膜壁层，经腹壁薄弱点或孔隙向体表突出，称为腹外疝。

（二）病因

1. **腹壁强度降低**　先天性因素（某些组织部位因发育等原因存在先天缺陷，如腹股沟管、脐环、股管、腹白线等处）；后天性因素（年龄、肥胖、代谢性疾病等导致，或继发于腹部的切口、外伤）。

2. **腹内压增高**　慢性咳嗽、便秘、排尿困难、腹水、重体力活动（运动）、妊娠等。

（三）解剖基础

典型的腹外疝由疝囊、疝环、疝内容物和疝外被盖组成。

1. **疝囊**　是壁腹膜的增生及延续，呈憩室样突出，由疝囊颈和疝囊体组成。疝囊颈是位于疝环处疝囊较为狭窄的部分。

2. **疝环**　是疝突向体表的门户，也称疝门，是体表薄弱区或缺陷所在，通常以疝门的部位命名疝，如腹股沟疝、股疝、脐疝、切口疝等。

3. **疝内容物**　是进入疝囊突出体表的腹内脏器

和组织，常见有小肠、网膜等。

4. **疝外被盖** 是指疝囊以外的各层组织，如皮肤、皮下脂肪等。

（四）临床类型

1. **易复性疝** 疝内容物很容易回纳入腹腔的疝。

2. **难复性疝** 疝内容物不能回纳或不能完全回纳入腹腔内，但不引起严重症状者。如果盲肠、乙状结肠或者膀胱随疝囊下移而形成疝囊壁的一部分，称为滑疝。滑疝属于难复性疝。

3. **嵌顿性疝** 疝囊颈较小而腹内压突然增高时，疝内容物强行进入疝囊，随后因囊颈的弹性收缩，将内容物卡住使其不能回纳，称嵌顿性疝。如内容物为肠管，可导致机械性肠梗阻。

4. **绞窄性疝** 肠管嵌顿不能及时解除，导致肠壁及肠系膜动脉血流减少最后完全阻断，称为绞窄性疝，可引起绞窄性肠梗阻。

5. **几种特殊类型的疝** Richter 疝、Littre 疝、Maydl 疝、Amyand 疝。

（五）腹股沟疝

1. **定义** 腹股沟区内发生的疝，下界为腹股沟韧带，内界为腹直肌外侧缘，上界为髂前上棘至腹直肌外侧缘的水平线。腹壁下动脉将该区域分为内外两个部分。外侧为腹股沟管深环（内环），此处称为腹股沟斜疝；外侧为直疝三角，此处称为腹股沟直疝。

2. 流行病学　是最常见的腹外疝，其中斜疝多于直疝。男女比例为 15∶1。右侧比左侧多见。

3. 腹股沟斜疝和直疝的鉴别（表 3-47）

表 3-47　腹股沟斜疝和直疝的鉴别

鉴别要点	腹股沟斜疝	腹股沟直疝
好发人群	多见于儿童及青壮年	多见于老年
发病机制	先天性解剖异常为主	后天性腹壁薄弱为主
突出部位	腹股沟管深环（内环）	直疝三角（外侧边为腹壁下动脉、内侧边为腹直肌外侧缘，底边为腹股沟韧带）
降入阴囊	可	一般不可
疝块外形	基底小，呈椭圆形或长条形	基底宽，呈半球形
压迫深环	疝块不再突出	疝块仍然突出
与腹壁下动脉的关系	在腹壁下动脉外侧	在腹壁下动脉内侧
精索与疝囊的关系	疝囊与精索并行，疝囊在前，精索在后	疝囊在内，精索在外，不并行
嵌顿机会	较大	较小

（六）股疝

1. 定义　通过股环，经股管向卵圆窝突出的疝，称为股疝。

2. 流行病学　多见于中老年妇女。且最易产生嵌顿，占所有嵌顿性疝的 60%。

（七）切口疝

1. 定义　发生于腹壁切口处的疝。

2. 流行病学　常继发于非一期愈合的切口，如感染切口，哆开切口等。其中，经腹直肌切口最易发生切口疝。切口疝较少发生嵌顿，但疝内容物较易与腹壁组织粘连，而形成难复性疝。

（八）脐疝

1. 定义　通过脐环突出的疝。

2. 流行病学　成人脐疝为后天形成，多数为中老年经产女性。较易发生嵌顿和绞窄。

（九）治疗

绝大多数腹外疝均需手术治疗。嵌顿性疝、绞窄性疝的处理参见《肠梗阻》一节。

术前评估

（一）问诊要点

1. 主要症状特点　腹壁突出的肿块（在直立、行走、咳嗽和劳动时突出，平卧时消失。部分患者平卧时肿块不能完全回纳，为难复性疝）。

2. **常见伴随症状** 局部胀痛（通常为肿块突出部位，也可因行走、咳嗽和劳动等加重）；慢性咳嗽、便秘、排尿困难等（寻找诱因）。

3. **其他症状** 局部红肿热痛（是否存在绞窄性疝继发感染），急腹症表现（嵌顿性疝、绞窄性疝）。

4. **既往史** 系统性疾病史（前列腺增生、COPD、糖尿病等），药物治疗史（抗凝血药等），手术史（尤其疝手术、膀胱前列腺手术等）。

5. **女性婚育史** 女性股疝和腹股沟疝多与妊娠相关。

（二）查体要点

1. **一般检查** 营养状况，贫血貌等。

2. **腹部查体** 视诊腹部瘢痕（尤其既往腹部手术史者）。听诊肠鸣音。触诊疝块，了解是否回纳，有无触痛，有无嵌顿，感受内容物为肠管或是网膜。按住疝块，嘱患者咳嗽，有咳嗽冲击感。切口疝有时可扪及疝环边缘。

3. **腹股沟疝特殊查体** 用手指压迫腹股沟管深环，嘱患者起立并咳嗽，斜疝疝块不出现，直疝疝块仍可出现。

（三）辅助检查

1. 腹股沟疝和切口疝的诊断一般不需要辅助检查。

2. 诊断不明的腹股沟疝或脐疝、股疝等，可辅以超声、CT 等影像学检查。

（四）鉴别诊断

各种类型的腹外疝可互为鉴别诊断，此处略。

（五）术前准备

常规术前检查即可，对疑有肠管与腹壁组织粘连者（如切口疝、脐疝等）可行机械性肠道准备。

（六）医嘱模板及注解（表 3-48、表 3-49）

表 3-48　长期医嘱

医嘱内容	注解
二级护理	一般常规护理即可
普食 / 流质饮食	行肠道准备者予流质饮食

表 3-49　临时医嘱

医嘱内容	注解
血常规	
肝肾功能、电解质	
血糖	
凝血功能	术前基本检查，排除手术及麻醉禁忌证
心电图	
胸部 X 线片	
备皮	腹部、外阴部备皮
机械性肠道准备	口服复方聚乙二醇电解质散（疑有肠管与腹壁组织粘连者，如切口疝、脐疝等）

手术方式

（一）传统的疝修补

有张力修补，不放置补片。如 Ferguson 法（加强前壁）、Bassini 法、Halsted 法、McVay 法（可修补股疝）和 Shouldice 法。现除急诊条件下，已较少采用。

（二）无张力疝修补术

使用高分子材料网片进行修补。

（三）经腹腔镜疝修补术

无张力修补，放置补片。包括腹腔镜经腹腹膜前疝修补术（transabdominal preperitoneal prosthetic，TAPP）、腹腔镜完全腹膜外疝修补术（totally extraperitoneal prosthetic，TEP）、腹腔内补片修补术（intraperitoneal onlay mesh，IPOM）等。目前临床应用越来越多。

术后观察

（一）手术当日查房要点

1. 局部体征 观察切口是否渗血，腹部有无肌紧张、板状腹表现（提示出血，须警惕后腹膜出血／血肿腹部体征不明显，患者可有腰背部胀痛）。

2. 引流情况 引流液的量及颜色，除外术后出血。

3. **排尿情况** 男性患者腹股沟疝术后易发生尿潴留，一旦明确，须留置导尿管。

（二）第1日后查房要点

1. **体温** 患者术后发热，首先考虑存在感染。较常见为切口积液/感染（尤其是切口疝术后）。

2. **胃肠功能** 胃肠功能恢复较准确的标志为肛门内有持续的排气。胃肠功能恢复后，即可开放饮食，从流质饮食过渡至半流质饮食。

3. **腹部体征及引流情况** 腹胀程度和听诊肠鸣音协助判断胃肠功能恢复情况。引流主要观察异于平常的量及性状。

4. **切口情况** 切口处出现红肿热痛表现者须考虑切口积液/感染，应尽快充分引流通畅。

5. **开具出院医嘱** 一般标准为体温正常、耐受半流质饮食、排气排便正常、切口愈合良好。

（三）术后常见不适的诊断及处理（表3-50、表3-51）

表3-50 发热

问诊及处理要点	注解
发生时间	术后1~2日：可能为吸收热，热峰不超过38℃
	术后3~7日：感染因素为主，切口积液/感染（尤其是切口疝术后）
查体要点	切口情况最为重要，排查有无积液、感染、化脓

续表

问诊及处理要点	注解
治疗注意点	怀疑切口感染者应尽快充分引流通畅，加强换药

表 3-51　排尿困难

问诊及处理要点	注解
发生时间	男性患者术后当日尿潴留较常见
查体要点	下腹胀痛，耻骨上压痛伴叩诊浊音可基本明确
治疗注意点	须留置导尿管，诊断不明者可行 B 超残余尿测定

（四）医嘱模板及注解（表 3-52、表 3-53）

表 3-52　长期医嘱

医嘱内容		注解
二级护理		常规护理即可
饮食	禁食	术中分离肠道粘连或行肠道手术者须禁食
	流质饮食	单纯疝修补术后可流质饮食
引流管		根据术中情况留置引流管，主要观察出血、肠漏等
抗生素		术中分离肠道粘连或行肠道手术者须针对性给予
术区压迫		是减少术后出血和切口下积液、感染的最有效手段。可采用腹带压迫或腹股沟区沙袋压迫等

表 3-53　临时医嘱

医嘱内容	注解
镇痛治疗	术后 24 小时内根据需要给予

复查随访

（一）出院后注意事项

1. 注意休息，加强营养　1 个月内避免重体力劳动和登山等户外活动。

2. 带管出院或切口未拆线（可吸收线除外）患者　告知来院拔管 / 切口拆线的时间。

3. 腹带绑缚 3 个月以上（切口疝）。

4. 出现发热、腹痛、便血、恶心、呕吐、停止排气排便等症状及时就诊。

（二）随访计划

门诊常规随访即可。

第七节　肠梗阻

疾病概要

（一）定义

任何原因引起的肠内容物通过障碍统称肠梗阻。

（二）分类

1. 按梗阻原因分类 机械性（肠外因素、肠壁因素、肠内因素）；动力性（麻痹性、痉挛性）；血运性。

2. 按肠壁血运有无障碍分类 单纯性；绞窄性（梗阻肠段血运障碍，可继发肠坏死、穿孔）。

3. 按梗阻部位分类 高位小肠（空肠）梗阻；低位小肠（回肠）梗阻；结肠梗阻。如梗阻肠袢两端完全闭塞，称为闭袢性肠梗阻，结肠梗阻因回盲瓣的作用，较易形成闭袢性肠梗阻。

4. 按梗阻程度分类 完全性；不完全性。

5. 按病程长短分类 急性；慢性。

（三）病理及病理生理

1. 局部变化 梗阻点近端的肠管扩张，积气积液，肠壁水肿，通透性增加，液体外渗伴肠内容物和大量细菌渗入腹腔，引起腹膜炎。发生肠管血运障碍时出现缺血坏死和溃破穿孔。

2. 全身变化 水电失衡（脱水，钠钾氯等异常）；酸碱失衡（高位梗阻易致代谢性碱中毒，低位梗阻易致代谢性酸中毒）；感染（肠道细菌移位引起，伴发肠坏死、穿孔时中毒症状严重）；有效循环血量不足引起休克（低血容量性休克，可合并感染性休克）；脏器功能障碍或衰竭。

（四）治疗

原则是纠正肠梗阻引起的内环境紊乱和解除梗阻。

术前评估和术前准备

（一）问诊要点

1. **主要症状特点** 典型症状为"痛、吐、胀、闭"（表 3-54）。

表 3-54 主要症状特点

梗阻类型	机械性	动力性（麻痹性）	血运性（绞窄性）
腹痛	阵发性绞痛，脐周为主，位置不固定，可有"气体游走感"	隐痛或胀痛，多呈持续性	剧烈的持续性腹痛，位置较固定
呕吐	多见，特别是高位梗阻，呕吐物为消化液。如呕吐物含腐败或粪样肠内容物，提示低位梗阻	常表现为恶心或呃逆，但呕吐较少。如有呕吐，呈溢出性	呕吐物呈棕褐色或血性
腹胀	低位梗阻时腹胀明显。结肠梗阻形成闭袢时腹胀明显	通常为全腹均匀胀满	腹胀不对称，有局部隆起孤立扩大的肠袢
停止排气排便	完全性梗阻时完全停止排气排便。少量的排气或排便不能作为梗阻不完全或梗阻已解除的判断依据		排黏液血便

2. 常见伴随症状 脱水症状（口干、乏力、头晕），感染症状（发热、寒战），休克症状（脉快、血压下降、意识障碍，提示绞窄性肠梗阻）。

3. 既往史 询问手术外伤史（尤其重要），腹股沟区有无肿块，中老年患者还须询问既往排便情况、消化道病史、肠镜检查史（须警惕肠道肿瘤并发肠梗阻）。

4. 月经史 女性患者须详细询问月经史及孕产史。

（二）查体要点

1. 一般检查 脱水体征（嘴唇干裂、眼窝凹陷、皮肤干燥弹性差）；休克征象（生命体征不稳定，神经系统体征）。

2. 腹部查体 视诊见腹部膨隆，可见肠型和蠕动波（机械性肠梗阻）；听诊对肠梗阻的判断最为重要，如肠鸣音亢进、有气过水声（机械性肠梗阻），如减弱或消失（麻痹性肠梗阻）；触诊腹部轻压痛，如存在固定压痛或腹膜刺激征，提示存在绞窄性肠梗阻。

3. 辅助诊断体征 必须检查双侧腹股沟区，是否存在肿块（除外嵌顿性疝）。

4. 直肠指诊 除外中低位直肠占位引起梗阻；直肠前窝如有触痛，提示腹膜炎可能。

（三）辅助检查

1. 实验室检查 白细胞、CRP 等炎症指标升高。生化、血气分析提示内环境紊乱情况。

2. 影像学检查 腹部立 / 卧位平片为肠梗阻的首选检查。腹部 CT 对判断梗阻部位及原因亦有帮助。必要时可行消化道造影判断梗阻的程度与评价疗效。

（四）诊断与鉴别诊断

肠梗阻的诊断须回答以下 6 个问题，对肠梗阻进行详细的分类，同时各种类型肠梗阻之间可互为鉴别诊断。

1. 是否为肠梗阻 "痛、吐、胀、闭"的典型症状 + 腹部视诊、听诊 +X 线检查一般可明确诊断。

2. 是机械性还是动力性肠梗阻 两者鉴别点见主要症状特点和查体要点。CT 检查如发现扩张与空虚的肠管交界，提示机械性肠梗阻且梗阻点即位于该处；如发现所有肠管全部扩张、充气，常提示动力性（麻痹性）肠梗阻。

3. 是单纯性还是绞窄性 两者鉴别点见主要症状特点和查体要点。绞窄性肠梗阻是手术的绝对指征。

4. 是高位还是低位梗阻 两者鉴别点见主要症状特点和查体要点。影像学检查有助于判断梗阻部位。

5. 是完全性还是不完全性肠梗阻 从症状的严重程度可进行初步判断。影像学检查（包括造影）可进一步明确梗阻的程度。

6. 什么原因引起的梗阻 根据上述判断的肠梗

阻类型，结合患者的年龄、病史、特征性症状体征等综合判断。常见的有粘连性肠梗阻、嵌顿性疝、肠扭转、肠套叠、结直肠癌伴梗阻、粪石伴梗阻、恶性肿瘤腹腔转移伴梗阻等。

（五）术前准备（保守治疗）

1. **胃肠减压**　是肠梗阻最基本也是最重要的治疗。根据梗阻部位可选用不同的减压方式，低位肠梗阻可用小肠减压管。中低位直肠梗阻经肛门置管减压。

2. **纠正内环境紊乱**　纠正脱水，纠正电解质失衡，纠正酸碱失衡，纠正贫血，纠正低蛋白血症。

3. **抗感染**　主要针对革兰氏阴性杆菌和厌氧菌。

4. **抗休克治疗**　如存在休克，须积极抗休克，如休克由绞窄性肠梗阻引起，须急诊手术治疗。

5. **其他治疗**　抑酸药、生长抑素可减少消化液的分泌。针对不同病因的梗阻还可以选用石蜡油口服、芒硝外敷等治疗。

（六）医嘱模板及注解（表3-55、表3-56）

表3-55　长期医嘱

	医嘱内容	注解
护理	二级护理	一般常规护理即可
	一级护理，心电监测	存在休克者须密切监测，积极抗休克
	禁食禁饮、胃肠减压	肠梗阻一旦确诊，胃肠减压

表3-56 临时医嘱

医嘱内容	注解
血常规	
肝肾功能、电解质	
血糖	纠正可能存在的脱水、电解质失衡、
凝血功能	酸碱失衡、贫血、低蛋白血症和脏器
血气分析	功能障碍
心电图	
胸部X线片	
抗生素	针对革兰氏阴性杆菌和厌氧菌
抑酸药、生长抑素	可减少消化液的分泌
抗休克治疗（如有）	如绞窄性肠梗阻，准备急诊手术

手术方式

（一）单纯解除梗阻的手术

直接解除梗阻的病因不做肠管切除。

（二）肠切除吻合术

切除病变引起梗阻的肠管。如绞窄性肠梗阻发生肠坏死、穿孔，也应切除。

（三）消化道改道

主要有肠短路术和肠造口术。

术后观察

肠梗阻术后查房要点、常见不适处理及医嘱，请根据具体手术方式查阅相关章节。

复查随访

（一）出院后注意事项

1. 注意休息，加强营养　饮食逐步过渡至半流质饮食和普食。

2. 带管出院或切口未拆线（可吸收线除外）患者　告知来院拔管/切口拆线的时间。

3. 查询病理报告　术后2周来院/电话询问病理报告是否已完成（伴肠管/病灶切除者）。

4. 出现发热、腹痛、便血、恶心、呕吐、停止排气排便等症状及时就诊。

（二）随访计划

门诊常规随访即可。

第八节　急性阑尾炎/慢性阑尾炎

疾病概要

（一）解剖基础

阑尾位于右侧髂窝，长6~8cm，直径0.5~0.7cm。阑尾体表投影在脐与右侧髂前上棘连线中外1/3处，称为麦氏点（McBurney点）。阑尾动脉是回结肠动脉的终末分支，当血运障碍时，易导致阑尾坏死。阑尾发生炎症时，菌栓脱落会导致门静脉炎和细菌性肝脓肿。

（二）急性阑尾炎

是最常见的急腹症，由阑尾管腔堵塞（粪石、食物残渣或肿瘤等）和细菌入侵（革兰氏阴性杆菌和厌氧菌）两方面因素引起。根据其病变过程和病理解剖变化，分为四种类型：急性单纯性阑尾炎、急性化脓性阑尾炎、坏疽性及穿孔性阑尾炎、阑尾周围脓肿。如果炎症未能局限，可进展为急性弥漫性化脓性腹膜炎、感染性休克等。急性阑尾炎一旦确诊，应早期行阑尾切除术。

（三）慢性阑尾炎

多数由急性阑尾炎转变而来。阑尾腔内常有粪石，管壁增厚，管腔狭窄甚至闭塞。治疗主要是阑尾切除术。

术前评估和术前准备

（一）急性阑尾炎

1. 问诊要点

（1）主要症状特点：典型症状为"转移性右下腹痛"，即上腹痛数小时后逐步转移并固定至右下腹。病变程度越重，疼痛越剧烈，发生坏疽后可持续性剧烈腹痛，一旦穿孔，疼痛会骤然减轻，但出现腹膜炎后，疼痛又会加剧且弥漫。

（2）常见伴随症状：消化道症状（恶心、呕吐、腹泻），盆腔刺激症状（里急后重、尿频、尿痛），全身症状（乏力、发热、寒战），感染性休克症状（并发弥漫性腹膜炎时出现）。

（3）既往史：询问炎症性肠病史、泌尿系统病史等，中老年患者还须询问消化道病史、肠镜检查史（须警惕回盲部恶性肿瘤并发急性阑尾炎）。

（4）月经史：女性患者须详细询问月经史及孕产史。以协助鉴别妇科疾病，如异位妊娠破裂、卵巢囊肿蒂扭转、黄体破裂等。

2. 查体要点

（1）一般检查：痛苦面容，屈曲体位，不敢活动。

（2）腹部查体：腹式呼吸减弱，肠鸣音通常减弱或消失。麦氏点固定压痛是最典型的体征，穿孔时出现全腹压痛，但仍以右下腹为主。阑尾化脓、坏疽、穿孔时，出现反跳痛等腹膜刺激征。阑尾周围脓肿时可触及右下腹肿块。

（3）辅助诊断体征：结肠充气试验，腰大肌试验，闭孔内肌试验。

（4）直肠指诊：直肠前窝可有触痛。

3. 辅助检查

（1）实验室检查：白细胞、CRP 等炎症指标升高。

（2）影像学检查：CT 检查准确率较高，尤其有助于诊断阑尾周围脓肿。

（3）其他检查：尿常规、血 β-人绒毛膜促性腺激素（β-human chorionic gonadotropin，β-hCG）等。如仍然无法明确诊断，可行腹腔镜探查。

4. 鉴别诊断

（1）胃十二指肠溃疡穿孔：溃疡穿孔后消化液顺着右结肠旁沟流下也会产生类似"转移性右下腹痛"的症状，阑尾炎坏疽穿孔后也可出现腹膜炎体征。因此两者需要鉴别。区别在于体征最明显处一般为病变部位，影像学检查可进一步辅助诊断。

（2）妇产科疾病：是育龄期女性急腹症的重要病因，且异位妊娠破裂、卵巢囊肿蒂扭转、黄体破裂等与急性阑尾炎症状相似度较高，尤其需要鉴别。妇科检查、血 β-hCG、影像学检查等可协助进行鉴别诊断，必要时可进行腹腔镜探查。

5. 术前准备

（1）一般准备：急性阑尾炎手术为急诊手术，应尽量缩短术前评估和准备时间。完善血常规、生化、凝血功能、血气分析、胸部 X 线片、心电图等基本检查，排除手术禁忌证。

（2）特殊准备：禁食禁饮，胃肠减压（并发弥漫性腹膜炎时），抗生素（针对革兰氏阴性杆菌和厌氧菌），镇痛治疗。如存在感染性休克，须积极抗休克的同时，立即手术。

6. 医嘱模板及注解（表3-57、表3-58）

表3-57　长期医嘱

医嘱内容		注解
护理	二级护理	一般常规护理即可
	一级护理，心电监测	存在休克者须密切监测，积极抗休克
禁食禁饮、胃肠减压		弥漫性腹膜炎时，为减轻腹胀，可胃肠减压

表3-58　临时医嘱

医嘱内容	注解
血常规	
肝肾功能、电解质	
血糖	
凝血功能	术前基本检查，排除手术及麻醉禁忌证。如有异常，短时间内进行调整
血气分析	
心电图	
胸部X线片	
抗生素	针对革兰氏阴性杆菌和厌氧菌
备皮	腹部、外阴部备皮
抗休克治疗（如有）	一边积极抗休克，一边准备手术

（二）慢性阑尾炎

1. 问诊要点

（1）主要症状特点：右下腹隐痛，间断发作，多可自行缓解。常有疲劳、紧张、进食生冷食物、剧烈运动等诱发因素。询问急性阑尾炎发作史（尤其重要，大多数患者存在）。

（2）常见伴随症状：非特异性消化道症状。

（3）既往史：询问炎症性肠病史、泌尿系统病史等，中老年患者还须询问消化道病史、肠镜检查史（须警惕回盲部恶性肿瘤并发阑尾炎）。

（4）月经史：女性患者须详细询问月经史及孕产史。以协助鉴别妇科疾病，如慢性盆腔炎。

2. 查体要点　腹部查体，麦氏点固定压痛是最典型的体征，少数患者可触及右下腹条索状肿块。

3. 辅助检查　钡剂灌肠最具诊断价值，可见阑尾管腔狭窄、变形、扭曲、边缘毛糙、内含充盈缺损等。CT检查可见粪石、阑尾增粗等表现（但仅可作辅助诊断）。

4. 鉴别诊断

（1）回盲部恶性肿瘤：该部位肿瘤容易堵塞阑尾开口，导致患者出现急性/慢性阑尾炎表现，特别是中老年患者，既往未发作急性阑尾炎者，尤要警惕回盲部恶性肿瘤可能，切勿漏诊。可行腹部CT增强扫描、肠镜等检查进一步明确诊断。

（2）慢性盆腔炎：也可导致下腹部间断发作的慢性疼痛，故而需要鉴别。但其腹痛部位通常较低，且常呈双侧对称（慢性阑尾炎仅右下腹痛），妇科检查、影像学检查等可协助进行鉴别诊断。

5. 术前准备

（1）一般准备：完善血常规、生化、凝血功能、血糖、胸部 X 线片、心电图等基本检查，排除手术禁忌证。

（2）特殊准备：考虑可能行阑尾 + 部分盲肠 / 回盲部切除的患者可行机械性肠道准备。

6. 医嘱模板及注解（表 3-59、表 3-60）

表 3-59　长期医嘱

医嘱内容	注解
二级护理	一般常规护理即可
流质饮食	便于行肠道准备

表 3-60　临时医嘱

医嘱内容	注解
血常规	
肝肾功能、电解质	
血糖	
凝血功能	术前基本检查，排除手术及麻醉禁忌证
心电图	
胸部 X 线片	
备皮	腹部、外阴部备皮
机械性肠道准备	口服复方聚乙二醇电解质散（非必须，适用于可能行阑尾 + 部分盲肠 / 回盲部切除的患者）

手术方式

（一）阑尾切除术

目前已广泛采用腹腔镜阑尾切除术。

（二）冲洗腹腔

阑尾炎合并化脓、坏疽、穿孔、弥漫性腹膜炎时应吸尽脓液、脓苔后用大量盐水冲洗腹腔，并放置引流。

（三）脓肿穿刺或切开引流

针对阑尾周围脓肿，应首先以引流为目的，如果同时可显露阑尾，也可切除阑尾。

术后观察

（一）手术当日查房要点

1. 腹部体征　观察切口是否渗血，腹部有无肌紧张、板状腹表现（提示出血）。

2. 引流情况　引流液的量及颜色。存在弥漫性腹膜炎和腹腔脓肿的患者术后应持续进行引流管冲洗。

3. 疼痛　根据患者疼痛程度给予相应的止痛处理。

（二）第 1 日后查房要点

1. 体温　体温不超过 38℃，通常考虑为吸收热。如 38.5℃以上，须排查感染或其他因素（阑尾残端粪漏须考虑，结合腹部体征、引流情况、白细胞等感染指标综合判断）。

2. **胃肠功能**　胃肠功能恢复较准确的标志为肛门内有持续的排气。胃肠功能恢复后，即可开放饮食，从流质饮食过渡至半流质饮食。

3. **腹部体征及引流情况**　腹胀程度和听诊肠鸣音协助判断胃肠功能恢复情况。引流主要观察异于平常的量及性状。引流管持续冲洗的患者须注意冲洗液的颜色及差量。

4. **切口情况**　急性阑尾炎术后切口感染较常见，切口处出现红肿热痛者须考虑。

5. **辅助检查**　如血常规、尿常规、胸部 X 线片、腹部立 / 卧位平片、病原学培养等，根据临床疑诊开具相应检查。

6. **拔除引流管**　一般在确保阑尾残端愈合良好的前提下，可拔除引流管。合并腹膜炎行腹腔冲洗患者需根据冲洗情况酌情调整拔管时间。

7. **开具出院医嘱**　一般标准为体温正常、耐受半流质饮食、排气排便正常、切口愈合良好。

（三）术后常见不适的诊断及处理（表 3-61、表 3-62）

表 3-61　发热

问诊及处理要点	注解
发生时间	术后 1~2 日：可能为吸收热，热峰不超过 38.5℃

续表

问诊及处理要点	注解
发生时间	术后 3~7 天：感染因素为主，尤其需考虑阑尾残端粪漏、切口感染
观察热型	弛张热较为多见，提示腹腔深部革兰氏阴性菌感染
查体要点	引流液颜色性状最为重要，切口情况也要仔细检查
治疗注意点	怀疑粪漏者应加强冲洗引流；怀疑切口感染者应敞开切口、排脓、换药

表 3-62　恶心、呕吐

问诊及处理要点	注解
发生时间	术后 24 小时内：多见于麻醉反应
	24 小时以后：须警惕术后并发症，特别是胃肠功能恢复后再次出现，通常提示消化道梗阻，较常见于粪漏（麻痹性肠梗阻）、术后肠粘连（机械性肠梗阻）
呕吐物性质	呃逆或干呕（多见于麻痹性肠梗阻或膈下积脓），含消化液（多见于机械性肠梗阻）
查体要点	视诊腹胀程度，触诊腹部压痛、反跳痛等听诊肠鸣音非常重要，无论是肠鸣音亢进还是减弱或消失均对诊断有非常重要的价值
影像学检查	首选腹部立/卧位 X 线片，诊断是否存在梗阻。腹部 CT 对梗阻的部位、原因、程度等均有较高的诊断价值
治疗要点	重视置鼻胃管和胃肠减压的作用

（四）医嘱模板及注解（表3-63、表3-64）

表 3-63　长期医嘱

医嘱内容		注解
二级护理		常规护理即可
饮食	禁食	合并急性弥漫性腹膜炎或阑尾残端处理不满意者须禁食
	流质饮食	急性单纯性阑尾炎或慢性阑尾炎术后可流质饮食
引流管		根据腹腔内炎症严重情况留置引流管，必要时持续冲洗
抗生素		针对革兰氏阴性杆菌和厌氧菌

表 3-64　临时医嘱

医嘱内容	注解
镇痛治疗	术后24小时内根据需要给予

复查随访

（一）出院后注意事项

1. 注意休息，加强营养　饮食逐步过渡至半流质和普食。

2. 带管出院或切口未拆线（可吸收线除外）患者　告知来院拔管/切口拆线的时间。

3. 查询病理报告　术后2周来院/电话询问病理报告是否已完成。

4.出现发热、腹痛、便血、恶心、呕吐、停止排气排便等症状及时就诊。

（二）随访计划

门诊常规随访即可。

（马君俊　蔡正昊）

第四章

肝胆外科

第一节　肝脓肿

疾病概要

（一）解剖基础

细菌性肝脓肿的感染源主要来自胆道，其次是门静脉系统，全身任何部位的感染均可通过肝动脉而引起肝内感染。

（二）流行病学特点

在中国大陆地区其发病率为（1.1~3.6）/10万，男性患病率较女性高，且发病年龄主要集中于50~60岁。

（三）病因

大肠埃希菌常见于有胆道系统病史的患者，而肺炎克雷伯菌多见于合并糖尿病的肝脓肿患者，其脓毒性转移感染风险极高。

诊疗要点

（一）问诊要点

1. **寒战和高热** 为最常见的症状，发热呈弛张型，体温在 38~40℃。部分患者仅表现为低热。

2. **肝区疼痛** 持续性并向背部放射。

3. **消化道症状** 多数患者有食欲减退、恶心、呕吐，伴腹泻和腹胀。

4. **全身性消耗症状** 乏力、贫血、体重下降。

5. **脓肿破裂症状** 脓肿向胸腔穿破时出现胸痛、气急、咳嗽，形成脓胸或支气管瘘；出现突发性弥漫性腹痛则提示脓肿向腹腔穿破。少数和胆管交通的肝脓肿穿破血管，可造成急性上消化道大出血。

（二）辅助检查

1. **血常规** 白细胞计数升高，中性粒细胞计数升高，可出现核左移或中毒颗粒；红细胞计数减少，血红蛋白降低。

2. **肝功能** 碱性磷酸酶（alkaline phosphatase，ALP）、γ - 谷氨酰转移酶（γ glutamyl transferase，γ GT）升高，总蛋白和白蛋白减少，部分患者会出现黄疸。

3. **X 线检查** 有膈肌上抬、反应性胸腔积液表现，有时可见膈下脓肿区气液平面。

4. **B 超和 CT 检查** 常可明确定性、定位。

5. 诊断性肝穿刺 在 B 超或 CT 定位下进行肝穿刺抽脓，取脓液进行细菌培养及药敏试验。该方法对诊断及治疗有一定价值。

（三）鉴别诊断

1. 阿米巴肝脓肿 本病继发于阿米巴痢疾之后；起病较缓慢，病程长，症状较轻；血清阿米巴检测阳性；粪便检查可找到阿米巴滋养体；脓肿多为单发，抗阿米巴药物治疗有效。

2. 右膈下脓肿 多继发于化脓性腹膜炎或上腹部大手术；全身中毒症状和局部体征不如肝脓肿明显，但右肩牵涉痛较显著。X 线检查右膈下常有气液平面出现。

3. 肝癌 起病较慢，无急性感染表现；肝进行性肿大、坚硬，表面高低不平，无压痛；既往常有乙型肝炎病史；血清甲胎蛋白（alpha-fetoprotein，AFP）常升高，B 超及肝脏 MRI 增强扫描检查可助鉴别。

（四）治疗

1. 非手术治疗 对早期未局限的肝脓肿或不宜穿刺引流的肝内多发性小脓肿应采用非手术治疗方法。

（1）有效的抗感染治疗：引起肝脓肿的细菌多数是以革兰氏阴性杆菌为主的混合细菌，约有 50% 的患者伴有厌氧菌感染。因此需选择抗革兰氏阴性杆菌为主的广谱抗生素，同时合并使用甲硝唑。当获得脓液或血培养结果后可根据细菌药敏试验结果采用有效的抗生素。

（2）全身支持：维持水、电解质、酸碱及营养平衡，适当给予全血、血浆和白蛋白支持。重症患者常须采用肠外营养和护肝治疗。

2. B 超或 CT 定位下穿刺引流　在 B 超或 CT 引导下经皮肝穿刺引流排脓，疗效满意。也可置管持续引流，必要时扩张窦道，置入较粗的导管以保证引流通畅，有效率为 75%~90%。凝血功能严重障碍、大量腹水是穿刺置管引流的禁忌证。穿刺引流的方法有以下两种。

（1）穿刺抽脓法：在 B 超或 CT 定位下行肝穿刺抽脓，不予置管。此方法适用于直径 ≤ 5cm 的脓肿，穿刺后取脓液进行培养，同时加用有效抗生素。部分患者须多次穿刺抽脓。

（2）穿刺置管引流法：对直径 > 5cm 的肝脓肿应争取置管引流，引流后应每日冲洗脓腔，并保持导管通畅。当脓腔缩小无液体流出时可以拔管。脓肿引流后仍应使用抗生素治疗，持续至体温正常后 2 周以上。插管时注意进针部位应选择在脓肿距体表最近处，同时避免穿过胸腔、胆囊和大血管。

3. 手术引流

（1）适应证：①经穿刺引流失败者；②脓肿破裂者；③胆源性肝脓肿或慢性肝脓肿。

（2）引流途径：根据脓肿所在的不同部位可分别采用下列手术途径引流。①经腹腔脓肿切开引流术；②腹膜外脓肿切开引流术；③经腹膜后途径脓肿切开引流术。

（3）注意事项：①脓肿切开前应先穿刺抽脓，取脓液培养；②进入脓腔后用手指充分扩张脓腔，并冲洗脓腔；③脓腔内应放置双腔管或三腔管，进行主动负压引流；④术后当脓腔基本消失无引流液流出时可开始逐渐拔管。

4. 肝叶切除术适应证包括 ①病程长的慢性厚壁肝脓肿；②肝内胆管结石或肝胆管狭窄合并左外叶多发性肝脓肿；③肝脓肿切开引流术后死腔形成，创口或瘘管长期不愈者；④外伤后肝脓肿、其他原因致肝缺血坏死后肝脓肿，不能形成完整脓腔壁者；⑤并发支气管瘘或形成胆管支气管瘘，难以修补者。

第二节 原发性肝癌 / 继发性肝癌

疾病概要

（一）解剖基础

肝脏有两个管道系统

1. Glisson 系统 第一肝门：肝门静脉、肝动脉和肝总管在肝脏面横沟各自分出向左、右侧的支干，再进入肝实质内。

2. 肝静脉系统 第二肝门：三条主要肝静脉在肝后上方静脉窝汇入下腔静脉，以肝静脉为分界，将肝脏分为左外叶、左内叶、右前叶、右后叶。以门静脉分支为基础将肝脏分为 8 段（Couinaud 分段）。

（二）流行病学特点

可发生于任何年龄，男性比女性多见，为（5~11）：1。

（三）病因

肝硬化；病毒性肝炎，我国肝癌患者中约 90% 有乙型肝炎病毒（hepatitis B virus，HBV）背景。

（四）病理分型

大体分为巨块型、结节型、弥漫型；组织学分类为肝细胞癌、肝内胆管癌和混合型肝细胞癌 – 胆管癌。

（五）病理分期

国际上较多采用巴塞罗那分期（Barcelona Clinic Liver Cancer，BCLC）；国内采用中国肝癌的分期方案（China Liver Cancer Staging，CNLC）。

（六）扩散转移

肝内转移；血管侵袭（大血管癌栓）；血行转

移（最常见肺，其次为骨）。

术前评估

（一）问诊要点

1. **如何发现**　肝炎随访或意外影像学发现（最为常见，需要询问何种原因行何种检查时发现，随访频率如何）；腹痛或腹部包块（中上腹或右上腹疼痛或可触及包块）。

2. **肝硬化门静脉高压症相关症状**　皮肤巩膜黄染，腹胀（腹水所致），皮肤瘀点、牙龈出血、鼻出血（脾功能亢进血小板低所致），呕血、黑便（食管胃底静脉曲张破裂出血所致）。

3. **其他症状**　饮食情况（进食是否减少，食欲是否下降），体重情况，体力状况（生活是否自理，步行/爬楼梯等活动耐量）。

4. **既往史**　系统性疾病史，肝炎传染病史（是否有乙肝丙肝病史，是否服用抗病毒药物，服用何种抗病毒药物及服用时长），药物治疗史（抗凝血药等），手术史［尤其肝脏手术包括经导管动脉化疗栓塞（transcatheter arterial chemoembolization，TACE）、消融、肝切除术］。

5. **女性月经史**　尽量避开月经期手术。育龄期妇女须除外妊娠可能。

6. **家族史**　主要询问肿瘤家族史，家族中有无肝恶性肿瘤患者。

（二）查体要点

1. 一般检查　营养状况，贫血貌，恶病质；皮肤巩膜黄染；皮肤瘀斑瘀点。

2. 腹部查体　视诊腹部瘢痕（尤其既往腹部手术史者），听诊肠鸣音，触诊腹部包块、肋下是否可触及肝脏和脾脏。

（三）辅助检查

1. 肿瘤标志物　AFP 为当前诊断肝癌和疗效监测常用且重要指标。AFP $\geq$ 400ng/ml 时高度提示肝癌（须排除生殖腺胚胎恶性肿瘤、妊娠和活动性肝炎）。AFP 轻度升高者应结合影像学检查进行动态观察。异常凝血酶原（protein induced by vitamin K absence or antagonist–Ⅱ，PIVKA–Ⅱ；des–gamma–carboxy prothrombin，DCP）、血浆游离微 RNA 和血清 AFP 异质体也可以作为肝癌早期诊断标志物，特别是对于血清 AFP 阴性人群。

2. 超声　便捷、实时、无创。可以早期、敏感地检出肝内占位性病变，鉴别其是囊性或实质性，初步判断良性或恶性。彩色多普勒血流成像可显示病灶与肝内重要血管的毗邻关系以及有无肝内血管侵袭。超声造影检查利用对比剂（注射用全氟丁烷微球/注射用六氟化硫微泡）可观察病灶情况，比较肝实质的灌注和消退，辅助判断良恶性。

3. MRI　肝脏多参数 MRI 具有无辐射影响、组织分辨率高、可以多方位多序列多参数成像等优势，成为肝癌临床检出、诊断、判断分期和疗效评价的首选影像技术。钆塞酸二钠（Gd-EOB-DTPA）MRI增强扫描检查联合应用肝胆特异期低信号、动脉期强化和扩散受限征象可以明显提高直径＜1.0cm肝癌的诊断敏感性。

4.CT 针对肝脏肿瘤须行 3 期动态增强扫描；目前肝脏 CT 平扫及动态增强扫描辅助除应用于肝癌的临床诊断及判断分期外，也应用于肝癌局部治疗的疗效评价，特别对于观察 TACE 后碘油沉积状况有一定优势。同时，借助 CT 后处理技术可以进行三维血管重建、肝脏体积和肝肿瘤体积测量、肺脏和骨骼等其他脏器组织转移评价。

5. 肝穿刺活检 具有典型肝癌影像学特征的肝占位性病变，符合肝癌临床诊断标准的患者，通常不需要以诊断为目的的肝病灶穿刺活检。须根据患者个体情况综合评估穿刺活检的必要性。

（四）鉴别诊断

1.AFP 升高者 必须与妊娠、生殖腺胚胎恶性肿瘤、急（慢）性肝炎、肝硬化、肝胆管结石等鉴别。

2. 原发性肝癌 应与继发性肝癌、肝脓肿、肝局灶性结节性增生、肝硬化结节、腹膜后肿瘤、肝囊肿等鉴别。

3. 肝血管瘤 影像学平扫表现为肝占位而需要

相互鉴别。多因体检 B 超或 CT 发现，较大肝血管瘤患者可能出现肩背部放射痛等症状。通常行 MRI 增强扫描检查可鉴别。

4. 肝脓肿 肝内感染性病灶，影像学同样表现为肝占位而需要鉴别。但肝脓肿患者多伴有发热、腹痛等症状。胆管反复炎症或糖尿病患者多发。通常根据有无感染征象的生化结果及磁共振检查可鉴别。

（五）医嘱模板及注解（表 4-1、表 4-2）

表 4-1　长期医嘱

医嘱内容		注解
二级护理		一般常规护理即可
饮食	低脂普食	一般患者饮食首选低脂普食
	软食	如患者有食管胃底静脉曲张破裂出血病史，予以软食

表 4-2　临时医嘱

医嘱内容	注解
消化道肿瘤标志物	全面评估肿瘤性质、定位、分期，以确定治疗方案，明确手术指征。特殊部位肿瘤或较大肿瘤需要行上腹部 CTA 明确与血管关系。诊断有困难的病灶加做钆塞酸二钠 MRI 增强扫描或辅以超声造影
肝脏 MRI 增强扫描	
胸部 CT	
肝脏超声	
肝炎相关检查 + 肝储备功能评估	

续表

医嘱内容	注解
血常规、尿常规	
肝肾功能、电解质	
空腹血糖	
凝血功能	
血气分析	
Pro-BNP	全面评估患者机体状况及脏器功能，排除手术及麻醉禁忌证。必要时请相关专业科室会诊，协助诊治
心肌蛋白	
病毒筛查	
下肢血管多普勒超声	
心电图	
心脏超声	
肺功能	

注：CTA.CT angiography，计算机体层血管成像。

术前准备

（一）一般准备

纠正可能存在的贫血、低蛋白血症、电解质或酸碱平衡紊乱。对术前检查发现的脏器功能障碍（包括心、肺、肝、肾、脑、凝血功能障碍及糖代谢障碍等）予以调整。如患者有乙型肝炎病史须根据病毒 DNA 情况服用抗病毒药物。肝恶性肿瘤手术为限期手术，应在尽可能短的时间内完成。

（二）特殊准备

1. **消化道准备**　口服乳果糖口服溶液帮助疏通肠道。

2. **禁食禁饮**　术前 12 小时禁食，术前 4~6 小时禁饮。

3. **备皮**　主要包括腹部、外阴及会阴部皮肤备皮。

4. **备血**　术前完善血型鉴定和交叉配血，备好血制品（主要为浓缩红细胞）。

5. **预防感染**　肝恶性肿瘤手术为Ⅱ类手术，需要预防性使用抗生素。一般为麻醉开始时首次给药，通常选用第二代头孢菌素。

6. **其他**　术前应留置导尿管，使膀胱空虚。如无明显消化道梗阻，无须置鼻胃管。

（三）医嘱模板及注解（表 4-3）

表 4-3　临时医嘱

医嘱内容	注解
术前晚 8 点起禁食	按手术日 8 点手术开始，计算禁食时间
备皮	主要包括腹部、外阴及会阴部皮肤备皮
备血 浓缩红细胞 4U	贫血患者可适当增加备血量，凝血功能异常患者可能需要配备 PPSB
血型鉴定、交叉配血	
术前 1 日口服乳果糖口服溶液	疏通肠道

续表

医嘱内容	注解
头孢呋辛带入手术室	为预防感染（主要是预防切口感染），在麻醉开始时给药，通常选用第二代头孢菌素（如头孢呋辛等）

注：PPSB.prothrombin proconvertin stuart factor antihemophilic factor B，凝血酶原复合物。

手术方式

　　肝脏手术建议依据肿瘤大小、肿瘤数目、肿瘤部位、合并肝脏基础疾病等情况选择合理的手术方式，手术方式大致可分为非解剖性肝切除术或解剖性肝切除术。

（一）非解剖性肝切除术

　　如患者肝功能不全或肝硬化严重，为尽量多保留剩余肝体积，可考虑肝肿块局部切除。

（三）解剖性肝切除术

　　完整切除肿瘤，保证足够的阴性切缘，切除范围包括完整单位的门静脉血管及肝静脉引流血管。包括以下类型手术方式：

　　1. 左半肝切除 / 右半肝切除　依据肝中静脉将肝脏分为左右两个半肝单位。

　　2. 肝左外叶切除 / 右肝后叶切除等　依据肝

Healey 分段将肝分为四叶单位。

3. 肝Ⅵ段切除 / 肝Ⅴ段切除等 依据 Couinaud 分段将肝分为 8 段单位。

4. 肝流域切除 依据患者实际某一支或数支门静脉分支供血流域划分切除单位。

术后观察

（一）手术当日查房要点

1. 生命体征 关注心电监护仪显示的指标，尤其注意心率加快和血压持续偏低等情况（提示出血）。

2. 腹部体征 观察切口是否渗血，腹部有无肌紧张、板状腹表现（提示出血）。

3. 引流情况 引流液的量及颜色（偏红、偏深、量多提示出血）。

4. 尿量 根据尿量评估患者循环血量情况，调整静脉补液量。

5. 疼痛 根据患者疼痛程度给予相应的止痛处理。

（二）术后 1~3 日查房要点

1. 体温 体温不超过 38℃，通常考虑为吸收热。如 38.5℃以上，须排查感染或其他因素。

2. 出入量 如手术无消化道影响可早起启动肠内营养，静脉补液维持水电解质和能量补充。须做到入量与出量（包括尿量、引流量等）基本平衡。

3. **胃肠功能** 胃肠功能恢复较准确的标志为肛门内有持续的排气。胃肠功能恢复后，即可开放肠内营养，饮食从流质过渡至半流质。

4. **腹部体征及引流情况** 腹胀程度和听诊肠鸣音协助判断胃肠功能恢复情况。引流主要观察异于平常的量及性状。切口辅料渗出较多时予以换药。

5. **鼓励咳嗽及活动** 可减少肺不张、肺炎、下肢深静脉血栓、肺栓塞等并发症发生。

6. **引流情况** 引流液的量及颜色（色澄清、量多须根据肝功能情况判断是否为大量腹水，色金黄、量较多可能提示创面胆漏）。

7. **实验室检查** 如血常规、生化等，用于评估是否存在机体内环境紊乱，包括电解质紊乱、肝肾功能障碍、贫血、低蛋白血症等，并及时予以调整。

（三）术后 4~5 日查房要点

1. **体温** 体温升高，一般存在感染因素，较常见的因素包括肺部感染、尿路感染、导管（深静脉置管）感染、切口感染。还需警惕肝创面胆漏，引流不充分时也会有时在此时有发热表现，须结合白细胞等相关感染指标综合判断。

2. **饮食及排气排便情况** 一般此时胃肠功能已基本恢复。如发生流质/半流质饮食不耐受（腹胀、呃逆、恶心、呕吐等），或排气排便异常（较少或消失），则须警惕腹腔内并发症（膈下积液引起感染）

的发生。

3. **腹部体征及引流情况** 须警惕腹胀、肠鸣音消失、腹部固定压痛等情况。引流颜色呈金黄色常提示创面胆漏。切口感染时，局部出现红肿热痛表现，皮肤张力增高，特别是会阴部切口较腹部切口更易感染。

4. **排尿情况** 排尿功能可能出现异常，如尿潴留。如明确诊断后须再次留置导尿管。

5. **辅助检查** 如血常规、尿常规、胸部 X 线片、腹部立/卧位平片、胸腹部 CT 平扫、残余尿测定、病原学培养等，根据临床疑诊开具相应检查。

（四）术后 6~8 日查房要点

1. **体温** 如仍有发热应首先怀疑腹腔内感染的可能。根据患者其他症状（腹痛、呃逆、恶心、呕吐、排气减少或消失）、腹部体征（腹胀、肠鸣音消失、腹部固定压痛）、引流液性状（颜色金黄）、白细胞等相关感染指标可作出诊断。可采用引流管冲洗引流、抗感染、营养支持等保守治疗，必要时须采取 CT 引导下腹腔积液穿刺引流的有创操作。

2. **营养情况** 患者完全依靠肠内营养。如饮食耐受不佳，可考虑口服营养补充制剂。

3. **拔除引流管** 一般在确保无胆漏、引流量每日不多前提下，可拔除引流管。

4. **切口拆线** 上腹部切口可拆线。腹部减张缝合线须 14 日拆线。

5. 开具出院医嘱　一般标准为体温正常、耐受半流质饮食、排气排便正常、切口愈合良好。部分胆漏患者，如引流通畅，胆漏量不多，可以在充分对患者宣教的基础上带管出院。

（五）术后常见不适的诊断及处理（**表4-4~表4-9**）

表4-4　腹痛

问诊及处理要点	注解
发生时间	术后当日或第1日：切口疼痛常见
	术后2~3日：可能为胃肠功能恢复过程中的肠痉挛
	术后5~8日：尤其当心腹腔内感染
诱因	常见诱因为进食后和排便后
部位	局限、弥散、游走
性质	胀痛、绞痛、刺痛
查体要点	触诊腹部压痛、反跳痛、肌紧张、肌卫等听诊肠鸣音非常重要，无论是肠鸣音亢进还是减弱或消失均对诊断有非常重要的价值
镇痛治疗注意点	吗啡、类吗啡药物具有呼吸抑制作用，注意多种药物的叠加效应

表4-5　发热

问诊及处理要点	注解
发生时间	术后当日或第1日：多见于吸入性肺炎或肺不张引起的高热

续表

问诊及处理要点	注解
发生时间	术后 2~3 日：可能为吸收热，热峰不超过 38.5℃
	术后 4~5 日：感染因素为主
	术后 5~8 日：发热持续需要复查腹部影像学检查，观察有无积液
观察热型	弛张热较为多见，提示深部革兰氏阴性菌感染
诱因	如拔管热
查体要点	引流液颜色性状最为重要，其他如心率、尿量尿色、腹部体征、肺部听诊、导管部位、腓肠肌压痛等
退热治疗注意点	发热患者须监测血压，以便及时发现感染性休克

表 4-6 恶心、呕吐

问诊及处理要点	注解
发生时间	术后 24 小时内：多见于麻醉反应
	24 小时以后：须警惕术后并发症，特别是胃肠功能恢复后再次出现，通常提示消化道梗阻
呕吐物性质	呃逆或干呕（多见于麻痹性肠梗阻或膈下积脓），含消化液（多见于机械性肠梗阻）
查体要点	视诊腹胀程度，触诊腹部压痛、反跳痛等听诊肠鸣音非常重要，无论是肠鸣音亢进还是减弱或消失均对诊断有非常重要的价值
影像学检查	首选腹部立/卧位平片，诊断是否存在梗阻。腹部 CT 对梗阻的部位、原因、程度等均有较高的诊断价值

续表

问诊及处理要点	注解
治疗要点	重视置鼻胃管和胃肠减压的作用

表 4-7 呕血

问诊及处理要点	注解
症状要点	出血量：通过呕吐的血量估计
	出血颜色：肝硬化合并门静脉高压症食管胃底静脉曲张患者需要警惕术后呕血，如色鲜红，考虑可能仍有活动性出血
	凝血块：有凝血块排出常提示出血量较大
查体要点	首先检查生命体征（因便血量≠实际出血量，所以可能有更多血液积聚在胃内未排出，须警惕失血性休克），并观察尿量和腹胀的程度综合判断出血量
必要检查	血常规。对于严重者需要留置双气囊三腔管

表 4-8 大量腹水

问诊及处理要点	注解
症状要点	引流液颜色及量，患者有无腹胀、尿少等症状
查体及检查要点	密切观察腹水量和腹围变化，监测肝功能指标变化。蛋白利尿治疗无好转情况需血浆维持，根据患者情况判断是否可以夹闭引流管以减少腹水丢失

表 4-9 皮肤巩膜黄染

问诊及处理要点	注解
症状要点	观察患者皮肤巩膜，结合生化中总胆红素指标判断患者是否有存在黄疸

续表

问诊及处理要点	注解
排查胆管梗阻因素	胆管梗阻可能由肿瘤、结石、手术等因素引起，一般复查 CT 或 B 超可见肝内胆管扩张
排查肝细胞性因素	合并肝炎或术后肝功能不全，须结合患者其他肝功能指标及术前肝储备功能结果判断，影像学如未见肝内胆管扩张须考虑肝细胞性因素

（六）医嘱模板及注解（表 4-10、表 4-11）

表 4-10   长期医嘱

医嘱内容		注解
心电监护		术后 24 小时内，患者生命体征容易发生突然变化，须密切监测，加强护理。同时因疼痛、麻醉等因素影响呼吸功能，可辅以吸氧
吸氧		
一级护理		
饮食	禁食	术后当日一般禁食
	饮水	术后第 1 日起即可饮水，如无不适可逐步加量
	流质饮食	胃肠功能恢复后即可流质饮食，可口服营养补充制剂
	半流质饮食	流质饮食耐受良好可过渡至半流质饮食
记录 24 小时出入量		记录尿量、引流量等，以计算总补液量
引流管		名称（通常以引流部位命名）、类型（常见有单腔管、负压球 / 瓶、双腔管、三腔管、半管、皮片等）
其他管路		常见有导尿管、鼻胃管、深静脉导管等
静脉补液		量出为入，计算总补液量

续表

医嘱内容	注解
抑酸药	常选用 PPI 类药物，恢复进食后可停用
预防性抗生素	常选用第二代头孢菌素，术后 48 小时内停用
辅助排痰药物	包括使用静脉祛痰药（氨溴索等）和支气管喷雾制剂
药物 / 物理预防血栓	根据 Caprini 评分决定预防策略

表 4-11 临时医嘱

医嘱内容	注解
镇痛治疗	术后 24 小时内最常需要，根据药效级别可分为 NSAID、类吗啡药物（哌替啶、布桂嗪、曲马多等）、麻醉性镇痛药（吗啡等，通常以镇痛泵形式给药）
输注人血清白蛋白	存在低白蛋白血症时可予以静脉输注
血常规、生化	一般术后第 1 日常规开具，以纠正可能存在的内环境紊乱，后根据需要定期开具。主要依靠肠外营养的患者一般每 3 日复查 1 次

复查随访

（一）出院后注意事项

1. 注意休息，加强营养　指导口服营养补充制剂的用量及用法。

2. 带管出院或切口未拆线（可吸收线除外）患者　告知来院拔管 / 切口拆线的时间。

3. 查询病理报告 术后 2 周来院 / 电话询问病理报告是否已完成。

4. 出现发热、腹痛、便血、恶心、呕吐、停止排气排便等症状及时就诊。

（二）随访计划

1. 术后 1 个月 第 1 次随访，主要评估术后恢复情况，根据病理报告完成病情分期，决定后续治疗方案。

2. 术后复查项目 主要包括血常规、肝功能、肿瘤标志物、胸部 CT、腹部 B 超、肝脏 MRI 增强扫描、肝炎病毒定量等。具体检查项目及频率根据不同的肿瘤分期（表 4-12~ 表 4-14）和治疗方案决定。

（三）肝功能 Child-Pugh 分级标准

表 4-12　肝功能 Child-Pugh 分级标准

评估指标	评分		
	1 分	2 分	3 分
血清白蛋白 / （g·L^{-1}）	> 35	30~35	< 30
血清胆红素（μmol·L^{-1}）	< 34	34~51	> 51
腹水	无	少量	大量
脑病	无	Ⅰ 或 Ⅱ 级	Ⅲ 或 Ⅳ 级
凝血酶原时间延长 /s	1~3	4~6	> 6

注：A 级 .5~6 分；B 级 .7~9 分；C 级 .10~15 分。

（四）肝癌巴塞罗那分期

表 4-13　肝癌巴塞罗那分期（BCLC）

肝癌分期	PS 评分	肝功能 Child-Pugh 分级	描述
极早期（0）	0	A	单发病灶，直径 < 2cm（原位癌）
早期（A）	0	A、B	1~3 个病灶，直径 < 3cm
中期（B）	0	A、B	多发结节样病灶
晚期（C）	1~2	A、B	门静脉侵袭，淋巴结转移，远处转移
终末期（D）	> 2	C	

注：PS.performance status，体能状况。

（五）中国肝癌的分期方案（CNLC，2022 版）

表 4-14　中国肝癌的分期方案（CNLC，2022 版）

肝癌分期	PS 评分	肝功能 Child-Pugh 分级	描述
Ⅰa	0~2	A、B	单个肿瘤、直径 ≤ 5cm，无影像学可见血管癌栓和肝外转移
Ⅰb	0~2	A、B	无影像学可见血管癌栓和肝外转移
Ⅱa	0~2	A、B	2~3 个肿瘤、最大直径 > 3cm，无影像学可见血管癌栓和肝外转移
Ⅱb	0~2	A、B	肿瘤数目 ≥ 4 个、肿瘤直径不论，无影像学可见血管癌栓和肝外转移

续表

肝癌分期	PS评分	肝功能Child-Pugh分级	描述
Ⅲa	0~2	A、B	肿瘤情况不论，有影像学可见血管癌栓而无肝外转移
Ⅲb	0~2	A、B	肿瘤情况不论，有无影像学可见血管癌栓不论、有肝外转移
Ⅳ	3~4	C	肿瘤情况不论，有无影像学可见血管癌栓不论，有无肝外转移不论

注：满足 PS 3~4 分或肝功能 Child-Pugh C 级其中之一即为Ⅳ期。

（六）辅助治疗

肝癌切除术后 5 年肿瘤复发转移率为 40%~70%，故所有患者术后需要接受密切随访。对于具有高危复发风险（肿瘤直径 > 5cm，肿瘤数目 > 3 个，微血管侵袭或大血管侵袭）的患者，根据具体情况可建议行 TACE、化疗、放疗或靶向免疫治疗作为辅助治疗方案。

第三节 门静脉高压症

疾病概要

（一）解剖基础

门静脉系统血管无瓣膜，其与腔静脉系统之

间有食管—胃底下段交通支、直肠下段—肛管交通支、前腹壁交通支、腹膜后交通支，这些交通支通常情况下很细，血流量小。正常人门静脉压力为 13~24cmH$_2$O（1cmH$_2$O=0.098kPa），平均为 18cmH$_2$O。门静脉入肝的血流平均为 1125ml/min。

（二）病因

当门静脉系统血流受阻或血流量显著增多时，可引起门静脉及其分支的压力升高，当 25~50cmH$_2$O 时可导致临床上出现脾大和脾功能亢进，食管胃底静脉曲张破裂所致呕血和 / 或黑便。

术前评估

（一）问诊要点

1. 脾大出现时限　有无脾区疼痛史、发热史。

2. 呕血及便血史　包括出血的日期、次数，有无头晕、出汗、休克等情况产生，估计失血量，有无输血、量多少及其他治疗情况（药物的品种及有无置三腔管）。

3. 有无溃疡病、胃炎、胃癌、肝癌等其他引起上消化道出血的病史。

4. 有无腹水史　程度、治疗方法及疗效。

5. 有无肝昏迷史（昏迷或昏迷先兆，与出血或饮食关系）　治疗的方法及疗效。

6. 有无血吸虫病史　抗血吸虫药治疗史。

7. **有无肝炎、肝大、黄疸史** 起病时、病程发展及最近半年内肝功能及 HBV、丙型肝炎病毒（hepatitis C virus，HCV）、丁型肝炎病毒（hepatitis D virus，HDV）全套的化验情况。

8. **HBV-DNA 的化验情况** 有无服用抗病毒药物，有无乙肝病毒变异。

9. 近半年有无明显鼻衄及皮下瘀斑史。

10. **饮酒史** 时限、品种、酒量。

11. **外伤史、肿瘤史** 必要时须询问出生时有无脐部感染。

12. **目前劳动力情况** 全、轻、半或丧失劳动力。

13. **以往手术史** 手术的原因、方式、疗效术后近期及远期并发症（如脑病、溃疡病、膈下脓肿）等。

14. 以往有无硬化剂注射史、曲张静脉圈套史、脾动脉栓塞史。

（二）查体要点

1. **一般情况** 体重，发育营养情况，有无蜘蛛痣、肝掌、黄疸、贫血等。

2. **有无腹壁静脉曲张** 须鉴别门静脉或下腔静脉。

3. **腹水** 移动性浊音，腹围，剑突至脐距离，脐至耻骨联合距离，脐孔水平的周径。

4. **肝大** 上界与下界、质地、表面有否结节。

5. **脾大** 左锁中线肋下几厘米（分Ⅰ、Ⅱ、Ⅲ、Ⅴ级），脾上界位置、活动度、形状，以图表示。

（三）辅助检查

1. **血常规、尿常规** 门静脉高压症患者常常伴有脾功能亢进的表现。血常规检查常可提示全血细胞减少，尤其以血小板和白细胞减少较为常见和显著。

2. **肝功能、肾功能及电解质检查** 血清白蛋白是肝功能等级判定的重要指标，门静脉高压者常伴有血清白蛋白降低。由于白蛋白的半衰期约为20天，故白蛋白的变化较实际肝脏合成功能变化晚。血清总胆红素是肝脏代谢的重要指标，对于胆红素升高者，应谨慎手术或推迟手术。肾功能明显受损者，应注意是否合并肝肾综合征，建议推迟手术。

3. **HBV全套、HBV-DNA、HCV、HDV和AFP检查** 乙肝后肝硬化是目前门静脉高压症的主要病因，因此需要格外关注HBV-DNA，当HBV-DNA $\geq 10^5$IU/ml时，建议抗病毒治疗。若AFP增高，在影像学检查中需要观察有无肝硬化结节发生恶变的可能。

4. **凝血功能检查** 凝血酶原时间是反映肝脏合成凝血因子的情况，当肝细胞严重受损时凝血酶原时间常常明显延长，这不仅仅是凝血功能不良的一种表现，也是肝功能不佳的表现。如对症治疗措施有效，病情可控，不建议手术治疗。

5. 血氨检查　血氨的正常值是 9.0~33.0 μmol/L。血氨是肠内细菌分解蛋白质的氨未被肝细胞合成尿素的结果，其升高是肝脏解毒功能受损的表现，血氨显著升高者，不建议行分流手术。

6. 食管吞钡造影　一般情况将食管静脉曲张程度分为三级。一级：食管下端黏膜相轻度紊乱，可有小的虫蚀样改变；二级：静脉曲张范围广泛，黏膜柱呈 S 状，并有泡沫状充盈缺损，其直径 < 0.5cm；三级：食管呈蛇皮样改变，泡沫状充盈缺损 > 0.5cm。

7. 术前门静脉系统 CTA 检查或磁共振血管成像检查　CTA 或 MRI 可以发现肝脏密度降低，肝脏各叶比例失调、肝门增宽、肝包膜呈锯齿状、胆囊移位、脾大、贲门周围静脉曲张的软组织影和腹水等。门静脉系统的 CTA 或磁共振血管成像（magnetic resonance angiography，MRA）可以利用三维成像技术比较清晰地显示门静脉高压症侧支循环开放的情况，通常情况下在食管下端和贲门周围可以发现曲张的静脉丛，有时还可以在脾肾静脉间发现自发性分流形成。此外利用 CTA 还可以测定肝脏体积，一般来说肝脏体积 < 500cm³ 时，即可诊断肝硬化。

8. 肝胆胰脾 B 超　肝硬化时肝脏往往有明显的萎缩，肝右叶上下径变短，肝左叶可有萎缩或代偿性增大，肝门部结构可呈逆时针方向旋转。胆囊可随肝脏的萎缩而移位，胆囊壁多明显增厚或呈双层，同时合并胆石症者也并非少数。脾脏的大小与门静脉压力的相关性较差，但脾大是门静脉高压症的常见特征之一。脾大的诊断标准是，在冠状位进行测量，脾脏长度超过 12cm，或者脾脏厚度超过 4cm。

9. 门静脉多普勒超声　门静脉多普勒超声可了解门静脉系统（门静脉、肠系膜上静脉、脾静脉）血流量及直径、血流方向。当门静脉内径＞ 13mm 时即可诊断门静脉高压症，其特异度为 100%。门静脉的平均流量约为 18.5ml/（min·kg），但其流量与呼吸运动有关，呼气与吸气时门静脉流量的波动值可达 20% 左右。门静脉高压症其血流速度和血流量的变化规律是，血流速度随病变程度的加重而降低。在轻、中度门静脉高压症时，血流速度降低，而门静脉横切面积增加；而在重度门静脉高压症的患者中，门静脉血流量减少，这时肝动脉内径增加，血流量增加。

10. 内镜检查　门静脉高压症患者的纤维胃镜检查具有重要的临床意义。通过内镜可在直视下观察食管胃底静脉曲张情况，静脉位置、直径、有无红色征、蓝色征。有明显红色征者多会在近期发生出血。同时内镜还可了解有无伴发溃疡病及胃肿瘤。

11. 骨髓穿刺检查　如外周血象三系降低，无法用脾功能亢进解释，建议行骨髓穿刺以证实脾功能亢进。

术前准备

1. 术前 4~5 日可每天静脉滴注维生素 K_1 40mg，

若凝血酶原时间延长，可考虑应用 PPSB。

2. 有出血史或食管胃底静脉曲张者，应食软食、服制酸药。

3. 术前肠道准备，特别对脾脏已切除者。

4. 保肝治疗。

5. 术中静脉滴注抗生素。

治疗方式

（一）单纯脾切除术

1. 指征　无食管胃底静脉曲张或破裂出血，同时伴脾功能亢进或脾大超过 Ⅱ 级者。

2. 条件　①一般情况良好；②血清白蛋白 ≥ 30g/L；③凝血酶原时间延长超过正常 50%；④总胆红素 < 34μmol/L；⑤无活动性肝病变；⑥无严重心血管、肾脏疾病。

（二）门体静脉分流术

1. 指征　①有食管胃底静脉曲张、曾有 1 次破裂出血者。②有食管胃底静脉曲张，虽无出血史，但内镜检查发现有红色征、蓝色征等易出血征象者。③有食管胃底静脉曲张，虽无出血，但在术中测游离门静脉压 ≥ 2.94kPa（30cmH$_2$O）的年轻患者。④顽固性腹水（利尿剂使用 6 周以上），但肝功能良好。

2. 条件　①肝功能分级属 Child–Pugh A 级者。②无活动性肝病变。③局部解剖允许者。

3. **术式选择**　①脾未切除者：脾大明显或伴脾功能亢进者行脾切除术及脾肾静脉分流术。脾大不明显，又无脾功能亢进者，可行限制性门腔静脉侧侧分流术。②脾已切除者：首选肠系膜上静脉下腔静脉侧侧吻合术，若以移植物做桥式吻合，宜选用人造血管。若肠系膜上静脉无吻合条件，选用限制性门腔静脉侧侧吻合术。若无分流条件，考虑行门奇静脉断流术。③顽固性腹水宜用门腔静脉侧侧吻合术。

4. **分流口直径的选择**　①按术中测定的游离门静脉压（free portal pressure，FPP）决定：当 FPP > 3.43kPa（35cmH$_2$O）时，分流口直径为 1.2~1.3cm；当 FPP 在 2.94~3.43kPa（30~35cmH$_2$O）时，分流口直径为 1~1.2cm。此法较方便。②按多普勒超声测算，较为精确。

（三）门奇静脉断流术

若无条件做分流时，可考虑行此术，其中以食管贲门周围血管离断术、胃底横断术及吻合器食管横断再吻合术最常用。同时须做脾切除术。

（四）急性食管胃底静脉曲张破裂大量出血的处理

原则上以非手术治疗为主。但仍应积极做好术前准备。对于非手术治疗无效，患者又具手术条件者，应争取及时手术。

1. 严密观察生命体征，如体温、脉搏、呼吸、血压，并按时记录。

2. 适量输血。充分补液，控制钠摄入量，适当恢复血容量，纠正水电解质失衡。若有休克，应测定中心静脉压及记录每小时尿量。

3. 应用针对性止血药，如垂体后叶素、氨甲苯酸、维生素 K_1 等，注意垂体后叶素的副作用。奥曲肽 $200\mu g$ + 25% 葡萄糖注射液（GS）20ml，静脉滴注，然后 $25\mu g/h$ 维持 24 小时，第 2 天有效则减半，第 3 天再减半。或可采用生长抑素，起始剂量为 $250\mu g$，而后 6mg/24h，维持 5 天。对于难以控制的出血，可以考虑使用特利加压素，起始剂量为 2mg，维持剂量为每 4 小时静脉给药 1~2mg。

4. 预防肝昏迷，肠道清洁、口服庆大霉素、静脉滴注谷氨酸钠或乙酰谷氨酰胺。

5. 保肝治疗。

6. 估计肝功能分级，及时检查凝血功能、血常规、肝肾功能、HBV 全套。

7. 若药物治疗无效，应及时置双气囊三腔管填塞。

8. 双气囊三腔管填塞后 24~48 小时应做内镜检查并行硬化剂注射治疗，若双气囊三腔管填塞无效，可考虑急诊行纤维胃镜检查并做硬化剂注射治疗。

9. 若硬化剂注射治疗奏效即应在近期重复 1 次以巩固疗效。

10.门静脉高压症并发食管胃底静脉曲张破裂出血时，应结合患者肝功能情况综合分析。对于出血不止或反复出血的 Child–Pugh A、B 级患者，经适当准备后手术。如患者其他条件许可，仅有凝血酶原时间延长，则可给予 PPSB 纠正后手术。

（五）手术记录要点

1.手术名称、麻醉方法、有无肝癌结节、进腹途径。

2.腹水量。

3.肝脏肉眼所见。

4.脾脏大小及脾周围与腹腔侧支循环分布情况。

5.脾动脉、脾静脉直径。

6.游离门静脉压（脾切除术前、脾切除术后、断流 / 分流后）。

7.分流术的吻合方式，分流口大小及满意度。

8.是否采用人造血管（种类、直径、长度）。

9.是否采用抗凝剂。

10.是否自体脾血回输，输入量及反应。

11.肝活检。

12.有无引流及其方式。

术后处理

1.平卧位，分流术后 24~48 小时减少体位变动。

2.注意水电解质酸碱平衡，减少钠摄入量，约为常人 1/2。

3. 注意心脏功能，预防和及时处理高动力循环所致的心力衰竭。

4. 继续保肝治疗及预防肝性脑病，分流术者适当限制蛋白摄入量，每日不超过 30g。若无脑病症状，可逐渐增加。

5. 术后全身应用抗生素及抑制胃酸分泌药物 1 周左右。

6. 术后第 5 日及第 14 日检查血小板，过多考虑抗凝疗法。

7. 术后 2 周复查术前各项化验。

复查随访

1. 劳动力恢复情况。

2. 再出血史。

3. 术后脑病史。

4. 腹水程度及治疗。

5. 溃疡病史（症状及诊断依据）。

6. 如已死亡，须了解日期、地点及原因。

7. 复查血常规、血小板、凝血酶原时间、肝功能、白蛋白、球蛋白，食管吞钡摄片、多普勒超声、CTA 或 MRA（可显示分流口的大小和通畅程度），与术前比较。

第四节　胆囊结石 / 急性
胆囊炎 / 慢性胆囊炎

疾病概要

（一）解剖基础

正常胆囊一般长 5~8cm，宽 3~5cm，壁厚 2~3mm。分为底、体、颈三部分。其中胆囊颈上部呈囊状扩大，称为胆囊壶腹部（Hartmann 袋）。胆囊管由胆囊颈延伸而成，直径 0.2~0.4cm，长度个体差异较大。其中胆囊管过长且低位汇入胆总管是发生 Mirizzi 综合征的解剖学基础。胆囊三角（Calot 三角）是胆囊管、肝总管、肝下缘构成的三角区。胆囊动脉、右侧副肝管常在此穿过。

（二）流行病学特点

胆石症的发病率在 40 岁后随年龄增长而增加，女性多于男性。我国经济发达城市及西北地区发病率较高。

（三）病因

胆囊结石成因复杂，与多种因素有关，如饮食习惯、地域、民族、女性激素、肥胖、妊娠、胃切除术后等。慢性胆囊炎主要与胆囊结石有关（>90% 患者），也与胰胆管合流异常、胰液反流及其他多种因素有关。

急性结石性胆囊炎（约占 95%）病因包括结石

移位、嵌顿致胆囊管梗阻，胆汁流出不畅、受阻，细菌感染（革兰氏阴性杆菌为主）。急性非结石性胆囊炎（约占 5%）与胆汁淤滞和缺血导致细菌繁殖且血供减少有关。

（四）急性胆囊炎的病理与分型

急性单纯性胆囊炎→急性化脓性胆囊炎→坏疽性胆囊炎→胆囊穿孔（若累及邻近器官，可引起胆囊胃肠道内瘘）。

按程度轻重分为：

1. 轻度急性胆囊炎。

2. 中度急性胆囊炎　发病时间＞72 小时、白细胞计数＞18×10^9/L、右上腹可触及压痛包块，以及有明显的局部炎症（如胆囊坏疽、胆囊周围脓肿、肝脓肿、局限性或弥漫性腹膜炎等）。

3. 重度急性胆囊炎　合并多器官系统功能障碍。

（五）Mirizzi 综合征

特殊类型的胆囊结石。胆囊管与肝总管伴行过长或汇合位置过低，胆囊颈的嵌顿结石或较大的胆囊（管）结石持续压迫肝总管并引起反复炎症，导致胆囊肝总管瘘。结石可部分或全部堵塞肝总管，临床特点是胆囊炎及胆管炎反复发作并伴有黄疸。

（六）治疗原则

1. 对于症状明显、有并发症、存在癌变因素的慢性胆囊炎、胆囊结石患者　存在并发症（如胆总管结石、急性胆管炎、急性胰腺炎、Mirizzi 综合征、胆肠内瘘、结石性肠梗阻）、存在癌变因素（如胆囊萎缩、充满型结石、瓷性胆囊、胆囊壁增厚等）的慢性胆囊炎、胆囊结石患者，推荐实施胆囊切除术。一般首选腹腔镜胆囊切除术，病情复杂或不具备腹腔镜手术条件的情况下可考虑开放手术。

2. 对于暂不接受手术治疗的无症状胆囊结石患者　应密切随访，如出现症状和 / 或相关并发症，应及时实施胆囊切除术。

3. 对于急性胆囊炎患者

（1）早期手术治疗：轻度急性胆囊炎如无手术禁忌证，建议在起病 1 周内尽早行胆囊切除术，首选腹腔镜胆囊切除术，72 小时内为最佳手术时机。中、重度急性胆囊炎患者如可耐受手术，也应早期实施胆囊切除术。

（2）择期手术治疗：如患者不能耐受或无条件接受早期手术，则继续保守治疗至病情改善后，择期行胆囊切除术。

（3）对于中、重度急性胆囊炎患者，应及时行抗感染及全身支持治疗，原则上应禁食，为行急诊手术或胆囊引流术做准备。

（4）若患者不宜接受手术治疗，且抗菌药治疗和支持治疗无效，应尽早行胆囊引流术［首选经皮经肝胆囊穿刺引流术（perctaneous transhepatic gallbladder drainage，PTGBD）］，待病情稳定后择期行胆囊切除术。

（5）如并发胆囊穿孔、胆汁性腹膜炎等，应及时行外科干预。

（6）急性非结石性胆囊炎易坏疽穿孔，一经诊断，应及早手术治疗。

术前评估和术前准备

（一）胆囊结石与慢性胆囊炎

1. 问诊要点

（1）主要症状特点：腹痛（最为常见，需要询问腹痛的部位——右上腹或上腹部；性质——隐痛或绞痛、呈阵发性或持续性伴阵发性加剧；时间——进食后或睡眠中体位改变时；有无放射痛——右肩胛部和背部；有无影响疼痛发作的因素——饱餐、进食油腻食物等）。

（2）常见伴随症状：嗳气、闷胀、恶心、呕吐等消化道症状。

（3）既往史：专科询问——有无急性胆囊炎、胰腺炎病史，有无黄疸史；其他询问——系统性疾病史、药物治疗史（抗凝血药等）、手术史（尤其上腹部手术史）。

（4）月经史：非急诊手术应避开月经期。对于育龄期妇女，还应询问是否处于妊娠状态。

（5）无症状胆囊结石：大多数患者无症状，因体检或其他原因就医检查而发现。问诊时注意询问相关检查及治疗情况。

2. **查体要点** 疾病静止期通常可无阳性体征，体检须注意如下。

（1）一般检查：注意观察有无皮肤、巩膜黄染。

（2）腹部查体：视诊腹部有无瘢痕（提示既往腹部手术史），触诊部分患者可及右上腹部包块（肿大胆囊）。

3. **辅助检查**

（1）实验室检查：血常规、尿常规、肝肾功能、电解质、空腹血糖、凝血功能等。

（2）胸部 X 线片、心电图，心脏超声和肺功能（高龄或有心肺基础疾病者）。

（3）其他影像学检查：超声检查（首选，可了解胆囊大小，结石数量、分布及大小，胆囊壁厚度及周围炎症情况。结石的特征性表现——胆囊内强回声团、随体位改变而移动、其后伴有声影）；磁共振胆胰管成像（magnetic resonance cholangiopancreatography，MRCP）（推荐，可显示胆囊管与胆总管解剖关系，同时评估胆管是否有梗阻。对术前了解是否存在解剖变异、术中避免损伤胆管有很大帮助）；上腹部 CT（可选，部分含钙量高的结石可显示）。

4. **鉴别诊断** 右上腹或中上腹腹痛反复发作、超声提示胆囊结石均是与其他疾病进行鉴别的重点。须注意与如下疾病鉴别：胃炎、反流性食管炎、消化性溃疡、急性胰腺炎、消化道肿瘤、右肾及输尿管结石等。

5. 术前准备

（1）术前12小时禁食，术前4~6小时禁饮。

（2）备皮：主要包括腹部皮肤备皮。

（3）预防感染：胆囊手术为Ⅱ类手术，需要预防性使用抗生素。一般为麻醉开始或术前30分钟首次给药，通常选用第二代头孢菌素。

（4）如术前明确合并消化道内瘘、梗阻，可留置鼻胃管。

6. 医嘱模板及注解（表4-15、表4-16）

表4-15　长期医嘱

医嘱内容		注解
二级护理		一般常规护理即可
饮食	低脂半流质饮食	胆囊结石患者首选低脂饮食，也可给予低脂普食

表4-16　临时医嘱

医嘱内容	注解
血常规、尿常规	
肝肾功能、电解质	术前基本血液生化指标评估，排除手术及麻醉禁忌证。必要时可请相关专业科室会诊，协助诊治
空腹血糖	
凝血功能	
心电图	
胸部X线片	
血气分析	不能配合进行肺功能检查者选做

续表

医嘱内容	注解
心脏超声	高龄或有心肺基础疾病者选做
肺功能	
腹部超声	胆囊结石患者首选的影像学检查（可了解胆囊大小、结石数量、分布及大小，胆囊壁厚度及周围炎症情况等）
MRCP	显示胆囊管与胆总管解剖关系，同时评估胆管是否有梗阻（推荐）
上腹部 CT	部分含钙量高的结石可显示
术前晚 8 点起禁食	按手术日早 8 点手术开始，禁食 12 小时
备皮	主要包括腹部皮肤备皮
头孢呋辛带入手术室	Ⅱ类手术预防性使用抗生素，在麻醉诱导或术前 30 分钟静脉滴注给药，通常选用第二代头孢菌素（如头孢呋辛等）

（二）急性胆囊炎

1. 问诊要点

（1）主要症状特点：腹痛（部位——右上腹、上腹部等；性质——突然发作或渐起、钝痛或绞痛、阵发性或持续性；时间——进食后、夜间或其他时间；放射痛——疼痛有无向右肩胛部和背部放射；体位——疼痛发作时的体位，自由体位还是强迫体位；有无改变疼痛的因素——呼吸、体位改变、饮食等；有无影响疼痛发作的因素——油腻饮食等）。

（2）常见伴随症状

1）发热：常有轻至中度发热，如出现寒战高热，提示病情严重，如胆囊积脓、坏疽、穿孔等；

2）黄疸：轻度黄疸（10%~20% 患者可出现轻度黄疸）；

3）消化道症状：有无恶心、呕吐（次数、内容物和量）及吐后疼痛有无缓解、加剧；平素有无嗳气、上腹饱胀等症状。

（3）既往史：专科询问——有无急性胆囊炎、胰腺炎病史，有无黄疸史；其他询问——系统性疾病史、药物治疗史（抗凝血药等）、手术史（尤其上腹部手术史）。

（4）女性应注意询问月经、妊娠及生育史。

2. 查体要点

（1）一般检查：观察神志、体温、脉搏、血压、呼吸等基础生命体征变化；观察有无皮肤、巩膜黄染。

（2）腹部查体：视诊（腹式呼吸情况，右上腹有无隆起，腹部有无瘢痕）；触诊（右上腹压痛、肌紧张及反跳痛，墨菲征是否阳性，部分患者可触及右上肿大胆囊，伴有明显触痛）。

3. 辅助检查

（1）实验室检查：血常规、尿常规、肝肾功能、电解质、空腹血糖、凝血功能、血及尿淀粉酶等。

（2）胸部 X 线片、心电图，血气分析（选做）。

（3）其他影像学检查：超声检查［首选，腹部B 超检查是急性胆囊炎的重要辅助诊断以及鉴别诊断依据。急性胆囊炎时可见胆囊肿大、胆囊壁增厚（＞4mm），明显水肿时可见"双边征"。胆囊结石显示强回声，其后伴声影，有时可见结石嵌顿于胆囊颈。同时还可检查有无胆总管扩张及肝内胆管扩张]。MRCP（条件允许时可选做，对术前了解是否同时存在胆总管结石、胆道系统解剖变异，术中避免损伤胆管有帮助）。上腹部 CT（条件允许时可选做）。

4. 鉴别诊断　须注意与如下疾病鉴别：消化性溃疡穿孔、急性胰腺炎、高位阑尾炎、肝脓肿、胆囊恶性肿瘤、结肠肝曲肿瘤、小肠憩室穿孔、右侧肺炎或胸膜炎等。

5. 术前准备

（1）即刻禁食、禁饮。

（2）备皮。主要为腹部皮肤备皮。

（3）术中带药。参照术前已使用的抗生素，通常选用第二代头孢菌素。若手术当日已使用过抗生素，术中无须再带药。术后根据抗生素的使用方式决定是否追加。

（4）如术前明确合并消化道内瘘、梗阻，可留置鼻胃管。

6. 医嘱模板及注解（表 4-17、表 4-18）

表 4-17　长期医嘱

医嘱内容	注解
一级 / 二级护理	视病情轻重
心电监护	中、重度急性胆囊炎应给予密切监测
饮食	禁食

续表

医嘱内容	注解
胃肠减压	对有频繁呕吐、消化道梗阻、禁食时间不足而又需要急诊手术的患者可给予胃肠减压

表 4-18　临时医嘱

医嘱内容	注解
血常规、尿常规	
肝肾功能、电解质	
血糖	术前急查血液生化指标，完善术前评估。必要时可请相关专业科室急会诊，协助诊治
凝血功能	
心电图	
胸部 X 线片	
血气分析	高龄或 SpO_2 异常者可选做
腹部超声	首选（超声影像结合临床表现可确诊急性胆囊炎，同时可了解胆囊大小、结石数量、胆囊壁厚度及周围炎症情况等）
MRCP	显示胆囊管与胆总管解剖关系，同时评估胆管是否有梗阻
上腹部 CT	可作为急诊情况下 MRCP 的替代检查
补液、抗感染、解痉、止痛治疗	完善术前准备同时，纠正水电解质酸碱平衡紊乱，可经验性选择对革兰氏阴性杆菌及厌氧菌有效的抗生素
备皮	主要为腹部皮肤备皮
术中带药：头孢呋辛带入手术室	若手术当日已使用过抗生素，术中无须再用。可在术后根据抗生素的使用方式决定是否追加

手术方式

（一）慢性胆囊炎

1. 腹腔镜胆囊切除术　首选手术方式（三孔法或四孔法）。

2. 开腹胆囊切除术　对于病情复杂者（如已发生 Mirizzi 综合征、胆肠内瘘等并发症）或不具备腹腔镜手术条件的情况下可考虑开放手术。

（二）急性胆囊炎

1. 腹腔镜胆囊切除术　轻度和部分中度急性胆囊炎通常首选该手术方式（三孔法或四孔法），但需要做好中转开放手术准备。

2. 开腹胆囊切除术　对于病情复杂者（如中、重度急性胆囊炎，已发生 Mirizzi 综合征、胆肠内瘘等并发症）或不具备腹腔镜手术条件的情况下可考虑开放手术。

3. 胆囊引流术　包括 PTGBD、胆囊造瘘术。适用于抗菌药和支持治疗效果不佳、病情危重、不能耐受长时间麻醉和手术者。一般首选 PTGBD。待病情稳定后择期行胆囊切除术。

4. 胆总管探查术　胆囊切除时如发现有下列情况应同时行胆总管探查术。对于有条件的医疗机构，也可以行内镜逆行胰胆管造影（endoscopic retrograde cholangiopancreatography，ERCP）。

（1）发作时伴有黄疸，或术前检查提示有胆总管梗阻。

（2）有胰腺炎病史或胰头部有肿块。

（3）胆囊内有细小结石且胆囊管粗短，结石有可能通过胆囊管进入胆总管。

（4）术中发现胆总管有病变（如扪及胆管内有结石等异物）。

（5）胆总管增粗，直径＞1.0~1.2cm，管壁增厚。

术后观察

（一）慢性胆囊炎

1. 手术当日查房要点

（1）生命体征：关注术后当日的心率、血压，一般术后3小时内测血压并记录，谨防术后出血。特殊情况可给予心电监护。

（2）腹部体征：观察切口是否渗血、腹部有无皮下气肿、腹肌紧张度。

（3）引流情况（如有）：引流液的量及颜色（如偏鲜红量多提示动脉出血，偏暗红量多提示静脉出血，偏黄甚至金黄色提示胆漏）。

（4）术后排尿及活动情况：一般情况下，腹腔镜胆囊切除术患者术后清醒后即可下床活动及自主排尿，术后当日应视恢复情况鼓励患者做一些下地活动。

（5）疼痛：根据患者疼痛程度及时给予相应的止痛处理，注意镇痛前须查体，排除急腹症可能后再行镇痛治疗。

（6）饮食：腹腔镜胆囊切除术后 6 小时即可开放低脂半流质饮食。

2. 术后第 1 日查房要点

（1）体温：体温一般不超过 38℃。如 38.5℃以上，须排查感染或其他因素（常见：胆囊窝积液、肝脏烧灼面的吸收热）。

（2）饮食：低脂半流质饮食或低脂普食，通常不必等患者恢复排气排便。

（3）补液：根据饮食情况适当补充液体和电解质，不推荐术后预防性应用抗生素。

（4）观察切口及腹部体征：观察切口恢复情况，切口周围可有压痛，但若压痛范围较大或是伴有腹肌紧张则须引起警惕。术后第 1 日予以伤口换药，若有引流管且引流液以浆液性液体为主时可以同时拔除。

（5）鼓励正常下床活动。

（6）实验室检查（选做）：血常规、肝肾功能、电解质。

（7）恢复良好者可开具明日出院医嘱。

（二）急性胆囊炎

1. 轻症者同慢性胆囊炎术后处理。

2. 中、重度急性胆囊炎。

（1）适当禁食、心电监护、记录尿量（禁食期间记录 24 小时出入量）。

（2）对于发热患者，一般对症处理即可，如持续 38.5℃以上，须行血培养并排查感染或其他因素。

（3）密切监测腹部体征，观察切口是否渗血、腹部压痛范围、腹肌紧张度。

（4）观察引流情况，记录引流液的量及颜色。

（5）补充液体、电解质及营养，应用抗生素，禁食期间使用 PPI，术前有黄疸者可考虑使用维生素 K。

（6）对于疼痛患者，术后及时给予相应的止痛处理，注意镇痛前须查体，排除急腹症可能后再行镇痛治疗。

（7）实验室检查。术后第 1 日复查血常规、肝肾功能、电解质、血糖，此后可 3 日左右复查 1 次。

（8）若存在合并症，须积极处理，必要时请相关科室会诊协助治疗。

（9）定期予以伤口换药。

（10）根据病情恢复，建议及早开放饮食。

（11）鼓励术后床上翻身等活动，争取早日下床活动。

（12）合并多脏器功能不全的危重患者术后建议转入 ICU 监护治疗。

3. 医嘱模板及注解（表 4-19、表 4-20）

表 4-19　长期医嘱

医嘱内容	注解
心电监护	术后 24 小时内，患者生命体征容易发生突然变化，须密切监测，加强护理。后续可根据病情恢复情况逐渐撤去监护，并改为二级护理
吸氧	
一级护理	

续表

医嘱内容		注解
饮食	禁食	术后当日一般禁食
	低脂流质 / 半流质饮食	术后第 1 日起根据病情恢复情况可逐渐开放饮食
记录 24 小时出入量		禁食期间记录出入量，量出为入
引流管		名称（通常以引流部位命名：胆囊窝、肝肾隐窝等）；类型（常见有单腔管、负压球、双腔管等）
其他管路		常见有导尿管、鼻胃管、深静脉导管等
静脉补液		补充液体、电解质及营养，术前有黄疸者可考虑使用维生素 K
抑酸药		常选用 PPI 类药物，恢复进食后可停用
抗生素		常选用第二代头孢菌素和抗厌氧菌抗生素，也可根据培养结果或病情严重程度进行升级
辅助排痰药物		根据需要，使用静脉祛痰药和支气管喷雾制剂
药物 / 物理预防血栓		根据 Caprini 评分决定预防策略

表 4-20　临时医嘱

医嘱内容		注解
镇痛治疗	氟比洛芬酯注射液	针对一般切口疼痛推荐选用
	盐酸布桂嗪 / 盐酸哌替啶	针对较剧烈的切口疼痛（常见巨大结石取出过程中对创口的扩张、肌层血肿形成、大范围的皮下气肿等原因）
	山莨菪碱 / 间苯三酚	针对术后胃肠道痉挛性疼痛

续表

医嘱内容	注解
白蛋白	全身状况较差、存在低白蛋白血症时可酌情静脉输注
血常规、肝肾功能、电解质、血糖	一般术后第1日常规复查，后根据需要定期复查，一般每3日1次
引流液培养（若有）	胆汁、腹水等培养＋药敏试验

复查随访

（一）出院后注意事项

1. 注意休息，加强营养。指导低脂饮食向正常饮食逐渐过渡的方式。

2. 带管出院或切口未拆线（可吸收线除外）患者，告知来院拔管/切口拆线的时间。

3. 查询病理报告，术后10个工作日来院/电话询问病理报告。

4. 出现发热、腹痛、黄疸、恶心、呕吐等症状及时就诊。

5. 胆囊引流患者定期伤口换药，一般3个月后择期行胆囊切除术。

（二）随访复查计划

一般情况下3~6个月专科门诊随访，了解饮食恢复情况，复查肝功能、B超。胆管可因胆囊切除而出现代偿性扩张的情况，属正常生理现象，注意与病理性扩张相鉴别。

第五节　胆囊息肉和良性肿瘤

疾病概要

（一）分型

1. 肿瘤性息肉（真性息肉）　腺瘤、腺癌、脂肪瘤、平滑肌瘤等。

2. 非肿瘤性息肉（假性息肉）　胆固醇性息肉（胆囊黏膜上的胆固醇结晶沉积）、炎性息肉、腺肌增生等。

（二）发病率

随着影像学诊断技术的发展，检出率越来越高。我国成人体检中，胆囊息肉样病变的超声检出率为4.2%~6.9%。胆固醇性息肉占全部胆囊息肉的80%以上，良性非胆固醇性息肉样病变占10%~15%，肿瘤性息肉约占5%。

（三）辅助检查

一般无症状，临床诊断须借助腹部 B 超、超声造影检查、内镜超声、CT 或 MRI 等。

（四）胆囊息肉恶变的危险因素

最大径＞ 10mm ；单发病变且基底部宽大；息

肉在随访过程中逐渐增大或短期内迅速增大（年龄 > 50 岁、6 个月内息肉增大 > 2mm、胆囊壁增厚 > 3mm 等）。

手术指征

1. 最大径 > 10mm 或影像学检查测及血流的胆囊息肉样病变，应尽早实施胆囊切除术。

2. 有临床症状或合并其他胆囊癌的危险因素时，应尽早实施胆囊切除术。

术前评估

同慢性胆囊炎。

术前准备

同慢性胆囊炎。

手术方式

（一）腹腔镜胆囊切除术

首选手术方式（三孔法或四孔法）。

（二）开放式胆囊切除术

对于怀疑已经恶变者、病情复杂者，可考虑开放手术。

（三）术中注意事项

胆囊应尽可能保证完整取出至体外，标本取出后应全面剖开检查，同时行术中病理学检查，根据病理学检查结果决定后续处理方案。

术后观察

同慢性胆囊炎。

复查随访

同慢性胆囊炎。

第六节 胆管结石 / 急性梗阻性 化脓性胆管炎

疾病概要

（一）胆总管的解剖

起自胆囊管与肝总管汇合处，向下至十二指肠乳头，全程 4~8cm，分为十二指肠上段、十二指肠后段、胰腺段及十二指肠壁内段，胆总管末端与主胰管汇合形成 Vater 壶腹，开口于十二指肠。其外被覆 Oddi 括约肌，对于控制胆管开口及预防十二指肠液反流有重要意义。

（二）病因

根据胆总管结石来源可分为原发性胆总管结石和继发性胆总管结石。原发性胆总管结石是原发性胆管结石的组成部分，其形成与胆道感染、胆汁淤积、胆道蛔虫密切相关。继发性胆总管结石原发于胆囊，结石通过胆囊管进入胆总管，是胆囊结石病较严重的并发症。

急性梗阻性化脓性胆管炎是胆道感染疾病中最严重的类型，由急性胆道梗阻继发化脓性感染所致；胆总管结石是最常见的梗阻原因，其他原因还有胆道蛔虫、胆道良性狭窄、吻合口狭窄或肿瘤等。急性化脓性胆管炎的致病菌几乎都是肠道细菌逆行进入胆管，革兰氏阴性菌检出率最高，其中大肠埃希菌最常见，铜绿假单胞菌、变形杆菌和克雷伯菌次之，厌氧菌也多见，可以是混合感染；当胆管内压高达 $30cmH_2O$ 时，胆汁中的细菌和毒素即可逆行进入肝窦，产生严重的脓毒血症，继而发生感染性休克。

（三）临床表现

与结石大小、有无胆道梗阻及是否合并胆道感染有关。如结石未引起胆道梗阻可无明显症状；如结石引起胆道梗阻可有右上腹胀满不适、消化不良、黄疸等表现，如合并胆道感染，可有寒战、发热、继之黄疸表现（查科三联征）。当胆道梗阻和感染进一步加重时，临床表现继续发展，出现低血压和神志改变（雷诺五联征）。

（四）治疗原则

对于诊断胆总管结石的患者，应尽可能取净结石。对于结石未阻塞胆总管而导致继发性胆道感染的患者，应行择期手术；如存在查科三联征，则行急诊手术。目的是紧急解除胆道梗阻，通畅引流胆道，控制感染抗休克。

术前评估

（一）胆总管结石

1. 问诊要点

（1）详细询问有无剑突下阵发性绞痛史。

（2）上述腹痛后出现查科三联征，是结石阻塞胆总管继发胆道感染的表现。

（3）以往有无胆道手术史，包括术前症状、术中情况、手术方式和术后情况。

（4）有无胆道蛔虫病史。

2. 查体要点

（1）一般检查：观察患者神志、体温、血压、心率、呼吸等一般生命体征情况，皮肤及巩膜有无黄染。

（2）腹部查体：肝脏及脾脏能否触及，腹部有无压痛、反跳痛，墨菲征是否阳性，肝区有无叩痛，移动性浊音及肠鸣音情况。

3. 辅助检查

（1）实验室检查：血常规、尿常规、肝肾功能、电解质、空腹血糖、凝血功能、血及尿淀粉酶等。

（2）胸部 X 线片、心电图，心脏超声、肺功能、血气分析（高龄或有心肺基础疾病者选做）。

（3）其他影像学检查

1）MRCP：首选，对了解是否存在胆总管结石、胆道系统解剖变异、术中避免损伤胆管有重要的作用。

2）腹部 B 超：可显示胆总管扩张，直径常 > 1cm，胆囊切除后直径 > 1.5cm；偶尔可显示胆总管内结石；常同时显示胆囊内结石，或肝内胆管扩张、狭窄，或肝内胆管结石。

3）上腹部 CT：对恶性胆道梗阻的鉴别和分期起重要作用，但在检测胆总管结石方面并不是常规手段。

4）内镜超声：可应用于因颅内金属夹、心脏起搏器、机械心脏瓣膜等无法进行 MRCP 检查的患者。

4. 鉴别诊断　须注意与如下疾病鉴别：胃炎、反流性食管炎、肠绞痛、消化性溃疡、急性胰腺炎、消化道肿瘤、右肾及输尿管结石、高位阑尾炎、胆囊恶性肿瘤、壶腹部恶性肿瘤、胰头癌、免疫性胆管炎等。

（二）急性梗阻性化脓性胆管炎

1. **问诊要点** 同胆总管结石病史询问要点。

2. **查体要点**

（1）一般检查：密切观察患者神志、体温、血压、心率、呼吸等一般生命体征变化情况，有无发病后出现神志模糊、烦躁、嗜睡或昏迷等神经系统症状。

（2）腹部查体：剑突下或右上腹有无明显压痛或腹肌紧张；是否可扪及肿大的胆囊及肝脏，肝区有无明显叩痛。

3. **辅助检查**

（1）实验室检查：血常规、尿常规、肝肾功能、电解质、空腹血糖、凝血功能、血及尿淀粉酶等。

（2）胸部 X 线片、心电图、心脏超声、肺功能、血气分析（高龄或有心肺基础疾病者且病情允许可选做）。

（3）其他影像学检查：腹部 B 超（首选的简易方法，可发现肝内、外胆管不同程度的扩张，胆总管或肝内胆管结石，胆管壁增厚，胆囊增大等情况），MRCP（病情允许时可行），上腹部 CT（病情允许时可行）。

术前准备

（一）胆总管结石

1. **禁饮食** 术前 12 小时禁食，术前 4~6 小时禁饮。

2. 备皮　主要为腹部皮肤备皮。

3. 预防感染　胆道手术为Ⅱ类手术，需要预防性使用抗生素。一般为麻醉开始或术前 30 分钟首次给药，通常选用第二代头孢菌素。

4. 留置鼻胃管　如术前明确合并消化道内瘘、梗阻，可留置鼻胃管。

（二）急性梗阻性化脓性胆管炎

边抗休克边准备手术，首先开放静脉通道，加快补充水、电解质，补充有效循环血量，同时给予足量有效抗生素，休克者使用多巴胺维持血压，防止病情恶化。

手术方式

（一）胆总管结石

1. ERCP　内镜下切开 Oddi 括约肌，网篮碎石、取石，如果取石满意，经鼻胆管引流及抗感染治疗后，胆道感染控制、病情稳定，可直接拔管；若不能确定结石是否全部取净，待感染控制后行鼻胆管造影，如果有结石残留则再次经内镜取石。若首次或再次经内镜取石困难者，需手术治疗。

2. 胆总管切开取石 T 管引流　一般放置 6 周以上拔除，拔除前常规行 T 管造影，若有结石残留可经 T 管窦道行胆道镜下取石术。

3. 同时存在胆囊结石　视情况行：①择期腹腔镜胆囊切除术 +ERCP 取石；②择期胆囊切除术 + 胆总管切开取石术；③急诊 ERCP 取石完全时，术后行胆囊切除术；④急诊 ERCP 取石不完全时，术后行胆囊切除术 + 胆总管切开取石术；⑤急诊行胆总管切开取石术的同时行胆囊切除术。

4. 少数情况下采用胆总管空肠 Roux-en-Y 吻合术。

（二）急性梗阻性化脓性胆管炎

1. ERCP　内镜下切开 Oddi 括约肌，置入支撑管引流；如果单发结石，可考虑网篮碎石、取石，如果取石满意，经鼻胆管引流及抗感染治疗后，胆道感染控制、病情稳定，可直接拔管；若不能确定结石是否全部取净，待感染控制后行鼻胆管造影，如果有结石残留则再次经内镜取石。若首次或再次经内镜取石困难者，需手术治疗。

2. 经皮肝穿刺胆管引流（percutaneous transhepatic cholangial drainage，PTCD）属于侵入性措施，存在出血、胆汁漏腹膜炎等可能发生的并发症。

3. 胆总管切开取石 T 管引流　一般放置 6 周以上拔除，拔除前常规行 T 管造影，若有结石残留可经 T 管窦道行胆道镜下取石术。

术后观察

同急/慢性胆囊炎术后处理。若行 ERCP，术后须观察是否合并胰腺炎、出血、消化道穿孔等并发症。对于合并多脏器功能不全的危重患者，术后建议转入 ICU 监护治疗。

第七节　胆道恶性肿瘤

胆道肿瘤可分为胆囊和胆管的肿瘤，胆道的良性肿瘤极少，常见的恶性肿瘤为胆囊癌和胆管癌。其中胆管癌根据其发生部位可分为肝内胆管细胞癌、肝门部胆管癌及远端胆管癌（胆总管癌及壶腹癌），其中肝内胆管癌属于原发性肝癌的一种，治疗接近肝细胞癌，相关内容参见原发性肝癌章节。本章节着重阐述胆囊癌、肝门部胆管癌及远端胆管癌。

一、胆囊癌

疾病概要

（一）解剖基础

胆囊被脏腹膜覆盖，凭借疏松结缔组织与肝相连，称为胆囊床。胆囊恶性肿瘤可发生于胆囊任何部位，向肝脏侧侵袭或向腹腔侧侵袭。位于胆囊颈或胆囊管的恶性肿瘤，可能侵袭肝门胆管引起梗阻性黄疸。

（二）流行病学特点

我国胆囊癌发病率占同期胆道疾病的 0.4%~3.8%，东部地区发病率为（4~10）/100 000，居消化道肿瘤第 6 位。胆囊癌患者 5 年总体生存率不足 5%。

（三）病因

目前对胆囊癌的发病机制尚未完全了解，可能与以下危险因素相关。

1. **胆囊结石** 85% 的胆囊癌患者合并胆囊结石，胆囊结石患者患胆囊癌的风险是无结石人群的 13.7 倍。胆囊结石直径和数目与胆囊癌发生呈正相关。

2. **胆囊息肉** 一般认为具有恶变倾向的胆囊息肉具有以下特征：①直径 ≥ 10mm；②合并胆囊结石胆囊炎；③单发息肉或宽基底息肉，息肉生长速度较快（＞3mm/6 个月）；④腺瘤样息肉。

3. **慢性胆囊炎** 慢性胆囊炎合并黏膜腺体内的不均匀钙化或点状钙化被认为是癌前病变（陶瓷样胆囊），与胆囊癌的发生高度相关。

4. **先天性胰胆管汇合异常** 胰胆管汇合异常是一种先天性畸形，胰液逆流进入胆总管下段及胆囊，长期慢性炎症刺激引起胆囊内黏膜反复再生和修复，最终导致胆囊恶变。约 10% 的胆囊癌患者合并胰胆管汇合异常。

5. **胆囊腺肌病**　约 6% 的胆囊腺肌病患者合并胆囊癌。胆囊腺肌病合并胆囊结石时，或胆囊壁厚度 > 10mm 时，建议尽早手术。

6. **其他**　肥胖、糖尿病、胆道感染、吸烟、化学暴露、遗传学等因素也被认为是可能的危险因素。

另外需要特别强调的是保胆取石术后胆囊，首先保胆取石术是不规范的治疗方式（目前公认的胆囊良性疾病的手术方式只有胆囊切除术一种），该术式仅仅取出结石而保留结石形成的危险因素和胆囊炎，故而保胆取石术后的胆囊本身也被认为是胆囊癌的危险因素之一，需要密切随访。

（四）病理分型

大体分型为浸润型、腔内生长型、混合型；组织学分类最常见为腺癌，其余包括腺鳞癌、鳞癌、未分化癌、神经内分泌来源肿瘤等。

（五）病理分期

按 TNM 分期，T 代表原发肿瘤，N 代表区域淋巴结，M 代表远处转移。

（六）临床分型

Ⅰ型：腹腔型；Ⅱ型：肝脏型；Ⅲ型：肝门型；Ⅳ型：混合型。腹腔型预后最佳，肝脏型和肝门型预后较差，混合型预后最差。

（七）扩散转移

直接浸润（肝实质、十二指肠、胰头、结肠肝曲、肝门胆管、胆总管等）；淋巴转移（肝十二指肠韧带、肝动脉、胰头后方、腹腔动脉等淋巴结）；血行转移（肺、骨骼、脑等，较少见）。

术前评估

（一）问诊要点

1. **主要症状特点**　胆囊癌早期通常没有特异性临床症状，常被胆囊炎、胆囊结石及其并发症所掩盖，如腹部不适、食欲下降或体重减轻。一旦出现明显临床症状，多属中晚期，可表现为腹痛、黄疸、发热等。腹痛最为常见（需要问疼痛部位、性质、程度，是否有诱发因素，疼痛发作时间与体位关系），合并胆囊结石患者可表现为胆绞痛症状，另一部分患者因肿瘤进展侵袭压迫感觉神经引起慢性腹痛；黄疸多为肿瘤侵袭肝门胆管或肝十二指肠韧带转移淋巴结压迫胆总管引起，主要表现为皮肤巩膜黄染，尿色加深呈浓茶色，黄疸较深者伴有皮肤瘙痒症状；部分患者还可出现消化道症状（恶心、呕吐等）。

2. **其他症状**　饮食情况（进食是否减少，食欲是否下降），近期体重变化，体力状况（生活是否自理，步行/爬楼梯等活动耐量）。

3. **既往史** 系统性疾病史（心肺及脑血管疾病），药物治疗史（抗凝血药等），既往手术史（尤其上腹部胃十二指肠、肝脏、胆道等），相关胆道疾病史（如先天性胰胆管汇合异常、胆囊结石、胆囊炎、胆囊息肉、胆囊腺肌病等），药物食物过敏史，输血史。

4. **女性月经史** 尽量避开月经期手术。

5. **家族史** 主要询问胆囊结石及肿瘤相关家族史。

（二）查体要点

1. **一般检查** 营养状况，贫血貌，恶病质；皮肤巩膜是否黄染；浅表淋巴结是否肿大［注意左锁骨上及颈部淋巴结，即菲尔绍淋巴结（Virchow 淋巴结）］。

2. **腹部查体** 视诊腹部瘢痕（尤其既往腹部手术史者）；听诊肠鸣音；触诊右上腹部是否存在压痛、反跳痛，是否存在包块，墨菲征；叩诊是否有肝区叩痛。

（三）辅助检查

1. **肿瘤标志物** CA19-9 和 CEA 的灵敏度和特异度最强，但须注意 CA19-9 存在假阳性的情况（胆囊炎、胆道感染、梗阻性黄疸及病毒性肝炎情况导致 CA19-9 异常升高）。其他肿瘤指标包括 CA125、CA242、CA724 等。

2. 影像学检查　常见手段包括胆囊超声造影（contrast-enhanced ultrasound，CEUS）、上腹部CTA、肝脏/上腹部MRI增强扫描（含MRCP）、胸部CT平扫。对于病灶局限于胆囊腔内占位或胆囊壁局部增厚，超声造影是一种效率较高的影像诊断方法（可鉴别胆囊息肉、胆囊腺肌病、附壁结石）。上腹部CTA与普通CT增强扫描相比，具有层厚更薄、层数序列更多、不同期相血管显影清晰的优势，并具有独特血管重建序列，为外科医师判断肿瘤是否侵袭血管及侵袭程度提供有效信息。肝脏/上腹部MRI增强扫描（含MRCP）的优势在于对胆囊肿物定性诊断较CT更准确，同时对较晚期胆囊癌可进一步明确是否存在肝外胆管侵袭（肝门部或胆总管中下段）、肝内转移灶以及胆管内癌栓可能。胸部CT平扫主要评估肺部是否存在远处转移。此外，PET/CT或PET/MRI（非首选，排除晚期胆囊癌发生骨、脑转移时可选）、浅表淋巴结超声（排除晚期胆囊癌发生浅表淋巴结转移时可选）主要目的是进行肿瘤分期，排除远处转移灶，评估预后和制订相应的治疗方案。

3. ERCP　对于无胆道梗阻者，ERCP并非必要检查，其作用相对有限并可以被MRCP替代（评估肝门部胆管及胆总管是否受累及受累程度）；对于存在梗阻性黄疸患者，ERCP除了诊断作用外，同时可以进行减黄治疗。

4. PTCD 或超声引导下经皮经肝胆囊穿刺引流

术（percutaneous transhepatic gallbladder drainage，PTGD） 晚期胆囊癌患者出现肝门部胆管受侵导致肝内胆管扩张，同时存在 ERCP 禁忌证或无法耐受 ERCP，可采用 PTCD 进行局部麻醉下穿刺外引流减黄。少数患者肿瘤位于胆囊颈或胆囊管，导致梗阻诱发急性胆囊炎，可采用 PTGD 进行胆囊腔内减压。

（四）鉴别诊断

1. 胆囊息肉或腺瘤　一般胆囊息肉或腺瘤直径不超过 2cm，基底较窄，与周围黏膜面分界较清晰，肿瘤指标多为阴性。可采用超声造影、MRI 增强扫描或 CT 增强扫描进行鉴别。

2. 黄色肉芽肿性胆囊炎　为特殊类型胆囊炎，大多合并胆囊结石。患者存在反复发作的典型胆囊炎病史（中上腹或右上腹腹痛，可伴发热，血常规指标异常），超声、MRI 及 CT 影像学表现为胆囊壁全层弥漫性增厚，部分炎症较重者胆囊周围存在渗出，且与胆囊窝周围肝组织分界不清。肿瘤指标 CA19-9 随病情变化存在较大幅度波动（炎症发作期可明显升高，控制后又快速下降至正常水平）。须结合病史、肿瘤指标动态变化及影像学特点进行鉴别排除。

3. 胆囊腺肌病　又称胆囊肌腺症，是一种以腺体和肌层增生为主的良性胆囊疾病，其发病原因尚不明确。临床上可分为弥漫型、节段型和局限型。

局限型腺肌症易与胆囊癌混淆，超声、MRI 或 CT 影像学主要表现为胆囊壁增厚及其内的多个憩室（罗 - 阿窦），憩室内可合并壁间结石。不合并胆囊炎情况下其肿瘤标志物一般阴性。

（五）医嘱模板及注解（表 4-21、表 4-22）

表 4-21　长期医嘱

医嘱内容		注解
二级护理		一般常规护理
饮食	低脂普食	一般患者饮食选低脂饮食
	低脂半流质饮食	如患者存在胆囊炎发作或肝功能不佳引起胃纳较差，可予半流质饮食

表 4-22　临时医嘱

医嘱内容	注解
肝脏 MRI 增强扫描 +MRCP	
胸部 CT 平扫	
上腹部 CTA	
腹部超声 + 超声造影	全面评估胆囊肿瘤性质、定位、分期及与周围脏器组织和重要血管侵袭关系，以确定治疗方案，明确手术指征
PET/CT 或 PET/MRI（选做）	
浅表淋巴结超声（选做）	
肿瘤标志物	
下肢血管多普勒超声（可选）	排除肿瘤或高龄等因素诱发高凝状态下患者术前存在下肢深静脉血栓可能

续表

医嘱内容	注解
心电图	术前对心肺功能进行常规评估，排除手术及麻醉禁忌证。必要时可请相关专业科室会诊，协助诊治（一般高龄或存在心肺基础疾病者选做超声心动图及肺功能检查，不能配合肺功能检查者选做血气分析）
心脏超声（可选）	
肺功能（可选）	
血气分析（可选）	
血常规、尿常规	全面评估患者机体状况及脏器功能，排除手术及麻醉禁忌证。必要时请相关专业科室会诊，协助诊治
肝肾功能、电解质	
空腹血糖	
凝血功能	
Pro-BNP	
心肌蛋白	
病毒学筛查	

术前准备

（一）一般准备

术前须积极纠正贫血、低蛋白血症、电解质或酸碱平衡紊乱等围手术期死亡率和并发症发生率升高的因素。对术前检查发现的相关脏器功能障碍（包括心、肺、肝、肾、脑、凝血功能障碍及糖代谢障碍等）予以调整，必要时请相关科室会诊指导治疗。胆囊癌手术为限期手术，应在尽可能短的时间内完成以上纠正和调整过程。

（二）特殊准备

1. **消化道准备** 一般无须进行肠道准备，可术前 1 日口服缓泻剂（乳果糖口服溶液）。但须注意部分胆囊癌晚期患者肿瘤侵袭十二指肠可引起上消化道梗阻，侵袭结肠肝曲可引起胆囊结肠内瘘或结肠梗阻（闭袢性肠梗阻）。

2. **禁食禁饮** 术前 12 小时禁食，术前 4~6 小时禁饮。

3. **备皮** 主要包括上腹部、外阴皮肤备皮。

4. **备血** 术前完善血型鉴定和交叉配血，备好血制品（主要为红细胞悬液、血浆）。

5. **术中带药** 胆囊癌手术为Ⅱ类手术，需要预防性使用抗生素。一般为麻醉开始时首次给药，通常选用第二代或第三代头孢菌素 / 喹诺酮类。

6. **其他** 麻醉后应留置导尿管，使膀胱空虚。如无明显消化道梗阻，无须置鼻胃管。如术前怀疑或明确合并消化道内瘘或梗阻，可留置鼻胃管。

（三）医嘱模板及注解（表 4-23）

表 4-23　医嘱模板及注解

医嘱内容	注解
术前晚 8 点起禁食禁饮	按手术日 8 点手术开始，计算禁食时间
备皮	主要包括上腹部、外阴皮肤备皮

医嘱内容	注解
备血 红细胞悬液 + 血浆	贫血患者可适当增加备血量，凝血功能异常者可申请备血小板、冷沉淀等，其他成分可酌情配备
血型鉴定、交叉配血	
术前 1 日口服乳果糖口服溶液 30~60ml	口服缓泻剂促排便，减少胃肠道胀气
头孢类 / 喹诺酮类抗生素带入手术室	为预防感染（主要是预防切口感染），在麻醉开始时给药，通常选用第二代或第三代头孢菌素 / 喹诺酮类（如头孢呋辛、头孢哌酮、左氧氟沙星等）
术前置鼻胃管（可选）	术前消化道梗阻者或术中需进行胃肠道脏器扩大切除者

手术方式

（一）根治性切除手术

1. **单纯胆囊切除术**　仅适用于 T_{is} 至 T_{1a} 期的胆囊肿瘤，手术方式为开腹或腹腔镜胆囊切除术。

2. **胆囊切除术 + 肝 S4b 及 S5 切除术 + 肝十二指肠韧带淋巴结清扫术**　T_{1b} 期以上的胆囊癌，需要进行扩大性切除，切除范围包括胆囊、胆囊所附着的肝组织（根据具体侵袭程度，需完成至少 2cm 切缘的肝楔形切除→肝 S4b+S5 解剖性切除→右半肝→右三叶等范围的肝切除）、肝十二指肠韧带淋巴结清扫。如胆囊管切缘阳性或术前明确肿瘤侵袭胆囊管或肝外胆管，需再加行肝外胆管切除术及胆肠 Roux-en-Y 吻合术。

3. 肝胰十二指肠切除术 肝胰十二指肠切除术
（hepatopancreatoduodenectomy，HPD）适用于胆囊癌
侵袭胰头、胆总管中下段、十二指肠以及胰头后方
淋巴结（NO.13）转移的情况。为保证 R_0 切缘，扩
大切除范围包括部分肝脏、肝外胆管、胰十二指肠。

（二）姑息性手术

胆囊癌恶性程度较高预后极差，患者即使合并
严重胆囊结石及胆囊炎，极少进行姑息性胆囊切除。
姑息性手术治疗多为 ERCP 或 PTCD 减黄治疗。少
数患者肿瘤位于胆囊颈或胆囊管，导致梗阻诱发急
性胆囊炎和胆囊肿大，可采用 PTGD 进行胆囊腔内
减压，以减轻症状缓解胆囊内高压为目的。

（三）"意外胆囊癌"处理

首先"意外胆囊癌"并不是规范的医学诊断术
语，一般认为术前或术中未发现，而术后病理提示
胆囊为恶性肿瘤的患者称之。"意外胆囊癌"可为早
期、进展期、晚期胆囊癌，需要引起包括超声影像、
放射影像及外科医师的警惕。胆囊癌预后极差，一
旦漏诊或误诊可能导致延误治疗，大大缩短患者预
期寿命。我们要高度重视胆囊结石、胆囊息肉等良
性疾病的癌变性。有高危因素者术前应行常规超声
造影、CT 增强扫描或 MRI 增强扫描检查，以提高胆
囊癌的术前诊断率；强化医护人员和胆囊良性疾病
患者胆囊癌预防意识，及时外科治疗潜在癌变风险

的胆囊良性疾病。尽量避免术前进展期及以上分期的胆囊癌的误诊和漏诊，避免因腹腔镜胆囊切除术中胆汁外漏、气腹等导致肿瘤在腹腔种植转移；避免二次手术（补救性胆囊癌根治术）给患者带来的痛苦和经济损失，避免二次手术窗口期肿瘤进展，或肿瘤切口种植转移，进而影响胆囊癌根治术的治疗效果。

术后观察

（一）手术当日查房要点

1. 生命体征　关注术后当日的心率、血压，一般术后当晚予心电监护，特别注意心率及血压变化。

2. 腹部查体　观察切口是否渗血，腹部是否有压痛及反跳痛，腹肌紧张度。同时观察腹腔引流管是否引流通畅（避免因腹带加压包裹导致引流管扭曲甚至管腔闭塞）、引流液的量及颜色（如偏鲜红量多提示活动性出血，偏淡黄色浆液性提示渗出多，偏金黄色提示胆漏）、引流管周围皮肤窦道是否有渗出（量大偏红色可能窦道出血或腹腔内出血，引流管闭塞后从压力较小的窦道渗出）。

3. 术后尿量情况　胆囊癌一般为开放手术，术后当日清醒后仍要继续卧床，可适当鼓励患者做一些床上活动，注意导尿管尿量，并结合血流动力学指标及时调整补液速度及量。

4. 疼痛　一般开放手术术后带回镇痛泵静脉维

持治疗，如患者仍主诉疼痛明显，需要及时给予相应的止痛处理，但注意镇痛给药前须查看患者腹部体征，排除急腹症可能后再行镇痛治疗。

5. **饮食** 无消化道重建的手术一般当日拔除鼻胃管，术后 6 小时可少量饮水。

（二）术后第 1~3 日查房要点

1. **生命体征** 根据患者生命体征及基础心肺疾病情况，必要时可继续保留心电监护仪 1~2 日。须注意心率、心律变化和血压波动等情况（及时发现出血性休克、感染性休克、心律不齐等并发症）。

2. **感染** 患者术后 3 日内体温一般不超过 38℃。如 38.5℃ 以上，须排除感染并明确感染部位（常见胆漏引起的腹腔感染、肺不张引起的肺部感染、深静脉导管感染等）。原则上疑似感染者须进行相关细菌培养 + 药敏检测（血培养、引流液培养、切口渗液 / 脓液培养、中段尿培养、痰培养、胆汁培养、深静脉导管培养等）并调整升级抗生素抗感染（升级至第三代头孢菌素或碳青霉烯类，革兰氏阳性球菌可应用万古霉素）。其中深静脉导管感染及肺不张、肺部感染多见于术后 3 日内，如考虑深静脉导管感染，须拔除深静脉后留置导管头端进行细菌培养；考虑肺不张或肺部感染须完善胸部 CT、进行痰培养及药敏检测并升级抗生素抗感染，并予雾化吸入、静脉药物化痰治疗。

3. **腹部查体** 完整打开敷料观察切口是否渗

血，腹部有无肌紧张、板状腹表现（提示感染、出血）。观察引流管引流情况：管道是否折叠扭曲、管腔是否闭塞、引流液的量及颜色、引流管周围皮肤窦道是否有渗出。术后第 1 日重新消毒切口并覆盖纱布换药 1 次，之后可视敷料清洁、切口渗出程度，每 2~3 日换药 1 次。

4. 饮食　可以根据患者胃纳及排气排便情况，改为流质或低脂半流质饮食。

5. 补液量　根据患者胃纳情况及饮食级别，每日静脉补液须动态调整。如存在腹腔引流量大、术后胆漏、术后胆道外引流情况（PTCD、鼻胆管、T 管等），须注意避免电解质紊乱，勤查电解质水平，及时纠正低钾低钠血症。胆囊癌术后 1~3 日无法完全恢复至原饮食级别及摄入量，水电解质和能量需要静脉输注予以补充，原则上做到入量与出量（包括尿量、腹腔引流量、PTCD 管 / 鼻胆管 /T 管等）基本平衡。

6. 尿量　根据尿量评估患者循环血量情况，调整静脉补液量。

7. 鼓励咳嗽及活动　积极鼓励患者床上或下床活动，可有效减少肺不张、肺部感染、下肢深静脉血栓、肺栓塞等并发症发生。注意调整腹带松紧及加压位置，避免影响胸廓运动和呼吸。

8. 实验室检查　术后第 1 日常规复查血常规、肝肾功能、电解质、血糖、凝血功能等，用于评估是否存在电解质紊乱、肝肾功能障碍、贫血、低蛋白血症等，并及时予以调整。之后可每3日复查1次血常规及生化。

（三）术后3~7日查房要点

1. **生命体征** 一般撤去心电监护，存在慢性心血管疾病者须每日监测血压，存在糖尿病者监测空腹血糖（三餐前＋睡前）。体温不超过38℃，通常考虑为吸收热。如38.5℃以上，须排查感染或其他因素。具体事项参照术后第1~3日查房要点相关内容。

2. **饮食** 无消化道重建者一般可接受低脂半流质饮食或低脂普食。患者无消化道梗阻，但存在胃纳较差、恶心、呕吐、腹胀、排气排便少等情况者，须排除电解质紊乱导致消化道症状甚至肠麻痹可能。

3. **拔除导尿管** 根据患者饮食情况及活动情况，尽早拔除导尿管。

4. **补液量** 根据患者胃纳情况及饮食级别，逐渐减少静脉补液直至停止。如存在腹腔引流量大、术后胆漏、术后胆道外引流情况（PTCD、PTGD、鼻胆管等），须注意避免电解质紊乱，勤查电解质水平，及时纠正低钾低钠血症。直肠癌术后短期内无法启动肠内营养，水电解质和能量需要静脉输注予以补充。须做到入量与出量（包括尿量、引流量、造口丢失量等）基本平衡。

5. **消化道瘘及腹腔感染** 胆道肿瘤术后消化道瘘主要是胆瘘，术后5~7日是高发时段。查房时须注意患者体温、腹部体征（压痛、反跳痛、肌紧张）及腹腔引流情况，并结合实验室检查指标进行判断。特别注意引流管引流液量及性状，引流管窦道周围是否渗出、渗出液量及颜色，引流管固定缝线是否牵拉导致引流管移位甚至脱落。疑似胆瘘者须完善上腹部 + 盆腔 CT 进一步明确，合并腹腔感染者须留取血液、引流液、胆汁等进行细菌培养 + 药敏，并升级抗生素抗感染。严重消化道瘘或合并严重感染者予严格禁食禁饮，必要时留置鼻胃管行胃肠减压。

6. 实验室检查　常规每 3 日左右复查血常规、肝肾功能、电解质、血糖等，用于评估是否存在电解质紊乱、肝肾功能障碍、贫血、低蛋白血症等，并及时予以调整。

（四）术后 7 日后查房要点

1. 引流管拔除　腹腔引流管每日引流量少于 20ml，呈浆液性，排除消化道瘘后，可考虑拔管。如不能排除消化道瘘或腹腔积液，可在拔管前完善上腹部 + 盆腔 CT。

2. 切口拆线　传统丝线缝合的上腹部切口术后 7~9 日可拆线，糖尿病、营养不良、术前肿瘤系统治疗、高龄患者适当延迟 2~3 日拆线。目前上腹部切口一般采用可吸收线缝合，无须拆线，10~14 日自动脱落。

3. 营养情况　患者如饮食耐受不佳，可考虑口服营养补充制剂。如存在严重消化道瘘，无法进食，须考虑静脉营养支持［全胃肠外营养（total parenteral nutrition，TPN）］。

4. 出院 一般标准为体温正常、耐受半流质饮食、排气排便正常、无消化道瘘、切口愈合良好。

（五）医嘱模板及注解（表4-24、表4-25）

表4-24 长期医嘱

医嘱内容		注解
心电监护		术后24小时内，患者生命体征容易发生突然变化，须密切监测，加强护理。同时因疼痛、麻醉等因素影响呼吸功能，可辅以吸氧
吸氧		
一级护理		
饮食	禁食	术后6小时内一般禁食
	少量饮水	术后当日晚起即可饮水，如无不适可逐步加量
	流质饮食	术后第1日即可流质饮食，可口服营养补充制剂
	半流质饮食	流质饮食耐受良好可过渡至半流质饮食
记录24小时出入量		记录导尿管、腹腔引流管、PTCD管、鼻胆管、T管等引流量，以计算总补液量
腹腔引流管		名称（通常以引流部位命名：右肝下、右肝后、肝残面、胆囊窝、肝肾隐窝、T管、PTCD等）、类型（常见有单腔/双腔/三腔冲洗引流管、负压球等）
其他管路		常见有鼻胃管、深静脉导管、空肠造瘘管等
静脉补液		量出为入，计算总补液量

表 4-25 临时医嘱

医嘱内容	注解
镇痛治疗	术后 24 小时内最常需要，根据药效级别可分为 NSAID、类吗啡药物（哌替啶、布桂嗪、曲马多等）、麻醉性镇痛药（吗啡等，通常以镇痛泵形式给药）
输注人血清白蛋白	存在低白蛋白血症时可予以输注
血常规、生化	一般术后第 1 日常规开具，以纠正可能存在的内环境紊乱，后根据需要定期开具。主要依靠肠外营养的患者一般每 3 日复查 1 次

复查随访

（一）出院后注意事项

1. 注意休息，加强营养。

2. 带管出院或切口未拆线（可吸收线除外）患者　告知来院拔管 / 切口拆线的时间。

3. 查询病理报告　术后 2 周来院 / 电话询问病理报告是否已完成。

4. 出现发热、腹痛、皮肤巩膜黄染、恶心、呕吐、停止排气排便等症状及时就诊。

（二）随访计划

1. 术后 1 个月　第 1 次门诊随访，主要评估术后恢复情况，根据病理报告完成病情分期，决定后续治疗方案。复查项目主要包括血常规、肝肾功能、电解质、血糖、肿瘤标志物、胸部 CT、上腹部 CT 增强扫描 /MRI 增强扫描等。具体检查项目及频率根据不同的肿瘤分期（表 4–26）和治疗方案决定。

2. 术后每 3~6 个月须再次前往门诊随访。

（三）胆囊癌 TNM 分期

1. 原发肿瘤（T）

T_x：原发肿瘤无法评估。

T_0：无原发肿瘤证据。

T_{is}：原位癌。

T_{1a}：肿瘤侵袭黏膜固有层。

T_{1b}：肿瘤侵袭黏膜肌层。

T_{2a}：肿瘤侵袭腹膜面的肌周结缔组织，但未穿透浆膜。

T_{2b}：肿瘤侵袭肝脏面的肌周结缔组织，但未进入肝脏。

T_3：穿透浆膜和 / 或直接侵入肝脏和 / 或一个邻近器官或结构。

T_4：侵袭门静脉或肝动脉主干，或直接侵入两个或更多肝外器官或结构。

2. 局部淋巴结（N）

N_x：区域淋巴结无法评估。

N_0：无区域淋巴结转移。

N_1：1~3 个区域淋巴结转移。

N_2：4 个及以上区域淋巴结转移。

3. 远处转移（M）

M_0：无远处转移。

M_1：有远处转移。

表 4-26　胆囊癌 TNM 分期（UICC/AJCC 第 8 版）

分期	T	N	M
0	T_{is}	N_0	M_0
I	T_1	N_0	M_0
II A	T_{2a}	N_0	M_0
II B	T_{2b}	N_0	M_0
III A	T_3	N_0	M_0
III B	T_{1-3}	N_1	M_0
IV A	T_4	N_{0-1}	M_0
IV B	任何 T	N_2	M_0
	任何 T	任何 N	M_1

（四）辅助治疗

1. 对于 R_0 切除、无区域淋巴结转移的患者，指南推荐可观察或行术后辅助治疗。

2. 对于 T_2 以上 / 淋巴结阳性 /R_1 切除 /R_2 切除的患者，指南均推荐行术后辅助治疗。可前往门诊预约肿瘤科或胆胰 MDT 团队讨论后决定具体治疗方案，辅助治疗内容主要包括化疗、放疗、靶向治疗、免疫治疗等。

二、肝门部胆管癌

疾病概要

（一）解剖基础

一般将胆道系统分为肝内胆管、肝外胆管及胆囊，其中肝外胆管从解剖位置上分为左右肝管、肝总管、胆总管；从临床角度可分为肝门部胆管和远端胆管。肝门部胆管癌主要涉及左右肝管及其汇合部以及肝总管，其构成了全部胆管癌的 50%~70%。1965 年美国人 Klatskin 首先描述该肿瘤，故肝门部胆管癌又称为 Klatskin 瘤。

（二）流行病学特点

我国肝门部胆管癌发病率占所有胆道肿瘤的 60%~70%，是发病率较低且预后较差的癌症之一。若未经治疗，其预后极差且生存周期往往只有数月，而接受手术切除（切缘保证 R_0）的患者，其 5 年生存率为 25%~45%。

（三）病因

目前对肝门部胆管癌的发病机制尚未完全了解，可能与以下危险因素相关：硬化性胆管炎、肝吸虫、病毒性肝炎、肝内胆管结石、炎症性肠病等。其中最明确的因素是原发性硬化性胆管炎。另外，男性、高龄、肝硬化、胆道感染、吸烟等因素也被认为是可能的危险因素。

（四）病理分型及解剖分型

大体分型为结节型、硬化型、乳头型、浸润型，组织学分类绝大多数为腺癌，其余为乳头状癌、鳞癌、未分化癌等。此外肝门部胆管癌分型（Bismuth-Corlette 分型）是临床上应用最广泛的肝门部胆管癌解剖分型方法。

　　Ⅰ型：左右肝管汇合处以下，胆囊管开口以上。

　　Ⅱ型：左右肝管汇合处。

　　Ⅲa型：左右肝管汇合处和右肝管。

　　Ⅲb型：左右肝管汇合处和左肝管。

　　Ⅳ型：左右肝管汇合处和左右肝管。

（五）病理分期

　　按TNM分期，T代表原发肿瘤，N代表区域淋巴结，M代表远处转移。

（六）扩散转移

　　直接浸润（肝实质、胆总管中下段、胆囊管、门静脉、肝动脉、腹腔干动脉等）；淋巴转移（肝十二指肠韧带、肝动脉、胰头后方、腹腔动脉等淋巴结）；血行转移（肺、骨骼、脑等，较少见）。

术前评估

（一）问诊要点

　　1. 主要症状特点　肝门部胆管癌早期大多没有特异性临床症状，最常见主诉是发现肉眼可见皮肤巩膜黄染及尿色加深，多属中晚期。随着肿瘤进展部分患者可出现胆道感染症状（发热、腹痛、黄疸）。注意肿瘤引起外科黄疸的患者出现腹痛现象较少较轻（无痛性黄疸），仅少数患者因为肿瘤进展侵袭感觉神经或肝内外胆道扩张引起慢性腹痛或胀痛，可耐受（结石引起外科黄疸多伴有剧烈胆绞痛，患者多无法耐受须急诊就诊处理）。另一部分患者可出现胆红素升高引起的皮肤瘙痒以及消化道症状（纳差、恶心、呕吐等）。

2. 其他症状　饮食情况（进食是否减少，食欲是否下降），近期体重变化，体力状况（生活是否自理，步行/爬楼梯等活动耐量）

3. 既往史　系统性疾病史（心肺及脑血管疾病），药物治疗史（抗凝血药等），既往手术史（尤其上腹部胃十二指肠、肝脏、胆道等），相关胆道疾病史（如肝胆系统寄生虫、自身免疫性肝胆疾病、炎症性肠病、病毒性肝炎、肝内胆管结石等），药物食物过敏史，输血史。

4. 女性月经史　尽量避开月经期手术。

5. 家族史　主要询问胆道肿瘤相关家族史。

（二）查体要点

1. 一般检查　营养状况，贫血貌，恶病质；皮肤巩膜是否黄染；浅表淋巴结是否肿大（注意左锁骨上及颈部淋巴结，即 Virchow 淋巴结）。

2. 腹部查体　视诊腹部瘢痕（尤其既往腹部手术史者）；听诊肠鸣音；触诊右上腹部是否存在压痛、反跳痛，是否存在包块，墨菲征；叩诊是否有肝区叩痛。

（三）辅助检查

1. 肿瘤标志物　CA19-9 和 CEA 的灵敏度和特异度最强，但须注意 CA19-9 存在假阳性的情况（胆囊炎、胆道感染、梗阻性黄疸及病毒性肝炎情况导致 CA19-9 异常升高）。其他肿瘤指标包括 CA125、CA242、CA724 等。

2. 肝功能　梗阻性黄疸患者肝功能指标中肝酶普遍升高，但大多数以碱性磷酸酶和 γ - 谷氨酰胺转移酶升高为主（升高幅度大于丙氨酸转氨酶和天冬氨酸转氨酶），总胆红素和结合胆红素均明显升高。

3. 影像学检查　常见手段包括 CEUS、上腹部 CTA、肝脏 / 上腹部 MRI 增强扫描（含 MRCP）、胸部 CT 平扫。MRCP 是对于肝门部胆管癌最有效的无创检查，可通过不同部位胆道狭窄程度或截断形态初步判断肿瘤位置及侵袭胆道系统范围，做出术前 Bismuth-Corlette 分型。普通 CT 增强扫描与上腹部 CTA 都可作为术前备选检查，后者具有层厚更薄、层数序列更多、不同期相血管显影清晰的优势，并具有独特血管重建序列，为外科医师判断肿瘤对血管的侵袭程度提供有效信息。肝脏 / 上腹部 MRI 增强扫描的优势在于对肝门部肿物定性诊断较 CT 更准确，同时对较晚期肝门部胆管癌可明确是否存在胆道浸润（胆总管中下段受侵）、肝内转移灶以及胆管内癌栓。胸部 CT 平扫主要评估肺部是否存在远处转移。此外 PET/CT 或 PET/MRI（非首选，排除晚期肿瘤存在骨、脑转移时可选）、浅表淋巴结超声（排除晚期肿瘤存在浅表淋巴结转移时可选）主要目的是进行肿瘤分期，排除远处转移灶，评估预后和制订相应的治疗方案。

4. ERCP　对于肝门部胆管癌 ERCP 是最有价值的诊断检查及减黄治疗手段。ERCP 下的胆道动态造影可以更准确反映肿瘤侵袭胆道系统的范围，同时进行术前减黄治疗（ERBD、ENBD、EMBE 等）。

5. PTCD　对于不耐受 ERCP 或存在 ERCP 禁忌证的患者，PTCD 是一个替代选择，通过超声或 CT 定位后局部麻醉下穿刺肝内扩张胆管进行外引流减黄。

（四）鉴别诊断

1. 原发性硬化性胆管炎　影像学上可表现为胆管壁跳跃性局限性扩张和狭窄交替出现，管壁水肿增厚，一般患者同时伴其他自身免疫性疾病（炎症性肠病），并有血清免疫球蛋白 M（immunoglobulin M，IgM）升高，相关自身免疫性抗体升高。部分患者血清免疫球蛋白 G4（immunoglobulin G4，IgG4）水平升高。须结合病史、影像学资料及血清自身免疫指标进行鉴别。

2. 肝内胆管细胞癌　原发性肝癌的一种，可沿胆管向肝门方向侵袭，发生在肝门附近的胆管细胞癌可直接压迫左右肝管汇合处引起胆道梗阻。肿瘤指标 CA19–9 和 CEA 可升高。须结合病史、肿瘤指标、影像学检查进行鉴别。

3. 肝癌胆管癌栓 晚期原发性肝癌可出现胆管癌栓，特别是原发病灶不明显的患者，与肝门部胆管癌，尤其是腔内生长的肿瘤在影像学形态上有一定类似处，都可表现为肝门部胆管梗阻、胆管腔内充盈缺损。肝癌患者多合并慢性肝炎、肝硬化的病史，实验室检查 AFP 升高、肝炎病毒学检查呈阳性，影像学可见脾大及肝硬化的表现，可结合相关病史和肝脏 MRI 增强扫描进行鉴别。

（五）医嘱模板及注解（表 4-27、表 4-28）

表 4-27　长期医嘱

医嘱内容		注解
二级护理		一般常规护理
饮食	低脂普食	一般患者饮食选低脂饮食
	低脂半流质饮食	如患者存在肝功能不佳引起胃纳较差，可予半流质饮食

表 4-28　临时医嘱

医嘱内容	注解
肝脏 MRI 增强扫描 +MRCP	全面评估肝门胆管肿瘤性质、定位、分期及与周围脏器组织和重要血管侵袭关系，以确定治疗方案，明确手术指征
胸部 CT 平扫	
上腹部 CTA	
腹部超声 + 超声造影	
PET/CT 或 PET/MRI（选做）	

续表

医嘱内容	注解
浅表淋巴结超声（选做）	
肿瘤标志物	
下肢血管多普勒超声（可选）	排除肿瘤或高龄等因素诱发高凝状态下患者术前存在下肢深静脉血栓可能
心电图	术前对心肺功能进行常规评估，排除手术及麻醉禁忌证。必要时可请相关专业科室会诊，协助诊治（一般高龄或存在心肺基础疾病者选做超声心动图及肺功能检查，不能配合肺功能检查者选做血气分析）
心脏超声（可选）	
肺功能（可选）	
血气分析（可选）	
血常规、尿常规	
肝肾功能、电解质	全面评估患者机体状况及脏器功能，排除手术及麻醉禁忌证。必要时请相关专业科室会诊，协助诊治
空腹血糖	
凝血功能	
Pro-BNP	
心肌蛋白	
病毒学筛查	

术前准备

（一）一般准备

术前须积极纠正黄疸，总胆红素水平过高可导致手术死亡率和并发症发生率升高。一般认为术前总胆红素水平超过 $200\mu mol/L$ 患者须进行减黄治疗

（PTCD 或 ERCP）后再进行根治性手术切除。此外贫血、低白蛋白血症、电解质或酸碱平衡紊乱等围手术期死亡率和并发症发生率升高的因素也需要积极调整纠正。对术前检查发现的相关脏器功能障碍（心、肺、肝、肾、脑等）予以调整，必要时请相关科室会诊指导治疗。肝门部胆管癌根治手术为限期手术，应在尽可能短的时间内完成以上纠正和调整过程。

（二）特殊准备

1. **消化道准备**　须进行肠道准备，可术前 1 日口服缓泻剂（乳果糖口服溶液），术前 1 日晚 5 点口服复方聚乙二醇电解质散。

2. **禁食禁饮**　术前 12 小时禁食，术前 4~6 小时禁饮。

3. **备皮**　主要包括上腹部、外阴皮肤备皮。

4. **备血**　术前完善血型鉴定和交叉配血，备好血制品（主要为红细胞悬液、血浆）。

5. **术中带药**　肝门部胆管癌手术为 II 类手术，需要预防性使用抗生素。一般为麻醉开始时首次给药，通常选用第二代或第三代头孢菌素 / 喹诺酮类。

6. **其他**　麻醉后应留置导尿管，使膀胱空虚。因手术涉及消化道重建，一般术前须置鼻胃管。

（三）医嘱模板及注解（表 4-29）

表 4-29　医嘱模板及注解

医嘱内容	注解
术前晚 8 点起禁食禁饮	按手术日早 8 点手术开始，计算禁食时间
备皮	主要包括上腹部、外阴皮肤备皮
备血 红细胞悬液 + 血浆 血型鉴定、交叉配血	贫血患者可适当增加备血量，凝血功能异常者可申请备血小板、冷沉淀等其他成分
术前 1 日口服乳果糖口服溶液 30~60ml	口服缓泻剂促排便，减少胃肠道胀气
术前 1 日晚 5 点口服复方聚乙二醇电解质散	口服泻药做肠道准备
头孢类 / 喹诺酮类抗生素带入手术室	为预防感染（主要是预防切口感染），在麻醉开始时给药，通常选用第二代或第三代头孢菌素 / 喹诺酮类（如头孢呋辛、头孢哌酮、左氧氟沙星等）
术前置鼻胃管	手术方式含消化道重建，术前须留置鼻胃管

手术方式

（一）根治性切除手术

1. 肝外胆管切除术 + 胆囊切除术 + 肝十二指肠韧带淋巴结清扫术 + 胆肠 Roux-en-Y 吻合术　适用 Bismuth-Corlette Ⅰ型肝门部胆管癌（肿瘤相对早期，病灶局限于胆管内，未侵袭肝组织）。

2. 左半肝切除术 + 肝外胆管切除术 + 胆囊切除术 + 肝十二指肠韧带淋巴结清扫术 + 胆肠 Roux-en-Y 吻合术　适用 Bismuth-Corlette Ⅲb 型肝门部胆管癌（肿瘤侵袭左肝管及左肝组织）。

3. 右半肝切除术 + 肝外胆管切除术 + 胆囊切除术 + 肝十二指肠韧带淋巴结清扫术 + 胆肠 Roux-en-Y 吻合术　适用 Bismuth-Corlette Ⅲa 型肝门部胆管癌（肿瘤侵袭左肝管及左肝组织）。

4. 肝中叶切除术（S5/S8）+ 肝外胆管切除术 + 胆囊切除术 + 肝十二指肠韧带淋巴结清扫术 + 胆肠 Roux-en-Y 吻合术　适用于肿瘤侵袭肝中叶组织为主（含 Bismuth-Corlette Ⅳ 型）肝门部胆管癌（肿瘤侵袭左肝管及左肝组织）。

5. 扩大半肝切除术 + 肝外胆管切除术 + 胆囊切除术 + 肝十二指肠韧带淋巴结清扫术 + 胆肠 Roux-en-Y 吻合术　扩大半肝切除包括扩大左半肝或扩大右半肝切除，适用于 Bismuth-Corlette Ⅳ 型肝门部胆管癌（肿瘤侵袭双侧肝管或一侧肝管 + 另一侧动脉或门静脉分支）。

6. 肝胰十二指肠切除术　适用于肝门胆管肿瘤向胆总管下段侵袭，为保证 R_0 切缘须扩大行部分肝脏切除术 + 肝外胆管切除术 + 胰十二指肠切除术。

（二）姑息性手术

肝门部胆管癌恶性程度较高预后差，极少对患者进行姑息性肝外胆管切除。姑息性手术治疗多为单纯 ERCP 或 PTCD 减黄治疗。

术后观察

可参考胆囊癌相关内容。注意肝门部胆管癌手术包含胆肠 Roux-en-Y 吻合术，术后鼻胃管须多留置 1~2 日后拔除。术后拔除鼻胃管后少量饮水 1~2 日，如无不适再逐步升级为流质饮食 1~2 日，最后升级为半流质饮食。出院时部分患者仍戴 PTCD 穿刺引流管出院，须注意保护引流管固定缝线，避免牵拉引起引流管折叠闭塞或缝线断裂导致引流管脱落。

医嘱模板及注解（表 4-30、表 4-31）

表 4-30　长期医嘱

医嘱内容		注解
心电监护		术后 24 小时内，患者生命体征容易发生突然变化，须密切监测，加强护理。同时因疼痛、麻醉等因素影响呼吸功能，可辅以吸氧
吸氧		
一级护理		
饮食	禁食	术后 24 小时内一般禁食（胃肠减压中）
	少量饮水	术后 1~2 日拔除鼻胃管后即可饮水，如无不适可逐步加量
	流质饮食	少量饮水 1~2 后如无不适即可流质饮食，可口服营养补充制剂
	半流质饮食	流质饮食耐受良好可过渡至半流质饮食

续表

医嘱内容	注解
记录 24 小时出入量	记录导尿管、腹腔引流管、PTCD 管、鼻胆管、T 管等引流量，以计算总补液量
腹腔引流管	名称（通常以引流部位命名：右肝下、右肝后、肝残面、胆囊窝、肝肾隐窝、T 管、PTCD 等）、类型（常见有单腔 / 双腔 / 三腔冲洗引流管、负压球等）
其他管路	常见有鼻胃管、深静脉导管、空肠造瘘管等
静脉补液	量出为入，计算总补液量

表 4-31　临时医嘱

医嘱内容	注解
镇痛治疗	术后 24 小时内最常需要，根据药效级别可分为 NSAID、类吗啡药物（哌替啶、布桂嗪、曲马多等）、麻醉性镇痛药（吗啡等，通常以镇痛泵形式给药）
输注人血清白蛋白	存在低白蛋白血症时可予以输注
血常规、生化	一般术后第 1 日常规开具，以纠正可能存在的内环境紊乱，后根据需要定期开具。主要依靠肠外营养的患者一般每 3 日复查 1 次

复查随访

（一）出院后注意事项

1. 注意休息，加强营养。

2. 带管出院或切口未拆线（可吸收线除外）患

者　告知来院拔管 / 切口拆线的时间。

3.查询病理报告　术后 2 周来院 / 电话询问病理报告是否已完成。

4.出现发热、腹痛、皮肤巩膜黄染、恶心、呕吐、停止排气排便等症状及时就诊。

（二）随访计划

1.术后 1 个月　第 1 次门诊随访，主要评估术后恢复情况，根据病理报告完成病情分期，决定后续治疗方案。复查项目主要包括血常规、肝肾功能、电解质、血糖、肿瘤标志物、胸部 CT、上腹部 CT 增强扫描 / 肝脏 MRI 增强扫描等。具体检查项目及频率根据不同的肿瘤分期（表 4-32）和治疗方案决定。

2.术后每 3~6 个月须再次前往门诊随访。

（三）肝门部胆管癌 TNM 分期

1.原发肿瘤（T）

T_x：原发肿瘤无法评估。

T_0：无原发肿瘤证据。

T_{is}：原位癌。

T_1：肿瘤局限于胆管，可到达肌层或纤维组织。

T_{2a}：肿瘤超出胆管壁达周围脂肪组织。

T_{2b}：肿瘤侵袭邻近的肝脏实质。

T_3：侵袭门静脉或肝动脉的一侧分支。

T_4：侵袭门静脉主干或其双侧分支，或肝总动脉，或双侧的二级胆管；或一侧二级胆管和对侧的门静脉或肝动脉。

2. 局部淋巴结（N）

N_x：区域淋巴结无法评估。

N_0：无区域淋巴结转移。

N_1：1~3 枚区域淋巴结转移。

N_2：4 枚及以上区域淋巴结转移。

3. 远处转移（M）

M_0：无远处转移。

M_1：有远处转移。

表 4-32　肝门部胆管癌 TNM 分期
（UICC/AJCC 第 8 版）

分期	T	N	M
0	T_{is}	N_0	M_0
I	T_1	N_0	M_0
II	T_{2a-b}	N_0	M_0
III A	T_3	N_0	M_0
III B	T_4	N_0	M_0
III C	任何 T	N_1	M_0
IV A	任何 T	N_2	M_0
IV B	任何 T	任何 N	M_1

（四）辅助治疗

1. 对于 0~I 期患者推荐观察或行术后辅助治疗。

2. 对于 II 期以上 / 淋巴结阳性 /R_1 切除 /R_2 切除的患者，指南均推荐行术后辅助治疗。可前往门诊预约肿瘤科或胆胰 MDT 团队讨论后决定具体治疗方案，辅助治疗内容主要包括化疗、放疗、靶向治疗、免疫治疗等。

三、远端胆管癌

疾病概要

（一）解剖基础

胆总管起始于胆囊管与肝总管汇合处，下至十二指肠乳头。全长 4~8cm，直径 0.6~0.8cm。可分为四段：十二指肠上段、十二指肠后段、胰腺段、十二指肠壁内段。约 85% 的人群胆总管与主胰管汇合形成共同通路，开口于十二指肠乳头。胆总管进入十二指肠前扩大形成壶腹部，称为 Vater 壶腹。壶腹部肿瘤常发生于此处，是胆总管下段梗阻的常见部位。在十二指肠壁内段和壶腹部胆总管和胰管外层均有环形平滑肌和纵行平滑肌纤维包绕，称为 Oddi 括约肌，控制胆管开口和防止肠内容物反流。临床意义上广义远端胆管癌包括胆总管下段癌、壶腹癌、十二指肠乳头癌。

（二）流行病学特点

我国远端胆管癌发病率占同期胆道疾病的 20%~30%，远端胆管癌患者 5 年总体生存率为

20%~30%。

（三）病因

目前对远端胆管癌的发病机制尚未完全了解，可能与以下危险因素相关：先天性胰胆管汇合异常、胆管慢性炎症、硬化性胆管炎、胆结石、胆汁淤积、肝吸虫等。其中先天性胰胆管汇合异常（常导致先天性胆总管囊肿）致癌机制较为明确，其癌变概率为30%~40%，主要原因是胆胰管汇合部括约肌功能异常导致胰液反流至胆总管中下段，反复刺激胆管上皮导致胆管壁病理性扩张甚至癌变。故一旦确诊先天性胰胆管汇合异常或胆总管囊肿，则手术指征强烈。

（四）病理分型

远端胆管癌组织学分类最常见为腺癌，其余包括鳞癌、腺鳞癌、乳头状癌、未分化癌等。

（五）病理分期

按 TNM 分期，T 代表原发肿瘤，N 代表区域淋巴结，M 代表远处转移。

（六）扩散转移

直接浸润（十二指肠、胰腺、肝门胆管、门静脉、腹腔干血管、肠系膜上血管等）；淋巴转移（肝十二指肠韧带、肝动脉、胰头后方、腹腔动脉等淋巴结）；血行转移（肺、骨骼、脑等，较少见）。

术前评估

（一）问诊要点

1. **主要症状特点**　远端胆管癌早期大多没有特异性临床症状，最常见主诉是肉眼可见皮肤巩膜黄染及尿色加深。随着肿瘤进展部分患者可出现胆道感染症状（发热、腹痛、黄疸）。肿瘤引起外科黄疸者出现腹痛现象较少见且症状较轻（无痛性黄疸），仅少数患者因肿瘤进展侵袭周围脏器或肝内外胆道扩张引起慢性腹痛或胀痛，可耐受（结石引起外科黄疸多伴有剧烈胆绞痛，患者多无法耐受须急诊就诊处理）。另一部分患者可出现黄疸升高引起的皮肤瘙痒以及消化道症状（纳差、恶心、呕吐等）。

2. **其他症状**　饮食情况（进食是否减少，食欲是否下降），近期体重变化，体力状况（生活是否自理，步行/爬楼梯等活动耐量）。

3. **既往史**　系统性疾病史（心肺及脑血管疾病），药物治疗史（抗凝血药等），既往手术史（尤其上腹部胃十二指肠、肝脏、胆道等），相关胆道疾病史（如先天性胰胆管汇合异常、胆管慢性炎症、硬化性胆管炎、胆道结石、胆汁淤积、肝吸虫等），药物食物过敏史，输血史。

4. **女性月经史**　尽量避开月经期手术。

5. 家族史 主要询问胆道肿瘤相关家族史。

（二）查体要点

1. 一般检查 营养状况，贫血貌，恶病质；皮肤巩膜是否黄染；浅表淋巴结是否肿大（注意左锁骨上及颈部淋巴结，即 Virchow 淋巴结）。

2. 腹部查体 视诊腹部瘢痕（尤其既往腹部手术史者）；听诊肠鸣音；触诊右上腹部是否存在压痛、反跳痛，是否存在包块，墨菲征，库瓦西耶征（胆囊无痛性肿胀）；叩诊是否有肝区叩痛。

（三）辅助检查

1. 肿瘤标志物 CA19-9 和 CEA 的灵敏度和特异度最强，但须注意 CA19-9 存在假阳性的情况（胆囊炎、胆道感染、梗阻性黄疸及病毒性肝炎情况导致 CA19-9 异常升高）。其他肿瘤指标包括 CA125、CA242、CA724 等。

2. 肝功能 梗阻性黄疸患者肝功能指标中肝酶、总胆红素、结合胆红素普遍升高，其中肝酶大多数以碱性磷酸酶和 γ-谷氨酰胺转移酶升高为主（升高幅度大于丙氨酸转氨酶和天冬氨酸转氨酶），总胆红素和结合胆红素均明显升高。注意远端胆管癌的梗阻性黄疸部分呈波浪式升高（十二指肠壶腹部和乳头肿瘤部分坏死脱落可导致梗阻减轻，黄疸暂时下降，之后因肿瘤进展黄疸总体继续升高）。

3. 影像学检查 常见手段包括 CEUS、上腹部 CTA、肝脏 / 上腹部 MRI 增强扫描（含 MRCP）、胸部 CT 平扫。肝脏 / 上腹部 MRI 增强扫描 +MRCP 是对于远端胆管癌最有效的检查，MRI 增强扫描相比 CT 增强扫描对胆总管下段肿瘤定性效果更好，并排除炎症狭窄、炎性壁增厚、结石等情况，同时可以对晚期肿瘤导致肝内较小转移灶进行确诊。另外通过胆总管下段管腔内狭窄或胆管壁增厚程度，以及向浆膜外侵袭距离形态初步判断肿瘤位置及侵袭范围。上腹部 CTA 相比 CT 增强扫描具有层厚更薄、层数序列更多、血管显影清晰的优势，并具有独特血管重建序列，为外科医师判断肿瘤对血管的侵袭程度提供有效信息。胸部 CT 平扫主要评估肺部是否存在远处转移。此外 PET/CT 或 PET/MRI（非首选，排除晚期肿瘤引起骨、脑转移时可选）、浅表淋巴结超声（排除晚期肿瘤发生浅表淋巴结转移时可选）主要目的是进行肿瘤分期，排除远处转移灶，评估预后和制订相应的治疗方案。

4. ERCP 对于远端胆管癌 ERCP 是最有价值的诊断检查及减黄治疗手段。ERCP 下的胆道动态造影可以更准确反映肿瘤侵袭胆道系统的范围，同时进行术前减黄治疗（ERBD、ENBD、EMBE 等）。

5. PTCD 或 PTGD 对于不耐受 ERCP 或存在 ERCP 禁忌证的患者，PTCD/PTGD 是一个替代选择，通过超声或 CT 定位后局部麻醉下穿刺肝内扩

张胆管 / 肿胀胆囊进行外引流减黄。

（四）鉴别诊断

1. **胰头癌**　一般黄疸呈慢性渐进性加重，而远端胆管癌的黄疸呈波浪式升高，且可出现黑便或大便隐血（+）等消化道出血表现。较早期的胰头癌和远端胆管癌两者在临床症状上较难鉴别，需依靠MRI 增强扫描或 CT 增强扫描明确病灶来源。

2. **IgG4 相关胆管炎或胰腺炎**　是一种自身免疫性疾病，特点是血清 IgG4 水平升高，胆管周围大量 IgG4 阳性浆细胞浸润，大多伴有自身免疫性胰腺炎，对激素治疗敏感。影像学上可表现为受累胆总管弥漫性均匀性增厚伴周围明显渗出，肝内胆管扩张不明显，胰腺肿大呈腊肠征，胰管呈串珠样改变（狭窄与扩张并存）。超声胃镜及胰腺胆管穿刺活检可以明确诊断。需结合病史、血清IgG4 水平变化、影像学特点及超声胃镜进行综合鉴别。

3. **胆管内乳头状肿瘤**（intraductal papillary neoplasm of the bile duct，IPNB）　是一类较少见的肿瘤，可发生于肝内胆管、左右肝管及胆总管内，肿瘤在胆管腔内呈乳头状生长，可分泌胶冻状黏液堵塞胆道引起梗阻，部分患者出现查科三联征（腹痛、寒战高热、黄疸）。IPNB 存在恶变倾向，需手术切除。

（五）医嘱模板及注解（表 4-33、表 4-34）

表 4-33　长期医嘱

医嘱内容		注解
二级护理		一般常规护理
饮食	低脂普食	一般患者饮食选低脂饮食
	低脂半流质饮食	如患者存在肝功能不佳引起胃纳较差，可予半流质饮食

表 4-34　临时医嘱

医嘱内容	注解
肝脏 MRI 增强扫描 +MRCP	全面评估肿瘤性质、定位、分期及与周围脏器组织和重要血管侵袭关系，以确定治疗方案，明确手术指征
胸部 CT 平扫	
上腹部 CTA	
腹部超声 + 超声造影	
PET/CT 或 PET/MRI（选做）	
浅表淋巴结超声（选做）	
肿瘤标志物	
下肢血管多普勒超声（可选）	排除肿瘤或高龄等因素诱发高凝状态下患者术前存在下肢深静脉血栓可能
心电图	术前对心肺功能进行常规评估，排除手术及麻醉禁忌证。必要时可请相关专业科室会诊，协助诊治（一般高龄或存在心肺基础疾病者选做超声心动图及肺功能检查，不能配合肺功能检查者选做血气分析）
心脏超声（可选）	
肺功能（可选）	
血气分析（可选）	

续表

医嘱内容	注解
血常规、尿常规	全面评估患者机体状况及脏器功能，排除手术及麻醉禁忌证。必要时请相关专业科室会诊，协助诊治
肝肾功能、电解质	
空腹血糖	
凝血功能	
Pro-BNP	
心肌蛋白	
病毒学筛查	

术前准备

（一）一般准备

术前须积极纠正黄疸，总胆红素水平过高可导致手术死亡率和并发症发生率升高。一般认为术前总胆红素水平超过 200 μmol/L 患者须进行减黄治疗（PTCD 或 ERCP）后再进行根治性手术切除。此外贫血、低蛋白血症、电解质或酸碱平衡紊乱等围手术期死亡率和并发症发生率升高的因素也需要积极调整纠正。对术前检查发现的相关脏器功能障碍（心、肺、肝、肾、脑等）予以调整，必要时请相关科室会诊指导治疗。肝门部胆管癌根治手术为限期手术，应在尽可能短的时间内完成以上纠正和调整过程。

（二）特殊准备

1. 消化道准备　须进行肠道准备，可术前 1 日口服缓泻剂（乳果糖口服溶液），术前 1 日晚 5 点口服复方聚乙二醇电解质散。

2. **禁食禁饮** 术前 12 小时禁食，术前 4~6 小时禁饮。

3. **备皮** 主要包括上腹部、外阴皮肤备皮。

4. **备血** 术前完善血型鉴定和交叉配血，备好血制品（主要为红细胞悬液、血浆）。

5. **术中带药** 远端胆管癌手术为 Ⅱ 类手术，需要预防性使用抗生素。一般为麻醉开始时首次给药，通常选用第二代或第三代头孢菌素 / 喹诺酮类。

6. **其他** 麻醉后应留置导尿管，使膀胱空虚。因手术涉及消化道重建，一般术前须置鼻胃管。

（三）医嘱模板及注解（表 4-35）

表 4-35　医嘱模板及注解

医嘱内容	注解
术前晚 8 点起禁食禁饮	按手术日早 8 点手术开始，计算禁食时间
备皮	主要包括上腹部、外阴皮肤备皮
备血 红细胞悬液 + 血浆	贫血患者可适当增加备血量，凝血功能异常者可申请备血小板、冷沉淀等，其他成分可酌情配备
血型鉴定、交叉配血	
术前 1 日口服乳果糖口服溶液 30~60ml	口服缓泻剂促排便，减少胃肠道胀气
术前 1 日晚 5 点口服复方聚乙二醇电解质散	口服泻药做肠道准备

续表

医嘱内容	注解
头孢类／喹诺酮类抗生素带入手术室	为预防感染（主要是预防切口感染），在麻醉开始时给药，通常选用第二代或第三代头孢菌素／喹诺酮类（如头孢呋辛、头孢哌酮、左氧氟沙星等）
术前置鼻胃管	手术方式包含消化道重建，术前须留置鼻胃管

手术方式

（一）根治性切除手术

1. 胰十二指肠切除术　远端胆管癌（胆总管下段、壶腹部、十二指肠乳头）的根治性手术方式均与胰头癌相同，采用胰十二指肠切除术，并进行胰肠、胆肠、胃肠重建。

2. 肝外胆管切除术＋胆囊切除术＋肝十二指肠韧带淋巴结清扫术＋胆肠 Roux-en-Y 吻合术　部分胆管癌位置相对较高（胆总管中段），可采用该术式，注意术中需对肝外胆管的上切缘（肝门部胆管）和下切缘（胰腺段胆管）进行快速冰冻病理检查，以保证切缘阴性。

3. 肝胰十二指肠切除术　适用于肿瘤向肝门部胆管侵袭，为保证 R_0 切缘须扩大行部分肝脏切除术＋肝外胆管切除术＋胰十二指肠切除术。

（二）姑息性手术

远端胆管癌恶性程度较高预后差，较少对患者进行姑息性切除。术中探查发现肿瘤无法切除，但同时存在胆道梗阻和消化道梗阻症状时，可采用胆肠转流联合胃肠转流进行姑息性治疗。单纯胆道梗阻可采用 ERCP 或 PTCD 减黄治疗。

术后观察

可参考胆囊癌及胰头癌相关内容。注意胰十二指肠切除术的最严重并发症是术后出血和胰瘘，术后须每天监测腹腔引流液淀粉酶水平，如该指标较高，结合引流液量和性状，需尽早开始 24 小时持续冲洗引流管。胰十二指肠切除术范围较大，时间较长，患者术后应激反应较大，心电监护时间应适当延长。胰十二指肠切除术须切除胰头及胰腺钩突，术后 3~5 日内患者维持静脉微泵生长抑素抑酶治疗。术后患者如存在血糖波动，需每日监测三餐前 + 睡前 4 个时间的空腹血糖，根据结果进行皮下注射胰岛素对症处理。另外该术式含有胃肠吻合重建，术后鼻胃管须留置 5~7 日后拔除。术后拔除鼻胃管后少量饮水 1~2 日，如无不适再逐步升级为流质饮食 1~2 日，最后升级为半流质饮食。出院时部分患者存在胰瘘须带腹腔引流管出院，须注意保护引流管固定缝线，避免牵拉引起引流管折叠闭塞或缝线断裂导致引流管脱落。

医嘱模板及注解（表4-36、表4-37）

表4-36 长期医嘱

医嘱内容		注解
心电监护		术后24小时内，患者生命体征容易发生突然变化，须密切监测，加强护理。同时因疼痛、麻醉等因素影响呼吸功能，可辅以吸氧
吸氧		
一级护理		
饮食	禁食	术后3~7小时内一般禁食（胃肠减压中）
	少量饮水	术后拔除鼻胃管后可饮水，如无不适可逐步加量
	流质饮食	少量饮水1~2日后如无不适即可流质饮食，可口服营养补充制剂
	半流质饮食	流质饮食耐受良好可过渡至半流质饮食
记录24小时出入量		记录导尿管、腹腔引流管、PTCD管、鼻胆管等引流量，以计算总补液量
腹腔引流管		名称（通常以引流部位命名：胰肠、胆肠、胰肠吻合口旁、胆肠吻合口旁、PTCD等）、类型（常见有单腔/双腔/三腔冲洗引流管、负压球等）
其他管路		常见有鼻胃管、深静脉导管、空肠造瘘管等
静脉补液		量出为入，计算总补液量
静脉微泵		生长抑素抑酶治疗（维持3~5日）
血糖测定		每日三餐前+睡前空腹血糖测定（6：30—10：30—16：30—21：00）

表 4-37　临时医嘱

医嘱内容	注解
镇痛治疗	术后 24 小时内最常需要，根据药效级别可分为 NSAID、类吗啡药物（哌替啶、布桂嗪、曲马多等）、麻醉性镇痛药（吗啡等，通常以镇痛泵形式给药）
输注人血清白蛋白	存在低白蛋白血症时可予以输注
血常规、生化	一般术后第 1 日常规开具，以纠正可能存在的内环境紊乱，后根据需要定期开具。主要依靠肠外营养的患者一般每 3 日复查 1 次

复查随访

（一）出院后注意事项

1.注意休息，加强营养。

2.带管出院或切口未拆线（可吸收线除外）患者　告知来院拔管／切口拆线的时间。

3.查询病理报告　术后 2 周来院／电话询问病理报告是否已完成。

4.出现发热、腹痛、皮肤巩膜黄染、恶心、呕吐、停止排气排便等症状及时就诊。

（二）随访计划

1.术后 1 个月　第 1 次门诊随访，主要评估术后恢复情况，根据病理报告完成病情分期，决定后续治疗方案。复查项目主要包括血常规、肝肾功能、电解质、血糖、肿瘤标志物、胸部 CT、上腹部 CT 增强扫描 / 肝脏 MRI 增强扫描等。具体检查项目及频率根据不同的肿瘤分期（表 4-38）和治疗方案决定。

2. 术后每 3~6 个月须再次前往门诊随访。

（三）远端胆管癌 TNM 分期

1. 原发肿瘤（T）

T_x：原发肿瘤无法评估。

T_{is}：原位癌。

T_1：肿瘤侵袭胆管壁，深度 < 5mm。

T_2：肿瘤侵袭胆管壁，深度 < 5~12mm。

T_3：肿瘤侵袭胆管壁，深度 > 12mm。

2. 局部淋巴结（N）

N_x：区域淋巴结无法评估。

N_0：无区域淋巴结转移。

N_1：1~3 枚区域淋巴结转移。

N_2：4 枚及以上区域淋巴结转移。

3. 远处转移（M）

M_0：无远处转移。

M_1：有远处转移。

表 4-38　远端胆管癌 TNM 分期（UICC/AJCC 第 8 版）

分期	T	N	M
0	T_{is}	N_0	M_0
I	T_1	N_0	M_0

续表

分期	T	N	M
ⅡA	T_1	N_1	M_0
	T_2	N_0	M_0
ⅡB	T_2	N_1	M_0
	T_3	N_0	M_0
	T_3	N_1	M_0
ⅢA	T_1	N_2	M_0
	T_2	N_2	M_0
	T_3	N_2	M_0
ⅢB	T_4	N_0	M_0
	T_4	N_1	M_0
	T_4	N_2	M_0
Ⅳ	任何 T	任何 N	M_1

（四）辅助治疗

1. 对于 0~Ⅰ 期患者推荐可观察或行术后辅助治疗。

2. 对于Ⅱ期以上 / 淋巴结阳性 /R_1 切除 /R_2 切除的患者，推荐行术后辅助治疗。可前往门诊预约肿瘤科或胆胰 MDT 团队讨论后决定具体治疗方案，辅助治疗内容主要包括化疗、放疗、靶向治疗、免疫治疗等。

（龚笑勇　任家俊　杨宇尘）

| 第五章 |
胰腺外科

第一节 急性胰腺炎

疾病概要

（一）解剖基础

胰腺是一个狭长的腺体，横置于腹后壁 1~2 腰椎体平面，质地柔软，呈灰红色。胰腺可分胰头、胰颈、胰体、胰尾四部分。胰管位于胰腺实质内，其行走与胰腺的长轴一致，从胰尾经胰体走向胰头，沿途有许多小叶间导管汇入，最后于十二指肠降部壁内与胆总管汇合成胆胰壶腹，开口于十二指肠大乳头。部分可于胰头上部见一小管，行于胰管上方，称为副胰管，开口于十二指肠小乳头。胰腺分为外分泌部和内分泌部两部分。

（二）病因及流行病学

最常见的病因是胆道疾病、高脂血症、饮酒。其他偶见病因有药物、胰腺囊性恶性肿瘤、病毒感染（新型冠状病毒、人类免疫缺陷病毒、流行性腮腺炎病毒、巨细胞病毒、柯萨奇病毒 B 组和甲型 H1N1 流感病毒）、代谢因素（如甲状旁腺功能亢进、高钙血症）、血管炎性、自身免疫性、妊娠、创伤、医源性因素等。ERCP是急性胰腺炎（acute pancreatitis，AP）最常见的医源性病因。高脂血症性胰腺炎（hyperlipidemic pancreatitis，HLP）的发生与血清胆固醇水平无关，而与血清甘油三酯（triglyceride，TG）水平显著升高密切相关，故又称为高甘油三酯血症性胰腺炎（hypertriglyceridemia-induced pancreatitis，HTGP）。近年来HTGP发病率呈上升趋势，并往往导致更为严重的临床过程。国内发达地区一项大样本研究显示，高脂血症在AP病因中的比例已跃升至25.6%。此外，HTGP多发生于年轻男性，特别是肥胖、酗酒及糖尿病患者。

（三）分型

1. 修订版Atlanta分级（revised Atlanta classification，RAC） 该分类方法按有无器官功能衰竭和并发症将病情严重度分为3级。①轻症急性胰腺炎（mild acute pancreatitis，MAP）：AP不伴有器官功能衰竭或局部并发症或全身并发症，病死率极低。②中度重症急性胰腺炎（moderately severe acute pancreatitis，MSAP）：AP伴有短暂器官功能衰竭（48小时以内）或局部并发症或全身并发症，病死率<5%。③重症急性胰腺炎（severe acute pancreatitis，SAP）：AP伴有持续器官功能衰竭（>48小时），病死率36%~50%。

2. 基于决定因素的分级（determinant-based

classification，DBC） 该分类方法依据器官功能和胰腺组织坏死程度将 AP 分为 4 级，①轻型（mild）AP：无器官功能衰竭和胰腺 / 胰周坏死；②中型（moderate）AP：短暂器官功能衰竭和 / 或无菌性胰腺（周围）坏死；③重型（severe）AP：持续性器官功能衰竭或感染性胰腺（周围）坏死；④危重型（critical）AP：持续性器官功能衰竭合并感染性胰腺坏死。

初诊评估

（一）问诊要点

1. 主要症状特点

（1）腹痛的发作：突然发作腹痛，30 分钟内疼痛达高峰；发病常与饱餐、酗酒有关。

（2）腹痛的性质：钝痛或锐痛，持久而剧烈。

（3）腹痛的位置：以上腹为多，其次为左上腹，可向背部、胸部、左侧腹部放射。

（4）腹痛的程度：通常难以耐受，持续 24 小时以上不缓解，部分患者呈蜷曲体位或前倾位可有所缓解。

2. 常见伴随症状　可伴恶心、呕吐、腹胀、黄疸、发热、神志改变。还可并发脓毒症、器官功能衰竭、腹腔内高压或腹腔间室综合征、胰性脑病。

3. 既往史　尤其注意询问患者胆道疾病、高脂血症、饮酒史。同时应注意询问包括药物服用史、病毒感染史（新型冠状病毒、人类免疫缺陷病毒、流行性腮腺炎病毒、巨细胞病毒、柯萨奇病毒 B 组和甲型 H1N1 流感病毒）、代谢疾病史（如甲状旁腺功能亢进、高钙血症）、自身免疫性疾病史以及胰腺囊性肿瘤病史等。

（二）查体要点

轻型患者呈不剧烈的上腹部深压痛及轻度肌紧张。

重型患者呈局限性腹膜炎或全腹腹膜炎表现，可有 Grey-Turner 征（两侧胁腹部，尤其是左侧或腰部的皮肤出现瘀斑）、卡伦征（脐周的皮肤出现青紫或蓝褐色斑）。出现黄疸者多为胆源性胰腺炎。

（三）辅助检查和诊断标准

至少符合以下三个标准中的两个。

1. 与发病一致的腹部疼痛。

2. 胰腺炎的生化证据（血淀粉酶和 / 或脂肪酶大于正常上限的 3 倍）。

注：在 AP 中，淀粉酶、脂肪酶、弹性酶和胰蛋白酶同时被释放到血液中。血淀粉酶水平通常在 6~12 小时内升高，24~48 小时达到峰值，在随后的 3~7 日内降至正常或接近正常水平。血清脂肪酶在 4~8 小时内上升，24 小时达到峰值，在接下来的 8~14 日内下降到正常或接近正常水平。血清脂肪酶被认为是比血淀粉酶更可靠的 AP 诊断生物标志物。

3. 腹部影像的典型表现（胰腺水肿 / 坏死或胰周渗出积液）。

注：入院时应进行超声检查以确定急性胰腺炎（胆道）的病因。超声下胰腺体积弥漫性增大，内部回声减低，周围界限不清等。当诊断存疑时，CT 为诊断胰腺炎提供了很好的证据。从 AP 与其他急腹症鉴别来说，CT 要优于超声。首次 CT 增强扫描评估的最佳时间为发病后 72~96 小时，改良 CT 严重指数（modified CT severity index，MCTSI）评分（表 5-1）有助于评估 AP 严重程度。腹部超声或 CT 检查对早期发现胆源性胰腺炎的胆总管结石是不可靠的，因此，对于病因不明的患者，应考虑使用 MRCP 或超声内镜检查隐匿性胆总管结石。

表 5-1　改良 CT 严重指数评分

特征	评分
胰腺炎症反应	
正常胰腺	0
胰腺和 / 或胰周炎性改变	2
胰腺或胰周液体聚集或胰周脂肪坏死	4
胰腺坏死	
无胰腺坏死	0
坏死范围 ≤ 30%	2
坏死范围 > 30%	4
胰腺外并发症	
胸腔积液、腹水，血管或胃肠道受累	2

（四）鉴别诊断

临床常见急腹症常表现为腹痛症状，亦可伴有血淀粉酶和脂肪酶水平升高，常混淆诊断。常见于如下疾病。

1. **急性胆囊炎**　右上腹疼痛，可伴有右肩部放射痛，多出现在进食高脂肪食物后，或进食后出现加重，血淀粉酶和脂肪酶水平在参考范围内或仅轻度升高。患者查体时多有墨菲征阳性，伴有右上腹压痛，可同时出现肌卫及反跳痛。腹部超声显示胆囊增大、壁增厚水肿，可伴有胆囊结石等。

2. **胆总管结石**　间歇性强烈右上腹或剑突下钝性疼痛或绞痛，可放射至右肩胛区；患者可出现黄疸，陶土色大便；可有发热；血淀粉酶和脂肪酶水平可能升高。生化检查提示血总胆红素水平升高，且以结合胆红素为主，腹部超声和 CT/MRI 检查提示胆总管增宽，可见结石影像。

3. **消化性溃疡**　多表现为消化不良，胃灼热感，腹胀，餐后 2~3 小时出现的恶心和 / 或呕吐，上腹部疼痛。上消化道内镜检查可提供诊断依据。

4. **消化道穿孔**　突发剧烈腹痛；触诊可及板状腹、肌卫和明显压痛、弥漫性反跳痛；可出现低血压，呼吸急促，心动过速，发热等；血淀粉酶和脂肪酶水平可能升高。诊断依据：腹部 X 线 /CT 显示腹腔游离气体。

5. **急性肠系膜缺血**　严重弥漫性腹痛、腹胀，伴恶心、呕吐、腹泻或便血。诊断依据：无肠管坏死时可仅表现为脐周压痛，一般症状重、体征轻；合并肠管坏死时有腹膜炎表现，肠鸣音消失，白细胞计数升高，结肠镜检查提示缺血性肠病，腹部 CT 增强扫描可见肠系膜血管对比剂充盈缺损，可有肠壁水肿、肠坏死表现。血管造影可鉴别。

6. **肠梗阻** 间断腹部绞痛，腹胀，伴恶心、呕吐，排气排便减少或停止。诊断依据：腹部 X 线 / CT 可见气液平面，可见孤立的肠袢、弹簧征等。

7. **心肌梗死（急性冠脉综合征）** 剧烈而持续的胸骨后疼痛，可放射到颈部、肩部、下颌和左臂，偶有上腹痛或上腹部不适，乏力，出汗，恶心、呕吐，呼吸困难等。诊断依据：心电图 ST–T 动态改变，心脏生物标志物水平（如肌钙蛋白 I 水平）升高，冠状动脉 CTA/ 冠状动脉造影可明确诊断。

8. **糖尿病酮症酸中毒** 20%~30% 糖尿病患者可并发急性腹痛，血淀粉酶轻度升高，易误诊为 AP，腹部 CT 可明确诊断。在糖尿病酮症酸中毒患者中，同时并发 AP 的并不少见。患者可有烦渴、多尿、恶心、呕吐、嗜睡，甚至昏迷。可见不同程度脱水征，如皮肤干燥、眼球下陷、血压下降、四肢厥冷、休克。尿糖、尿酮体强阳性，血糖明显升高，一般 16.7~27.8mmol/L（300~500mg/dl），二氧化碳结合力减低，血气分析提示代谢性酸中毒。

（五）急性胰腺炎的局部并发症

1. **急性胰周液体积聚**（acute peripancreatic fluid collection，APFC）　为均匀的没有壁的胰周液体积聚，被正常的解剖平面所限制，通常会自发消退；如果持续 4~6 周以上，可能演变成具有清晰壁的假性囊肿。

2. **胰腺假性囊肿**（pancreatic pseudocyst，PPC)　通常发生在胰腺炎后 4 周以上。假性囊肿通常表现为薄壁（1~2mm）、圆形或椭圆形的囊性病变，密度＜20HU。内容物基本为液体聚集物，不含固体物质。

3. **急性坏死物积聚**（acute necrotic collection，ANC）　胰腺和胰周组织急性坏死，无明确的组织壁。常出现在发病后 2~3 周，影像上显示固体或半固体（部分液化）。

4. **包裹性坏死**（walled-off necrosis，WON）ANC 发病大约 4 周后，囊性边缘出现在脂肪坏死病灶，WON 形状不规则，不仅可延伸至胰周组织和结肠系膜，还可延伸至结肠旁沟。壁厚且不规则，随着时间的推移会发生钙化。WON 内部有液体、坏死物质和脂肪组织的混合物，而且在很多情况下不均匀，这是区别 PPC 和 WON 的重要特点。

（六）急性胰腺炎全身并发症

1. **脓毒症**　SAP 并发脓毒症，病死率可升高

50%~80%。感染后序贯器官衰竭（sequential organ failure assessment，SOFA）评分 ≥ 2 分作为脓毒症的临床判断标准；同时推荐快速 SOFA（qSOFA）≥ 2 分作为院外、急诊科和普通病房中脓毒症的筛查标准（表 5-2，表 5-3）。

表 5-2 序贯器官衰竭（SOFA）评分

器官系统	参数	0分	1分	2分	3分	4分
呼吸系统	氧合指数 / mmHg	≥ 400	< 400	< 300	< 200+ 机械通气（无创/有创）	< 200+ 机械通气（无创/有创）
血液系统	血小板计数 / （$10^9 \cdot L^{-1}$）	≥ 150	< 150	< 100	< 50	< 20
肝脏	胆红素 / （$\mu mol \cdot L^{-1}$）	< 20	20~32	33~101	102~204	> 204
心血管系统	平均动脉压 / mmHg	≥ 70	< 70			
	多巴胺 / （$\mu g \cdot kg^{-1} \cdot min^{-1}$）	—	—	≤ 5	> 5	> 15
	多巴酚丁胺 / （$\mu g \cdot kg^{-1} \cdot min^{-1}$）	—	—	任何剂量	—	—
	去甲肾上腺素 / （$\mu g \cdot kg^{-1} \cdot min^{-1}$）	—	—	—	≤ 0.1	> 0.1

续表

器官系统	参数	0分	1分	2分	3分	4分
中枢神经系统	格拉斯哥昏迷评分	15	13~14	10~12	6~9	< 6
肾脏	肌酐 /（μmol·L⁻¹）	< 110	110~170	171~299	300~440	> 440
	尿量 /（ml·d⁻¹）	—	—	—	< 500	< 200

注：1mmHg=0.133kPa。

表5-3　qSOFA 计算方法

临床表现	评分	
	1分	0分
意识形态改变	是	否
收缩压 ≤ 100mmHg	是	否
呼吸频率 ≥ 22 次 /min	是	否

2. **急性呼吸窘迫综合征**　SAP 并发急性呼吸窘迫综合征（acute respiratory distress syndrome, ARDS），病死率急剧升高至 50% 以上。

3. **器官功能衰竭**　根据改良 Marshall 评分（表 5-4）来评估。一个器官评分 ≥ 2 分定义为器官功能衰竭。器官功能在 48 小时内恢复者为一过性器官功能衰竭，否则为持续性器官功能衰竭。

表5-4 改良 Marshall 评分

器官系统	指标	0分	1分	2分	3分	4分
呼吸系统	氧合指数（PaO_2/FiO_2）/ mmHg	> 400	301~400	201~300	101~200	< 101
循环系统	收缩压 / mmHg	> 90	< 90, 补液后可纠正	< 90, 补液不能纠正	< 90, pH < 7.3	< 90, pH < 7.2
肾脏	肌酐 / (μmmol·L^{-1})	< 134	134~169	170~310	311~439	> 439

注：PaO_2.arterial partial pressure of oxygen, 动脉血氧分压；FiO_2.吸入氧气体积分数，按照空气（21%）、纯氧 2L/min（25%）、纯氧 4L/min（30%）、纯氧 6~8L/min（40%）、纯氧 9~10L/min（50%）换算；1mmHg=0.133kPa。

4. 腹腔内高压和腹腔间室综合征 膀胱压间接测定腹内压（intra-abdominal pressure, IAP）。IAP 持续或反复 > 12mmHg（1mmHg=0.133kPa）定义为 IAH。IAH 分为 4 级，Ⅰ级：腹内压 12~15mmHg；Ⅱ级：腹内压 16~20mmHg；Ⅲ级：腹内压 21~25mmHg；Ⅳ级：腹内压 > 25mmHg。当 IAH > 20mmHg，并伴有新发器官功能不全或衰竭时，诊断为腹腔间室综合征（abdominal compartment syndrome, ACS）。

综合治疗

（一）处置原则

AP 具有病情进展快、并发症多、病死率高的特点。于患者急性反应期进行综合治疗，可预防脏器功能障碍，降低病死率。AP 的救治过程包括液体管理、镇痛镇静管理、抗生素使用、急诊 ERCP、营养支持、脏器功能支持、腹腔间室综合征管理、局部并发症处理、中医治疗等，每一阶段具体方案的制订须急诊科、ICU、消化科、外科、超声科、介入科、麻醉科、营养科、中医科、影像科、康复科等多学科紧密协作。

器官功能衰竭的患者（根据 RAC 分类标准定义）需要紧急转院到重症监护病房（intensive care unit，ICU）。转入 ICU 的指征是器官功能衰竭超过 48 小时。因此，暂时性器官功能衰竭的患者可能没有必要转到 ICU，但如果出现致命性多器官功能衰竭，须及时转入 ICU。

（二）医嘱模板及注解（表 5-5、表 5-6）

表 5-5　长期医嘱

医嘱内容		注解
一级护理		患者病情可能随时变化，入院后根据病情变化随时调整
饮食	禁食	胰腺炎患者应予以禁食，进一步评估胃肠道耐受性

医嘱内容	注解
胃肠减压	
抑制胃酸胰酶分泌	PPI 及生长抑素类药物应用 例：奥美拉唑 40mg 静脉注射 b.i.d.；奥曲肽 0.1mg 皮下注射 q.8h.，或注射用生长抑素 6mg+ 生理盐水（NS）50ml，静脉微泵 24 小时
抗生素应用	急性胆管炎或经证实的胰腺外感染患者应使用抗生素，对于出现脓毒症迹象或从感染性坏死灶中穿刺培养细菌阳性的患者，必须及时使用抗生素 抗生素的选择： 抗菌谱应包括需氧和厌氧革兰氏阴性菌和革兰氏阳性菌。第三代头孢菌素对胰腺组织有中度渗透作用，可覆盖胰腺感染中大多数革兰氏阴性菌。哌拉西林 / 他唑巴坦对革兰氏阳性菌和厌氧菌也有效。喹诺酮类药物一般仅用于对 β- 内酰胺类药物过敏的患者。由于耐药肺炎克雷伯菌的不断增多，所以碳青霉烯类药物仅用于危重患者。另外甲硝唑的抗菌谱几乎只针对厌氧菌，也能很好地渗透到胰腺
蛋白酶抑制剂（乌司他丁、加贝酯）	广泛抑制与 AP 进展有关的胰酶活性，还可稳定溶酶体膜，改善胰腺微循环，减少 AP 并发症
营养支持	在入院后 72 小时内尽早开始肠内营养（enteral nutrition，EN）治疗，以防止肠衰竭和感染性并发症，尽量避免全肠外营养。如果 AP 患者需要 EN，通过鼻胃管给予。在消化不耐受的情况下，最好通过鼻空肠管给予。连续喂养比一次性喂养效果更好 根据患者 IAP 和肠功能情况决定重症胰腺炎患者营养支持方法： （1）IAP ＜ 15mmHg，早期肠内营养通过鼻空肠管或鼻胃管开始，作为首选方法。持续监测肠内营养期间 IAP 及患者临床情况

续表

医嘱内容	注解
营养支持	（2）IAP > 15mmHg 的患者，通过鼻空肠管，速率从 20ml/h 开始，并根据耐受性增加速率。当 IAP 在肠内营养下进一步增加时，应暂时降低或终止肠内营养 （3）IAP > 20mmHg 或有 ACS 或有肠功能衰竭的患者，应停止肠内营养并开始肠外营养 若评估后胃肠道功能耐受性好，可恢复经口进食

表 5-6　临时医嘱

医嘱内容	注解
血常规、尿常规	
肝肾功能、电解质	
空腹血糖	
凝血功能	
血气分析	全面评估患者机体状况及脏器功能，排除手术及麻醉禁忌证。必要时请相关专业科室会诊，协助诊治
Pro-BNP	
心肌蛋白	
病毒筛查	
下肢血管多普勒超声	
心电图	
心脏超声	
肺功能	

续表

医嘱内容	注解
镇痛、镇静管理	应在入院后 24 小时内接受止痛治疗。没有证据或建议对镇痛药有任何限制。急性肾损伤应避免使用非甾体抗炎药。在非气管插管患者中，盐酸氢吗啡酮镇痛效果优于吗啡或芬太尼
液体治疗	遵循"个体化、精准化、限制性"原则： （1）前 12~24 小时早期积极的静脉补液是最有益的，对于改善组织氧合和微循环灌注具有关键性作用 （2）对于 AP 早期休克或伴有脱水的患者，入院 24 小时内液体速度为 5~10ml/（kg·h），其中最初的 30~45 分钟内可按 20ml/kg 的液体量输注，晶体液：胶体液＝3：1 （3）对无脱水的患者应密切监测，并给予适当的输液 （4）液体超负荷或组织间隙水肿，可增加胶体比例（1：1~1：2）、小剂量应用利尿剂
芒硝	中药外敷具有活血化瘀、消炎止痛的作用。根据积液、囊肿或包裹性坏死在腹腔的位置，外敷在相应腹部，6~8 小时 / 次，1 次 /d
大黄	大黄不仅具有泻下的作用，还能清除肠内有毒物质及气体，从而解除肠麻痹。同时具有退热、抗感染、利胆、抑制胰酶活性作用。用法：大黄 15g、芒硝 9g、元参 10g、甘草 6g 水煎服，日服 1~2 剂；大黄煎剂（30g），口服或保留灌肠；大黄片（或粉剂），每次 1.5g 口服；新清宁片 3g 口服，一日一次
大承气汤、清胰汤	清热化湿、解毒活血、通里攻下
针灸疗法	足三里、三阴交、阳陵泉、合谷、内关、支沟、结合电针治疗等

（三）胆源性胰腺炎管理

有急性胆管炎或胆道梗阻的 AP 患者，应在入院 24 小时内行急诊经内镜逆行性胰胆管造影，必要时行内镜十二指肠乳头括约肌切开术（endoscopic sphincterotomy，EST）。

对于高度怀疑伴有胆总管结石而无胆管炎或黄疸的患者，可行 MRCP 或超声内镜检查术（endoscopic ultrasonography，EUS），无须行诊断性 ERCP 进行诊断性筛查。

对于伴有胆囊结石的轻症胆源性胰腺炎者，应在当次住院期间行腹腔镜胆囊切除术以防止胆源性胰腺炎复发。对于伴有胰周积液的重症急性胆源性胰腺炎，应推迟胆囊切除术直至炎症缓解，胰周液体积聚消退，或者推迟 6 周后再行手术。

（四）高脂血症性胰腺炎管理

1. 诊断　符合 AP 诊断，同时患者发病时血清 TG 水平 ≥ 11.3mmol/L（＞ 1000mg/dl）；或 TG 为 5.65~11.3mmol/L，并排除其他原因如胆石症、酗酒等引起的 AP。

2. 治疗　发病 72 小时内禁止输注任何脂肪乳剂。须短时间降低 TG 水平，尽量降至 5.65mmol/L 以下。当患者症状减轻，血 TG ≤ 5.65mmol/L 而单纯静脉输注高糖补充能量难以控制血糖时，可考虑输注直接经门静脉代谢的短、中链脂肪乳。

（1）常规降血脂药：应在患者耐受情况下尽早实施规范化降血脂药方案，贝特类药物能显著降低 TG 并提高高密度脂蛋白水平，可作为 HTGP 治疗首选。

（2）肝素和胰岛素：低分子量肝素出血风险远低于普通肝素，且可显著降低胰性脑病的发生率，提高重症 AP 生存率。低分子量肝素和胰岛素联合治疗 HTGP 已被临床认可，在降低 TG 浓度、缓解症状、降低复发率及病死率等方面有积极作用，可用作重症 HTGP 的一线治疗。

（3）血液净化：上述措施效果不佳时，血液净化是临床治疗重症 HTGP 的常用方法。其可快速清除血浆中的乳糜微粒、降低 TG 及胰酶浓度、降低炎症因子对胰腺及全身器官的损伤，明显减轻 HTGP 患者临床症状。

（五）重症监护及支持治疗

持续的器官功能衰竭超过 48 小时的患者需要紧急转到 ICU。48 小时内需要呼吸机、连续性肾脏替代治疗（continuous renal replacement therapy，CRRT）等的器官功能衰竭重症患者，也应该转入 ICU。根据改良 Marshall 评分系统定义器官功能衰竭，其具有简单、在国际中心普遍适用性以及容易客观地对疾病严重程度分层的能力。

（六）腹腔间室综合征管理

1. 腹内高压（IAH）定义　　IAP＞12mmHg（＞

16cmH$_2$O）持续或反复升高。在 SAP 中，腹内高压与炎症引起腹膜后水肿、液体聚集、腹腔积液和肠梗阻有关，部分是由于药物干预特别是过量的液体复苏所致。

2. 腹腔间室综合征（ACS）定义　持续 IAP > 20mmHg（> 27cmH$_2$O）并伴有器官功能衰竭。对于有大量输液、SAP 合并肾脏和呼吸系统并发症以及 CT 发现大量腹腔积液的病例，建议常规测量 IAP，IAP 可以通过膀胱导管测量和监测。ACS 的出现会增加此类病例的病死率。

3. 处理　IAP ≥ 12mmHg 持续或复发时，应及时控制腹内压，包括限制输液，适度镇痛镇静，胃肠减压，引流腹水，改善胃肠道动力、导泻（生大黄、甘油、芒硝、硫酸镁、乳果糖）等促进肠道蠕动，中药外敷减轻肠道水肿，新斯的明足三里穴位注射促进麻痹性肠梗阻患者的肠蠕动；若考虑液体超负荷，可限制液体摄入，给予利尿或血液超滤，以改善腹壁顺应性及循环管理。伴严重器官功能衰竭且保守治疗无效时，可考虑手术减压。

（七）感染性胰腺（胰周）坏死的管理

结合临床和 CT 进行判断。如果 4 周后由包裹性坏死引起胃肠道梗阻和胆管梗阻时应干预。如果患者出现持续性疼痛和坏死囊壁"发育不全"，建议 8 周后干预。对于感染性坏死，干预延迟至首次出现后至少 4 周。干预方式采用多学科微创升阶梯方法。

多学科微创升阶梯方法按优先顺序依次为经皮超声引导下穿刺引流术、内镜下经胃坏死切除术、视频辅助腹膜后清创术、鼻内镜下坏死切除术、开放性外科坏死切除术。

（八）外科手术

外科手术干预的指征为腹腔间室综合征、急性持续性出血血管介入治疗不成功、肠缺血或急性坏死性胆囊炎、肠瘘导致胰周积液等。

术前准备

（一）一般准备

纠正可能存在的贫血、低蛋白血症、电解质或酸碱平衡紊乱。对术前检查发现的脏器功能障碍（包括心、肺、肝、肾、脑、凝血功能障碍及糖代谢障碍等）予以调整。

（二）特殊准备

1. **禁食禁饮** 术前 12 小时禁食，术前 4~6 小时禁饮。

2. **备皮** 主要包括腹部、外阴及会阴部皮肤备皮。

3. **备血** 术前完善血型鉴定和交叉配血，备好血制品（主要为浓缩红细胞）。

4. **预防感染** 需要使用抗生素。一般为麻醉开始时首次给药，手术 3 小时重复给药。

5. 其他　术前应留置导尿管，使膀胱空虚。术前须置鼻胃管。

（三）医嘱模板及注解（表 5-7）

表 5-7　临时医嘱

医嘱内容	注解
术前晚 8 点起禁食	按手术日早 8 点手术开始，计算禁食时间
备皮	主要包括腹部、外阴及会阴部皮肤备皮
备血 浓缩红细胞 5U 血型鉴定、交叉配血	贫血患者可适当增加备血量，血浆、血小板等其他成分可酌情配备
选择敏感抗生素 带入手术室	在麻醉开始时给药，手术 3 小时重复给药

手术方式

胰腺坏死组织清除加广泛引流。术中确定胰腺坏死部位及坏死范围，清除胰腺坏死组织。使局部灌洗腔形成。充分放置引流管加强引流和灌洗。

根据具体情况决定是否放置空肠营养性造瘘管，根据结肠情况决定是否行末端回肠造口。

术后查房要点

1. 生命体征　关注心电监护仪显示的指标，尤其注意心率加快和血压持续偏低等情况（提示出血）。

2. 腹部体征 观察切口是否渗血，腹部有无肌紧张、压痛反跳痛等。如有造口，观察造口的颜色，是否渗血。切口辅料予以定期更换。

3. 引流情况 引流液的量及颜色（偏红、偏深、量多提示出血）。注意三腔冲洗引流管的通畅性，注意引流液中坏死组织排出情况。

4. 尿量 根据尿量评估患者循环血量情况，调整静脉补液量。

5. 疼痛 根据患者疼痛程度给予相应的止痛处理。

6. 胃肠功能恢复后，即可开放肠内营养。

7. 鼓励咳嗽及活动 可减少肺不张、肺炎、下肢深静脉血栓、肺栓塞等并发症发生。

8. 实验室检查 如血常规、生化等，用于评估是否存在机体内环境紊乱，包括电解质紊乱、肝肾功能障碍、贫血、低蛋白血症等，并及时予以调整。

9. 辅助检查 胸部 X 线片、腹部立 / 卧位平片，定期复查腹部 CT。

10. 拔除引流管 根据患者临床表现、引流情况、腹部 CT 复查情况，可逐步停止冲洗，更换引流管为双腔或单腔自然引流，继续观察引流情况。逐步拔除引流管。

11. 开具出院医嘱 一般标准为体温正常、耐受半流质饮食、排气排便正常、切口愈合良好。

复查随访

AP 在治疗恢复过程中，可出现短暂性胰腺外分泌和内分泌功能不全。因此应监测胰腺功能，一般在急性胰腺炎缓解 3 个月后可恢复正常，通常不需要胰酶替代治疗。AP 常并发糖尿病。大约 3 个月后应检查胰腺内分泌功能［通过空腹和餐后血糖浓度检测，还可以测定糖化血红蛋白（glycosylated hemoglobin，HbA1c）］。另外 AP 发生后发展为慢性胰腺炎的累积风险在 10 年内为 13%，在 20 年内为 16%。再发 AP 存活者在两年内发生慢性胰腺炎的风险增至 38%。尼古丁滥用大大增加了这种风险。对于急性酒精性胰腺炎患者推荐入院期间进行简单的饮酒干预。

第二节 胰腺癌

疾病概要

（一）解剖基础

见《急性胰腺炎》一节。

（二）流行病学特点

好发于中老年人，男性发病率略高于女性。多发于胰腺头部，约占 75%，其次为体尾部，少数可为多中心癌。

（三）病因

尚不明确。年龄、吸烟、遗传及家族史是胰腺癌的主要危险因素，其他包括高脂饮食、体重指数（body mass index，BMI）超标、酗酒，罹患糖尿病或慢性胰腺炎等亦与胰腺癌发病相关。

（四）病理分型

根据世界卫生组织（World Health Organization，WHO）分类，胰腺恶性肿瘤按照组织起源可分为上皮来源和非上皮来源，其中上皮来源者主要包括来自导管上皮、腺泡细胞和神经内分泌细胞的导管腺癌、腺泡细胞癌、神经内分泌肿瘤及各种混合性肿瘤等。

（五）病理分期

按 TNM 分期，T 代表原发肿瘤，N 代表区域淋巴结，M 代表远处转移。

（六）扩散转移

主要为局部浸润和淋巴转移。在病程早期即可直接浸润门静脉、肠系膜上动静脉、腹腔动脉、肝动脉、下腔静脉及脾动静脉等腹腔重要血管，以及胃窦部、十二指肠、胆总管、横结肠及周围腹膜组织和神经丛。也可经血行转移至肝、肺及椎骨等。

术前评估

（一）问诊要点

1. **主要症状特点**　消化道症状（上腹部饱胀不适、食欲减退、消化不良等）；腹痛（早期为肿瘤压迫导致胰腺慢性炎症所致，常向肩背部或腰胁部放射，晚期为持续性剧烈腰背痛）；梗阻性黄疸（尿色加深、陶土色便、皮肤巩膜黄染、皮肤瘙痒等，常呈进行性加重）；消瘦乏力（体重下降、体力下降等）。

2. **常见伴随症状**　胰腺炎发作（肿瘤阻塞胰管所致）；新发的非胰岛素依赖的糖尿病；神经内分泌紊乱（如胰岛素瘤可引起反复发作低血糖）。

3. **其他症状**　体重情况（近 1 个月内体重是否减轻，减轻程度如何），体力状况（生活是否自理，步行/爬楼梯等活动耐量），饮食状况（食欲是否下降、进食是否减少）。

4. **既往史**　系统性疾病史，药物治疗史（抗凝血药、抗血小板药等），手术史（尤其为腹部手术史）。

5. **女性月经史**　尽量避开月经期手术。育龄期妇女须除外妊娠可能。

6. **家族史**　主要询问肿瘤家族史、胰腺疾病家族史。

（二）查体要点

1. **一般检查**　营养状况，贫血貌，恶病质；皮肤巩膜黄染；浅表淋巴结。

2. **腹部查体** 视诊腹部瘢痕（尤其既往腹部手术史者），听诊肠鸣音，触诊腹部包块、肝脾肿大、胆囊肿大（库瓦西耶征）、移动性浊音等。

（三）辅助检查

1. **血清生化检查** 肿瘤阻塞胆管时可引起血清胆红素升高，以结合胆红素升高为主，可伴有丙氨酸转氨酶（alanine transaminase，ALT）、天冬氨酸转氨酶（aspartate transaminase，AST）、γ-谷氨酰转移酶（γ glutamyl transferase，γGT）、AKP 等肝酶异常。血淀粉酶/脂肪酶升高、空腹血糖受损、糖化血红蛋白升高等也可提示胰腺癌。

2. **肿瘤标志物** CA19-9 为胰腺癌的特异性肿瘤标志物，广泛用于临床，须排除胆道梗阻和胆道系统感染。约 10% 胰腺癌患者 CA19-9 不升高。

3. **影像学检查** 胰腺 CTA 可评估肿瘤大小、位置、密度及血供情况，并依据肿瘤与腹腔大血管和邻近器官的位置关系评估可切除性；胰腺 MRI 增强扫描除显示解剖学特征外，还可显示胰周淋巴结和肝内转移情况，联合 MRCP 可明确胰管、胆管扩张及受累情况，且具有鉴别诊断价值；PET/CT 常用于怀疑伴远处转移者。

4. **超声内镜引导细针穿刺活检术**（endoscopic ultrasound-guided fine needle biopsy，EUS-FNB） 属必要时可行的侵入性检查，可准确

定位和定性，但可能存在假阴性，同时对人体存在一定损害，不作为普查手段，应结合临床诊治需要采用。

胰腺癌的诊断往往较复杂，根据某单项检查无法得出判断，应结合多项临床检查信息综合分析得出结论。

（四）鉴别诊断

1. **壶腹部癌**　包括胆总管下段癌及十二指肠乳头癌，临床表现与胰头癌类似，但患者黄疸出现早，可呈波动性黄疸，预后好于胰腺癌。腹部 CT、MRI 增强扫描一般可鉴别，ERCP 及活检可确诊。

2. **胰腺良性肿瘤**　常见的病理类型有浆液性囊腺瘤（serous cystic neoplasm，SCN）、黏液性囊腺瘤（mucinous cystic neoplasm，MCN）、胰腺导管内乳头状黏液腺瘤（intraductal papillarymucinous neoplasm，IPMN）、胰腺内分泌肿瘤（pancreatic endocrine tumors，PETs）等，一般不伴有 CA19-9 升高，影像学可鉴别。

3. **慢性胰腺炎**　慢性胰腺炎的临床表现与胰腺癌有较多相似，可表现为腹部隐痛、消瘦，体格检查或影像学发现实性肿块等。大部分通过 CT 或 MRI 增强扫描可鉴别，影像学表现为胰腺节段性炎症改变、胰腺钙化、胰周渗出等。部分类型较难鉴别，必要时需行穿刺活检，甚至手术探查。自身免疫性胰腺炎患者的血清 IgG4 水平可显著升高。

（五）医嘱模板及注解（表5-8、表5-9）

表5-8　长期医嘱

医嘱内容		注解
二级护理		一般常规护理即可
饮食	低脂半流质饮食	一般患者饮食首选低脂半流质饮食
	流质饮食	如患者存在不完全性肠梗阻、消化功能不良等表现，予以流质饮食
	禁食	如患者存在完全性肠梗阻、穿孔、急性胰腺炎等，应予以禁食
引流管	引流管名称	对于因黄疸外院已行穿刺引流患者，或禁食留置深静脉导管和空肠营养管患者，标注引流管名称

表5-9　临时医嘱

医嘱内容		注解
营养制剂	口服	存在营养不良或营养风险者必须给予补充
	肠外	合并消化道梗阻时给予肠外营养
肿瘤标志物		
胰腺术前分期CTA		全面评估肿瘤良恶性、与周围血管和器官毗邻关系、分期、有无转移等，作为治疗和手术的依据
术前分期MRI增强扫描		
MRCP		
肝胆胰脾肾超声		
超声内镜引导针细穿刺活检术（EUS-FNB）		必要时开具，用于进一步判断肿瘤分期、明确肿瘤性质并获取病理学依据

续表

医嘱内容	注解
血常规、尿常规	
肝肾功能、电解质	
空腹血糖	
凝血功能	
血气分析	
Pro-BNP	
心肌蛋白	全面评估患者机体状况及脏器功能，排除手术及麻醉禁忌证。必要时请相关专业科室会诊，协助诊治
病毒筛查	
下肢血管多普勒超声	
心电图	
心脏超声	
肺功能	
胸部薄层 CT 平扫	

术前准备

（一）一般准备

纠正梗阻性黄疸（PTCD、ERCP），如无特殊，总胆红素至少应达到 $200\,\mu\,mol/L$ 以下。纠正凝血功能异常，必要时术前输注血浆、凝血酶原复合物等血制品。纠正可能存在的贫血、低蛋白血症、电解质或酸碱平衡紊乱。对术前检查发现的脏器功能障碍（包括心、肺、肝、肾、脑、凝血功能障碍及糖代谢障碍等）予以调整，必要时请各专科会诊。

（二）特殊准备

1. **禁食禁饮** 术前 12 小时禁食，术前 8 小时禁饮。

2. **备皮** 主要包括腹部、外阴及会阴部皮肤备皮。

3. **备血** 术前完善血型鉴定和交叉配血，备好血制品（血浆、红细胞）。

4. **预防感染** 需要预防性使用抗生素。一般为麻醉开始时首次给药，术中视手术时长决定二次用药时间与剂量。

5. **肠道准备** 对于术前评估考虑肿瘤存在肠道侵袭或肠系膜血管侵袭风险，术中可能行肠道切除的患者，术前须口服泻药及肠道不吸收的抗生素行肠道准备。

6. **其他** 术前应留置导尿管，使膀胱空虚。常规胰腺癌根治手术留置鼻胃管，若明确仅行腹腔镜探查活检，可不予留置鼻胃管。

（三）医嘱模板及注解（表 5-10）

表 5-10 临时医嘱

医嘱内容	注解
术前晚 8 点起禁食	按手术日早 8 点手术开始，计算禁食时间
备皮	主要包括腹部、外阴及会阴部皮肤备皮

续表

医嘱内容	注解
备血 浓缩红细胞 4U，血浆 800ml	对于贫血患者，预计手术创面较大、可能失血过多患者，可适当增加备血量，血浆、血小板等其他成分可酌情配备
血型鉴定、交叉配血	
肠道准备（必要时）	对于术前评估考虑肿瘤存在肠道侵袭或肠系膜血管侵袭风险，术中可能行肠道切除的患者，术前须口服泻药及肠道不吸收的抗生素行肠道准备。机械性肠道准备 + 口服非肠道吸收性抗生素。特别注意须提前 1~2 日将饮食改为流质饮食，以提高机械性肠道准备的效果
术前 1 日口服庆大霉素	
抗生素带入手术室	预防感染

手术方式

（一）根治性手术

1. **胰十二指肠切除术**　适用于胰头 / 钩突癌。切除范围包括胰腺头部及钩突、胃幽门窦部、十二指肠、胆囊及部分胆总管，并行区域淋巴结清扫。

2. **胰体尾联合脾切除术**　适用于胰体尾癌。切除范围包括胰腺体尾部、脾及脾动静脉，并行区域淋巴结清扫。

3. **全胰腺切除术**　适用于部分胰腺颈部癌或胰腺多中心病灶的患者。切除范围包括胰腺全部、十二指肠及第一段空肠、胆囊及胆总管、脾及脾动静脉和周围淋巴结，可包括胃窦及幽门。

（二）姑息性手术

1. 胆肠转流术、胃肠转流术 适用于胰腺肿瘤目前无法根治性切除，但存在胆道梗阻或胃肠道梗阻的患者，行胆肠吻合及胃肠吻合，解除梗阻，以行进一步后续治疗。

2. 腹腔镜探查 适用于胰腺肿瘤目前无法根治性切除的患者，取到肿瘤组织，行病理检查，以行进一步后续治疗。

术后观察

（一）手术当日查房要点

1. 生命体征 关注心电监护仪显示的指标，尤其注意心率加快和血压持续偏低等情况（提示出血、血容量不足、心力衰竭等）。

2. 腹部体征 观察切口是否渗血，腹部有无肌紧张、板状腹表现。如有造口，观察造口的颜色，是否渗血，造口袋内是否已有排气排便。

3. 引流情况 引流液的量及颜色（颜色较鲜红者提示出血，出现黄色、绿色等消化液颜色考虑消化道漏）。

4. 尿量 根据尿量评估患者循环血量情况，调整静脉补液量。

5. 疼痛 根据患者疼痛程度给予相应的止痛处理。

（二）术后 1~3 日查房要点

1. **体温**　体温不超过 38℃，通常考虑为吸收热。如 38.5℃ 以上，须结合其他临床指标排查感染或其他因素。

2. **出入量**　胰腺癌根治术后短期内无法恢复饮食及启动肠内营养，水电解质和能量需要静脉输注予以补充。须做到入量与出量（包括尿量、引流量、造口丢失量等）基本平衡。

3. **胃肠功能**　胃肠功能恢复较准确的标志为：①鼻胃管引流通畅情况下每日胃液引流量较少；②肛门内或造口内有持续的排气，胃肠功能恢复后，如无禁忌证（如胰腺炎、消化道漏等）即可考虑拔除鼻胃管，并可进一步开放至少量饮水。

4. **腹部体征及引流情况**　腹胀程度和听诊肠鸣音协助判断胃肠功能恢复情况。引流主要观察异于平常的量及性状，判断是否存在出血、消化道漏等。切口辅料渗出较多时予以换药。

5. **留取引流液行淀粉酶测定**　结合引流液性质判断是否存在胰漏。

6. **鼓励咳嗽及床上活动**　可减少肺不张、肺炎、下肢深静脉血栓、肺栓塞等并发症发生。

7. **实验室检查**　如血常规、生化等，用于评估是否存在机体内环境紊乱，包括电解质紊乱、肝肾功能障碍、贫血、低蛋白血症等，并及时予以调整。

（三）术后 4~7 日查房要点

1. 体温 体温反复升高，要考虑存在感染因素，较常见的因素包括导管（深静脉置管）感染、肺部感染、尿路感染、切口感染等。须结合白细胞等相关感染指标、临床检查、细菌培养等综合判断，是否升级抗生素、调整引流管等。

2. 饮食及排气排便情况 胃肠功能恢复后，可结合其他临床指标，进一步开放肠内营养（空肠营养管或口服），饮食从少量饮水、流质饮食过渡至半流质饮食。

3. 如鼻胃管持续引流较多胃液，或肛门始终未排气，或发生饮食不耐受（腹胀、呃逆、恶心、呕吐等），或排气排便异常（较少或消失），则须警惕腹腔内异常情况（胃动力恢复不良、消化道梗阻、腹腔积液等）的发生，必要时行影像学检查。

4. 腹部体征及引流情况 须警惕腹胀、肠鸣音消失、腹部固定压痛等情况。引流液颜色加深或变混浊，或出现黄褐色，常提示存在胰漏、胆漏。定期留取引流液行淀粉酶测定，结合引流液性质判断是否存在胰漏。

5. 切口感染时，局部出现红肿热痛表现，皮肤张力增高，必要时打开缝线引流。

6. 排尿情况 对于年纪较大的患者或可能存在前列腺疾病的男性患者，须行导尿管夹管训练后再拔除引流。

7. **辅助检查**　如血常规、尿常规、胸部 X 线片、病原学培养等，根据临床疑诊开具相应检查。术后 1 周可常规复查腹部 CT 增强扫描以评估术后腹腔情况。

（四）术后 1 周及后续查房要点

1. **体温**　如发热，应首先排除深静脉导管感染可能，原则上予以拔除或更换。同时，此时期为胰腺术后吻合口漏的高发时段，须结合腹部体格检查排除吻合口漏及腹腔积液感染。根据患者其他症状（腹痛、呃逆、恶心、呕吐、排气减少或消失）、腹部体征（腹胀、肠鸣音消失、腹部固定压痛）、引流液性状（颜色加深、变混浊）、血常规、腹部 CT 等，可作出诊断。可给予引流管冲洗引流、抗生素升级、营养支持等治疗。如存在腹腔积液感染，可行介入下穿刺引流术，必要时手术治疗。

2. **营养情况**　逐步开放饮食，定期复查化验评估营养情况，如存在营养不良可考虑口服营养补充制剂，消化道存在问题或吸收不良患者可使用肠外营养。

3. **引流管处理**　视不同引流管位置和作用，拔除或更换引流管的时机、方法皆存在区别。

（1）吻合口旁引流管，如引流液量较少，性质可排除消化道漏时，可予以拔除。

（2）如存在消化道漏或感染，可予临时手动冲洗或三腔管持续冲洗，直至引流液颜色正常、体温平稳、腹部体征消失。

（3）对于 PTCD、T 管、空肠造瘘管等，须持续留置并带管出院，嘱做好引流管护理工作，定期复查适时拔管。

4. 切口拆线　常规腹部切口 10~14 日可拆线，可吸收线患者无须拆线。特殊切口患者根据病情决定拆线时间。

5. 出院　一般标准为体温正常、腹腔内情况正常、可半流质饮食、排气排便正常、切口愈合良好。

（五）术后常见不适的诊断及处理（表 5-11~表 5-16）

表 5-11　腹痛

问诊及处理要点	注解
发生时间	术后当日或第 1 日：切口疼痛常见
	术后 2~4 日：可能为胃肠功能恢复过程中的肠痉挛
	术后 1 周及以上：首先排除腹腔内异常情况，是否存在漏或积液感染
诱因	常见诱因为进食后和排便后，尤其要重视排便后腹痛
部位	局限、弥散、游走
性质	胀痛、绞痛、刺痛
病史询问及查体要点	有无诱因，疼痛的部位，性质为阵发性绞痛、持续隐痛，剧烈程度；触诊腹部压痛、反跳痛、肌紧张、肌卫等；听诊肠鸣音亢进还是减弱或消失

续表

问诊及处理要点	注解
镇痛治疗注意点	吗啡、类吗啡药物具有呼吸抑制作用，注意多种药物的叠加效应

表5-12　发热

问诊及处理要点	注解
发生时间	术后5日内：常见，手术引起，吸收热，对症处理为主，结合患者临床特殊情况
	术后1周左右：排除腹腔内异常情况后，首先考虑导管感染，可予拔除深静脉导管、导尿管等，根据培养结果可适当升级抗生素
	术后1周及以上：感染因素为主，首先考虑腹腔感染，同时须排除肺部感染、切口感染等
查体要点	引流液颜色性状最为重要，其他如心率、尿量尿色、腹部体征、肺部听诊、导管部位等
对症治疗	作为辅助手段，包括物理降温、吲哚美辛栓纳肛等。对于免疫力差、白细胞低的患者，禁用吲哚美辛栓

表5-13　恶心、呕吐

问诊及处理要点	注解
发生时间	术后24小时内：多见于麻醉反应
	24小时以后：须警惕术后并发症，特别是胃肠功能恢复后再次出现，通常提示消化道梗阻或胃肠动力恢复不良（胃潴留）
呕吐物性质	呃逆或干呕（多见于麻痹性肠梗阻、腹腔积液），含消化液（多见于机械性肠梗阻）

续表

问诊及处理要点	注解
查体要点	视诊腹胀程度，触诊腹部压痛、反跳痛等；听诊肠鸣音非常重要，无论是肠鸣音亢进还是减弱或消失均对诊断有非常重要的价值
影像学检查	首选腹部立/卧位平片，诊断是否存在梗阻。口服对比剂造影、腹部CT对梗阻的部位、原因、程度等均有较高的诊断价值
治疗要点	禁食，胃肠减压，解除致病因素

表 5-14　引流管出血

问诊及处理要点	注解
症状要点	出血量：观察引流袋内刻度（累计出血量），增加量（出血速度）
	颜色：颜色越鲜红或伴有凝血块表明出血速度越快，须考虑有动脉搏动性出血；颜色较暗，结合生命体征及化验判断是否为陈旧性出血
	凝血块：有凝血块常提示出血量较大
查体要点	检查生命体征（目测出血量≠实际失血量，可能有更多出血，须警惕失血性休克），观察尿量和腹胀的程度综合判断出血量
必要检查	血常规，必要时CT
处理	压迫，止血药，输血，数字减影血管造影（digital subtraction angiography，DSA）止血，剖腹探查

表 5-15　腹泻

问诊及处理要点	注解
症状要点	询问腹泻次数和大便性状，如有造口，造口引流量的异常增加也认为是腹泻的表现
检查治疗要点	密切观察体温和腹部体征变化，补充水电解质保持出入平衡；解除病因

表 5-16　少尿或无尿

问诊及处理要点	注解
如患者有导尿管	首先明确导尿管是否处于夹闭状态
	确认导尿管通畅后，观察尿液的量及性状，异常时送尿常规、尿培养等
排查肾前性因素	肾前性因素引起少尿 / 无尿更为常见，常继发于腹腔感染、消化道梗阻等，须结合患者的 CVP、腹部体征、肾功能指标等综合判断
	除非强烈怀疑循环过负荷，慎用利尿剂，否则可能加重少尿 / 无尿症状
排查肾后性因素	尿潴留或排尿困难：手术损伤膀胱周围自主神经引起，B 超残余尿测定可诊断，须留置导尿管
	尿路损伤：手术引起输尿管、膀胱、尿道等损伤，较少见，伴有腹腔引流大量清亮液体时须怀疑，必要时行造影或膀胱镜等检查

（六）医嘱模板及注解（表5-17、表5-18）

表5-17 长期医嘱

医嘱内容		注解
心电监护		术后24小时内，患者生命体征容易发生突然变化，须密切监测，加强护理。同时因疼痛、麻醉等因素影响呼吸功能，可辅以吸氧
吸氧		
一级护理		
饮食	禁食	术后当日一般禁食
	少量饮水	恢复饮食第1步为少量饮水，如无不适可逐步加量
	流质饮食	胃肠功能恢复，排除禁忌证后即可流质饮食，可口服营养补充制剂
	低脂半流质饮食	流质饮食耐受良好可过渡至低脂半流质饮食
记录24小时出入量		记录尿量、引流量等，记录丢失量，计算总补液量，维持平衡
引流管		名称（通常以引流部位命名）、类型（常见有单腔管、负压球/瓶、双腔管、三腔管、半管、皮片等）
其他管路		常见有导尿管、鼻胃管、深静脉导管等
人工肛门护理		定期更换造口袋，保持造口周围皮肤干燥、清洁、无粪汁污染
静脉补液		量出为入，计算总补液量
抑酸药		常选用PPI类药物
生长抑素		抑制胰腺外分泌功能，常用药品为醋酸奥曲肽注射液
预防性抗生素		常选用第二代头孢菌素，必要时升级
辅助排痰药物		包括使用静脉祛痰药（氨溴索等）和支气管喷雾制剂

续表

医嘱内容	注解
药物 / 物理预防血栓	根据 Caprini 评分决定预防策略
长效胰岛素	根据患者血糖及胰腺切除情况，制订长效胰岛素使用计划

表 5-18　临时医嘱

医嘱内容	注解
镇痛治疗	术后 24 小时内最常需要，根据药效级别可分为 NSAID、类吗啡药物（哌替啶、布桂嗪、曲马多等）、麻醉性镇痛药（吗啡等，通常以镇痛泵形式给药）
输注人血清白蛋白	存在低白蛋白血症时可予以输注
血常规、生化，凝血功能	一般术后第 1 日常规开具，以纠正可能存在的内环境紊乱，后根据需要定期开具
引流液淀粉酶测定	判断是否存在胰漏的最重要手段之一。须定期反复检查

复查随访

（一）出院后注意事项

1. 注意休息，加强营养　指导口服营养补充制剂的用量及用法。

2. 告知口服药物用法　常用药物如下。

（1）胰酶肠溶胶囊，消化功能不良患者可酌情加量。

（2）口服抑酸药。

（3）阿司匹林肠溶片，脾切除术后血小板升高患者常用。

（4）长效胰岛素注射液，根据血糖情况，制订个性化方案使用。

3. 带管出院或切口未拆线（可吸收线除外）患者　告知来院拔管／切口拆线的时间。

4. 查询病理报告　术后2周来院／电话询问病理报告是否已完成。

5. 出现发热、腹痛、便血、恶心、呕吐、停止排气排便等症状及时就诊。

（二）随访计划

1. 出院后2周　第1次随访，主要评估术后恢复情况，根据病理报告完成病情分期，决定后续治疗方案，如化疗、靶向治疗、中医药治疗等。

2. 术后复查项目　主要包括血常规、肝肾功能、电解质、凝血功能、肿瘤标志物、胸部X线片／胸部CT、腹盆CT增强扫描、PET/CT等。具体检查项目及频率根据不同的肿瘤分期（表5-19）和治疗方案决定。

（三）胰腺癌TNM分期

1. 原发肿瘤（T）

T_x：原发肿瘤无法评估。

T_0：无原发肿瘤证据。

T_{is}：原位癌。

T_1：肿瘤最大径 $\leq$ 2cm。

T_{1a}：肿瘤最大径 $\leq$ 0.5cm。

T_{1b}：肿瘤最大径 > 0.5cm 且 < 1.0cm。

T_{1c}：肿瘤最大径 $\geq$ 1.0cm 且 $\leq$ 2.0cm。

T_2：肿瘤最大径 > 2cm 且 $\leq$ 4cm。

T_3：肿瘤最大径 > 4cm。

T_4：肿瘤不论大小，累及腹腔干、肠系膜上动脉和 / 或肝总动脉。

2. 区域淋巴结（N）

N_x：区域淋巴结无法评估。

N_0：无区域淋巴结转移。

N_1：1~3 枚区域淋巴结转移。

N_2：4 枚及以上区域淋巴结转移。

3. 远处转移（M）

M_0：无远处转移。

M_1：有远处转移。

表 5-19　胰腺癌 TNM 分期（UICC/AJCC 第 8 版）

分期	T	N	M
0	T_{is}	N_0	M_0
I A	T_1	N_0	M_0
I B	T_2	N_0	M_0
II A	T_3	N_0	M_0
II B	T_{1-3}	N_1	M_0

续表

分期	T	N	M
Ⅲ	T_4	任何 N	M_0
	任何 T	N_2	M_0
Ⅳ	任何 T	任何 N	M_1

第三节　胰腺神经内分泌肿瘤

疾病概要

（一）解剖基础

见《急性胰腺炎》一节。

（二）流行病学特点

胰腺神经内分泌肿瘤是一种相对少见的胰腺原发性肿瘤，占所有胰腺肿瘤的 10% 左右，但近年来发病率明显升高。

（三）病因

尚不明确。部分具有遗传相关性，如多发性内分泌肿瘤 1 型（multiple endocrine neoplasia-1，MEN-1）等。

（四）临床分类

根据有无内分泌激素过度分泌相关症状，分为无功能性及功能性。常见的功能性胰腺神经内分泌肿瘤包括胰岛素瘤、胃泌素瘤等，少见的如胰高血糖素瘤、血管活性肠肽瘤、异位促肾上腺皮质激素（adrenocorticotropic hormone，ACTH）瘤等。

（五）病理分期

按 TNM 分期，T 代表原发肿瘤，N 代表区域淋巴结，M 代表远处转移。

（六）扩散转移

直接浸润；淋巴转移；血行转移（最常见肝，其他好发部位有骨、肺等）；种植转移。

术前评估

（一）问诊要点

1. **症状特点**　大部分胰腺神经内分泌肿瘤患者无明显症状，为体检或因其他检查意外发现。腹痛 ± 腹胀（并不常见，多为非特异性隐痛不适，胃泌素瘤可引起顽固性的消化性溃疡，患者可出现上腹部疼痛）；尿色加深、皮肤巩膜黄染（并不常见，因肿瘤梗阻胆管引起，常为无痛性梗阻性黄疸，患者最早表现为尿色加深，后出现皮肤巩膜黄染及白陶土样大便等）；功能性胰腺神经内分泌肿瘤特异性症状有头晕、意识丧失（胰岛素瘤）、库欣综合征表现（异位 ACTH 瘤）、腹泻（胰高血糖素瘤、血管活性肠肽瘤等，血管活性肠肽瘤还可表现为典型的霍乱样腹泻）、皮肤游走性红斑（胰高血糖素瘤）等。

2. **其他症状**　饮食情况（进食是否减少，食欲是否下降），体重情况，体力状况（生活是否自理，步行/爬楼梯等活动耐量）。

3. **既往史**　系统性疾病史，药物治疗史（抗凝血药等），手术史，特别须注意是否存在甲状腺、甲状旁腺、胸腺、垂体、肾上腺等相关疾病，排除多发性内分泌腺瘤病。

4. **女性月经史**　尽量避开月经期手术。育龄期妇女须除外妊娠可能。

5. **家族史**　关注家族是否有相关病史，排除遗传相关性神经内分泌肿瘤（neuroendocrine tumor, NET）。

（二）查体要点

1. **一般检查**　营养状况，贫血貌，恶病质；皮肤巩膜黄染；浅表淋巴结肿大（左锁骨上淋巴结、双侧腹股沟淋巴结）；皮肤游走性红斑。

2. **腹部查体**　视诊腹部瘢痕（尤其既往腹部手术史者），听诊肠鸣音，触诊腹部包块、肝大。

（三）辅助检查

1. **肿瘤标志物**　最常用为 CEA（敏感性较弱，主要用于评估肿瘤负荷和监测肿瘤复发）。其他包括 CA19-9、CA125 等。

2. **肠镜检查**　主要有以下 4 个目的：获取活检

病理学依据；直视观察肿瘤形态辅助肿瘤分期；测量肿瘤距肛缘距离，辅助肿瘤定位；检查结肠其他部位是否合并原发癌。

3. 影像学检查　主要目的是进行肿瘤分期，用于评估预后和制订相应的治疗方案。常见手段包括：直肠 MRI 增强扫描 / 直肠腔内超声（通常两者选一，对于下段直肠癌尤为重要）、胸腹盆 CT 增强扫描（主要评估肝、肺等远处转移）、PET/CT（非首选，强烈怀疑转移时可选）、浅表淋巴结超声检查。

（四）鉴别诊断

1. 胰腺癌　多有腹痛、腰背痛、梗阻性黄疸等症状，CA19-9 常明显升高，CT 增强扫描表现为不规则乏血供肿块，鉴别金标准须行病理检查。

2. 胰腺囊性肿瘤　常见的胰腺囊性肿瘤包括黏液性囊腺瘤、浆液性囊腺瘤、实性假乳头状瘤等，多无明显症状，CT 增强扫描多表现为囊性或囊实性肿块。

3. 转移性胰腺肿瘤　常见的胰腺转移性肿瘤包括肾透明细胞癌、乳腺癌等，肾透明细胞癌胰腺转移表现为胰腺富血供肿块，常多发，有相关病史，但是与原发病时间间隔长，多为 5~10 年，生长抑素受体显像可辅助鉴别，"金标准"为病理检查。

4. 副脾结节　胰尾的 NET 须注意与副脾结节鉴别，可结合 MRI、生长抑素受体显像、EUS 等鉴别，但仍有一定难度。

（五）医嘱模板及注解（表5-20、表5-21）

表5-20　长期医嘱

医嘱内容		注解
二级护理		一般常规护理即可。注意血糖
饮食	普食	一般患者饮食无明显禁忌证
	治疗膳食	高血压患者选择低盐饮食；糖尿病患者选择糖尿病饮食

表5-21　临时医嘱

医嘱内容		注解
营养制剂	口服	存在营养不良或营养风险者必须给予补充
	肠外	如存在经口进食禁忌证且需要营养补充者，需要给予肠外营养
肿瘤标志物		全面评估肿瘤性质、定位、分期，以确定治疗方案，明确手术指征。对于考虑为胰腺神经内分泌肿瘤患者，推荐行 ^{68}Ga-DOTATATE 生长抑素受体显像
胰腺 MRI 增强扫描		
胸腹盆 CT 增强扫描		
PET/CT 或 PET/MRI（^{68}Ga-DOTATATE）备选		
血常规、尿常规		全面评估患者机体状况及脏器功能，排除手术及麻醉禁忌证。必要时请相关专业科室会诊，协助诊治
肝肾功能、电解质		
空腹血糖		
凝血功能		
血气分析		

续表

医嘱内容	注解
Pro-BNP	
心肌蛋白	
病毒筛查	全面评估患者机体状况及脏器功能，排除手术及麻醉禁忌证。必要时请相关专业科室会诊，协助诊治
下肢血管多普勒超声	
心电图	
心脏超声	
肺功能	

术前准备

（一）一般准备

纠正可能存在的贫血、低蛋白血症、电解质或酸碱平衡紊乱。对术前检查发现的脏器功能障碍（包括心、肺、肝、肾、脑、凝血功能障碍及糖代谢障碍等）予以调整。

（二）特殊准备

1. 消化道准备　主要包括机械性肠道准备（如术前 1 日清洁灌肠或口服泻药）和口服非肠道吸收性抗生素（如庆大霉素等）。

2. 禁食禁饮　术前 12 小时禁食，术前 4~6 小时禁饮。

3. 备皮　主要为腹部皮肤备皮。

4. 备血　术前完善血型鉴定和交叉配血，备好血制品（主要为浓缩红细胞）。

5. 预防感染　胰腺手术为Ⅱ类手术，需要预防性使用抗生素。一般为麻醉开始时首次给药，通常选用第二代头孢菌素。

6. 其他　术前应留置导尿管，使膀胱空虚。术前须留置鼻胃管。

（三）医嘱模板及注解（表5-22）

表5-22　临时医嘱

医嘱内容	注解
术前晚8点起禁食	按手术日早8点手术开始，计算禁食时间
备皮	主要为腹部皮肤备皮
备血 浓缩红细胞4U，血浆800ml	贫血患者可适当增加备血量，血浆、血小板等其他成分可酌情配备
血型鉴定、交叉配血	
术前1日口服复方聚乙二醇电解质散	机械性肠道准备
头孢呋辛带入手术室	为预防感染（主要是预防切口感染），在麻醉开始时给药，通常选用第二代头孢菌素（如头孢呋辛等）
术前置鼻胃管	术前须留置鼻胃管，术后胃肠减压

手术方式

（一）标准胰腺手术

根据肿瘤部位不同，选择的手术方式也有所差异。对于胰头部肿瘤，标准手术方式为胰十二指肠切除术（切除范围包括部分胃、胰头、十二指肠、部分近端空肠、胆囊及胆总管，必要时还需行区域淋巴结清扫）；对于胰腺体尾部肿瘤，标准手术方式为胰体尾联合脾切除术。

（二）胰腺扩大切除术

常用于局部进展期胰腺恶性肿瘤，包括联合血管切除（门静脉—肠系膜上静脉、肠系膜上动脉、腹腔干动脉）或联合脏器切除的胰腺切除术、全胰腺切除术。

（三）保留功能的胰腺手术

常用于胰腺良性及低度恶性肿瘤，常用的手术方式包括胰腺肿瘤局部剜除、保留十二指肠胰头切除、胰腺中段切除、保留脾脏的胰体尾切除，目的是在切除肿瘤的同时尽可能保留脏器功能，提高患者生活质量。

（四）胰腺手术入路

传统开放手术最常见，但随着微创技术发展，以腹腔镜和机器人手术系统为代表的微创手术也逐渐增加。

术后观察

见《胰腺癌》一节。

复查随访

（一）出院后注意事项

1. 注意休息，加强营养　指导口服营养补充制剂的用量及用法。

2. 带管出院或切口未拆线（可吸收线除外）患者　告知来院拔管 / 切口拆线的时间。

3. 查询病理报告　术后 2 周来院 / 电话询问病理报告是否已完成。

4. 出现发热、腹痛、便血、恶心、呕吐、停止排气排便等症状及时就诊。

5. 带引流管出院的患者需每日记引流量和引流性质。

（二）随访计划

1. 术后 1 个月　第 1 次随访，主要评估术后恢复情况，根据病理报告完成病情分期，决定后续治疗方案。

2. 术后复查项目　主要包括血常规、肝功能、肿瘤标志物、胸部 X 线片 / 胸部 CT、腹部 B 超、腹盆 CT 增强扫描、PET/CT（生长抑素受体显像）等。具体检查项目及频率根据不同的肿瘤分期（表 5–23）和治疗方案决定。

（三）胰腺神经内分泌肿瘤 TNM 分期

1. 原发肿瘤（T）

T_x：原发肿瘤无法评价。

T_1：肿瘤局限于胰腺内[*]，且肿瘤直径< 2cm。

T_2：肿瘤局限于胰腺内[*]，且肿瘤直径2~4cm。

T_3：肿瘤局限于胰腺内[*]，且肿瘤直径> 4cm；或侵袭十二指肠或胆管。

T_4：侵袭邻近器官（胃、脾、结肠、肾上腺）或大血管（腹腔动脉或肠系膜上动脉）。

注：[*]局限于胰腺内指未侵袭邻近器官（胃、脾、结肠、肾上腺）或大血管（腹腔动脉或肠系膜上动脉）。肿瘤侵袭胰周脂肪不是分期依据。

2. 区域淋巴结（N）

N_x：区域淋巴结无法评价。

N_0：无区域淋巴结转移。

N_1：有区域淋巴结转移。

3. 远处转移（M）

M_0：无远处转移。

M_1：有远处转移。

M_{1a}：仅有肝转移。

M_{1b}：至少有一处肝外转移（如肺、卵巢、非区域淋巴结、腹膜、骨）。

M_{1c}：同时有肝和肝外转移。

表5-23　胰腺神经内分泌肿瘤TNM分期
（UICC/AJCC第8版）

分期	T	N	M
I	T_1	N_0	M_0
II	T_2~T_3	N_0	M_0

分期	T	N	M
Ⅲ	T_4	N_0	M_0
Ⅲ	任何 T	N_1	M_0
Ⅳ	任何 T	任何 N	M_1

（四）辅助治疗

目前对于根治性切除术后的胰腺神经内分泌肿瘤患者无须特别辅助治疗，但需要长期规律随访。对于复发风险较高的患者（淋巴转移、病理分级高、肿瘤较大），可考虑予以长效奥曲肽治疗12~24 个月。

（金佳斌　谢俊杰）

第六章

血管外科

第一节　下肢静脉曲张

疾病概要

（一）解剖基础

下肢浅静脉位于深筋膜之间。主要的浅静脉包括大隐静脉和小隐静脉。大隐静脉起源于足背的内侧浅静脉，沿着胫骨内侧边缘上升，靠近隐神经，最终汇入股静脉。靠近大隐静脉汇入处，有数条分支血管，主要包括旋髂浅静脉、腹壁浅静脉、阴部外静脉、股外侧静脉、股内侧静脉。小隐静脉位于小腿后方，起源于足外侧浅静脉，最终于膝后方汇入腘静脉。

（二）流行病学特点

成人原发性下肢静脉曲张患病率为10%，男、女性患病率接近。

（三）病因

包括原发性下肢浅静脉瓣膜功能不全、先天性静脉瓣膜功能缺陷及继发于下肢深静脉瓣膜功能不全、静脉回流受阻等。

术前评估

（一）问诊要点

1. **主要症状特点**　早期下肢静脉曲张主要表现为患肢酸胀、不适、肿胀，浅静脉突起、扩张、迂曲等；需要详细询问患者活动情况，注意症状出现规律（晨轻暮重、活动后加重）、症状的逐步进展加重。后期症状则主要由各类并发症引起，并发症包括皮肤色素沉着（从足靴区开始，逐步扩大）、脂溢性皮炎（皮肤干燥、脱屑、硬化）、皮肤溃疡形成（基本位于小腿中下 1/3 内侧，湿性溃疡，易出血，经久不愈）、血栓性浅静脉炎（血栓处触痛，可及硬块，疼痛范围沿静脉分布）、急性静脉曲张破裂出血（自发性出血或搔抓、外伤后出血）等。同时，还需要了解职业暴露因素，如工人、农民、教师、交通警察等，因为工作需要长期站立的人群均是下肢静脉曲张发生的高危人群。

2. **常见伴随症状**　包括皮肤色素沉着、脂溢性皮炎、皮肤溃疡形成、血栓性浅静脉炎、急性静脉曲张破裂出血等。

3. **其他症状**　饮食情况，体重情况，体力状况（生活是否自理，步行/爬楼梯等活动耐量）。

4. **既往史**　了解有无可导致继发性下肢静脉曲张的原发疾病。系统性疾病史（心脏病、糖尿病等），药物治疗史（抗凝血药等），手术史（尤其是盆腔、下肢手术史）。

5. 女性月经史　尽量避开月经期手术。育龄期妇女须除外妊娠可能。

6. 家族史　询问患者下肢静脉曲张的相关家族病史。

（二）查体要点

1. 一般检查　心率、血压，体重变化，营养状况等。

2. 下肢查体　查体下肢静脉曲张，注意采取合适的体位（站立位、坐位时双下肢自然下垂）。视诊下肢皮肤（注意有无下肢手术瘢痕，有无色素沉着），皮肤完整性（有无破溃、出血），注意迂曲扩张的静脉走行（必要时在患肢皮肤标记病变血管走行）；触诊有无压痛、肿块（血栓）、皮肤干燥脱屑、下肢水肿情况（水肿平面，水肿范围，凹陷性水肿，双侧对称与否）等，触诊双侧下肢皮肤温度、皮肤感觉。

3. 传统查体方法　大隐静脉瓣膜功能试验［特伦德伦堡（Trendelenburg）试验，即屈氏试验］、深静脉通畅试验［（佩尔特斯（Perthes）试验，即潘氏试验］和交通静脉瓣膜功能试验（Pratt 试验）。此类检查手段仅可初步评估下肢静脉功能，不能作为诊断依据，目前在临床上已较少使用。

（三）辅助检查

1. 血管彩色多普勒超声　血管彩色多普勒超声可以同时明确下肢深静脉、浅静脉、穿通静脉和交通静脉的功能，判断有无反流或血栓形成。其检查结果准确、可靠，同时可以为手术提供直接引导和辅助，是目前诊断下肢静脉曲张首选的辅助检查方法。

2. 数字减影血管造影、顺行性静脉造影　数字减影血管造影（DSA）的应用日益广泛，适合髂静脉狭窄病变的一期处理。顺行性静脉造影被认为是诊断下肢静脉曲张的金标准，但由于其属于有创性检查，不作为首选。在一些情况下，如先天性下肢静脉畸形、复杂交通静脉、深静脉功能不良、髂静脉病变等，顺行下肢静脉造影的直观性与准确性具有优势。

3. 计算机断层扫描静脉成像 / 磁共振静脉成像　计算机断层扫描静脉成像（computed tomography venography，CTV）/ 磁共振静脉成像（magnetic resonance venography，MRV）可用于静脉阻塞性疾病和先天性静脉疾病的诊断，适用范围类似静脉造影，准确度不及静脉造影，但对于肿瘤性病变或外源性压迫效果较好。

4. 实验室检查　血常规、CRP 等评估炎症反应，检查 D- 二聚体等止凝血指标（尤其是并发血栓时）。

（四）鉴别诊断

1. 深静脉瓣膜功能不全　下肢深静脉瓣膜的游离缘伸长、松弛、下垂，以致在下肢静脉血液回流时，管腔中两个相对的瓣叶无法紧密对合，从而引起深静脉倒流性病变，造成下肢静脉系统淤血和高压，最终导致一系列的临床症状和体征，如下肢浅静脉继发性曲张及与其相关的一系列临床表现。此外，常见的特征性临床表现还包括下肢肿胀，常表现为凹陷性肿胀，抬高肢体后可明显消退。鉴别时，首选的辅助检查方法为血管彩色多普勒超声，可探测下肢静脉系统的血流方向以直接判断是否存在反流。

2. 下肢深静脉血栓形成后综合征　深静脉血栓后，由于静脉阻塞和/或瓣膜功能受损，导致长期静脉高压所引起的肢体肿胀、疼痛、皮肤营养障碍、静脉跛行等症状和体征的临床综合征称为下肢深静脉血栓形成后综合征（post-thrombotic syndrome，PTS）。其静脉高压是导致继发性下肢静脉曲张的重要原因之一。诊断 PTS 主要根据深静脉血栓的病史及 PTS 的症状和体征；对于怀疑 PTS 尤其是髂静脉阻塞的患者，可行血管彩色多普勒超声、CTV 或静脉造影检查。

3. 髂静脉压迫综合征　又称 Cockett 综合征，是指髂静脉在汇入下腔静脉前，受到髂动脉和腰骶椎压迫而致局部狭窄、闭塞或者管腔内粘连。其中，左髂总静脉受到右髂总动脉及后方腰骶椎压迫最常见。髂静脉压迫造成静脉回流障碍和下肢静脉高压，引起下肢静脉曲张。

4. 下腔静脉受压 原发性平滑肌瘤、腹腔肿瘤、盆腔肿瘤或腰椎来源的肿瘤，压迫或侵袭下腔静脉、髂静脉，引起下腔静脉、髂静脉狭窄，导致下肢静脉高压，可有下肢静脉曲张的表现。腹腔 CT 增强扫描检查可发现原发病灶。

5. 布-加综合征 肝后段下腔静脉和/或肝静脉发生狭窄或完全闭塞的病变。临床表现为肝大、进行性肝功能损害、腹腔积液，严重者可发生上消化道出血、呕血、黑便，并发肝硬化。布-加综合征所造成的静脉高压常导致双下肢静脉曲张。

6. 先天性静脉畸形骨肥大综合征 先天性罕见病，病因不详，其特征是血管畸形，典型表现为红葡萄酒色斑、静脉畸形、患肢过度增长。浅静脉曲张是其继发表现。

（五）下肢静脉曲张评估

美国静脉论坛（American Venous Forum，AVF）提出 CEAP 静脉分类系统，CEAP 是各分类系统的英文单词的首字母缩写：C——临床表现（clinical），E——病因（etiology），A——解剖部位（anatomy），P——病理（pathology）（表 6-1）。

表6-1　CEAP静脉分类系统

临床表现		病因		解剖部位		病理	
C_0	没有明显或可触及的静脉疾病迹象	E_c	先天性	A_s	累及下肢浅静脉	P_r	静脉逆流
C_1	毛细血管扩张，网状静脉扩张期	E_p	原发性	A_p	累及穿通静脉	P_o	静脉阻塞
C_2	静脉曲张期	E_s	继发性	A_d	累及下肢深静脉	$P_{r,o}$	逆流与阻塞同时存在
C_3	水肿期	E_n	未发现静脉原因	A_n	未定位静脉病变位置	P_n	未发现明确病理生理异常
C_{4a}	色素沉着和/或湿疹	/		/		/	
C_{4b}	脂质硬化和/或白色萎缩	/		/		/	
C_5	溃疡愈合期	/		/		/	
C_6	溃疡活动期	/		/		/	
C_S	出现并发症（无下肢酸、胀、痛、皮炎，下肢酸重感、肌肉痉挛及其他静脉功能障碍引起的不适）	/		/		/	
C_A	无并发症	/		/		/	

（六）医嘱模板及注解（表6-2、表6-3）

表6-2　长期医嘱

医嘱内容		注解
二级护理		一般常规护理即可
饮食	普食	一般患者可正常饮食

表6-3　临时医嘱

医嘱内容	注解
血常规、尿常规	
肝肾功能、电解质	
空腹血糖	
凝血功能	全面评估患者机体状况及脏器功能，排除手术及麻醉禁忌证。必要时请相关专业科室会诊，协助诊治
病毒筛查	
胸部 X 线片	
心电图	
心脏超声	
肺功能	
下肢血管多普勒超声	评估下肢的深静脉、浅静脉、静脉瓣、穿通静脉和交通静脉的功能，判断有无反流或血栓形成
CTV/MRV/DSA	如有必要，可开具（具体指征见上文）

术前准备

（一）一般准备

对术前检查发现的脏器功能障碍（包括心、肺、

肝、肾、脑、凝血功能障碍及糖代谢障碍等）予以
调整，排除手术禁忌证。对于术前使用抗凝血药的
热消融治疗患者，一般无须停药。

（二）特殊准备

1. 禁食禁饮　术前 12 小时禁食，术前 4~6 小
时禁饮。

2. 备皮　主要包括患侧下肢、会阴部皮肤备皮。

3. 预防感染　常规为清洁手术，无须预防性使
用抗生素。

4. 其他　对于开放静脉抽剥手术，须留置导
尿管。

（三）医嘱模板及注解（表 6-4）

表 6-4　临时医嘱

医嘱内容	注解
术前晚 8 点起禁食	按手术日早 8 点手术开始，计算禁食时间
备皮	患侧下肢、会阴部
泡沫硬化剂带入手术室（视情况）	对于轻症静脉曲张、浅静脉小分支曲张、部分不适合更积极手术处理的部位，硬化剂治疗可作为首选；也可作为手术时的辅助治疗手段

手术方式

（一）大隐静脉高位结扎 + 剥脱术

原则上适用于所有 C_2 级及以上的下肢静脉曲张

患者。分为逆行剥脱术、顺行剥脱术、顺逆结合剥脱术三种手术方式。相对来说，传统抽剥术切口多、创伤大，需下肢加压包扎，保持头低脚高位，术后患者活动受限。传统抽剥术目前应用逐步减少，取而代之的是腔内消融治疗。点式切口抽剥术切口小、创伤轻微，适合于处理大隐静脉的局部囊状扩张和膝下大的扭曲成团的曲张静脉，可作为其他手术方式的补充。

（二）热消融治疗

主要包括腔内激光消融术和腔内射频消融术。

1. 腔内激光消融术　适合于主干直径 4~10mm 的曲张静脉，其优点是操作简单、微创、美观、康复快，可在门诊手术开展，缺点是激光的穿透性可能造成静脉血管破裂引起瘀斑，以及隐神经受损等。

2. 腔内射频消融术　适合于主干直径 4~15mm 的曲张静脉，其优点是微创、住院时间短、康复快，且对组织穿透性较弱，对周围组织损伤较小，但术中需要血管多普勒超声引导及定位，手术耗材费用较高，腔内射频消融术仅处理近端主干，远端主干及属支均需另行处理。

当大隐静脉根部管腔直径超过 15mm 或存在瘤样扩张，或存在血栓时，单纯腔内热消融治疗效果不足，此时需要补充点式切口的大隐静脉高位结扎 + 剥脱术。

3. 硬化剂注射治疗　目前泡沫硬化剂是临床治

疗下肢静脉曲张的首选硬化剂。适用于除隐静脉主干以外，几乎所用类型的下肢静脉曲张。对于轻症静脉曲张或管径较小的毛细血管、网状静脉扩张、小静脉曲张、术后残留的曲张静脉，以及一些不适合手术处理部位（如足背静脉），硬化剂注射可作为首选治疗方式。泡沫硬化剂的浓度及剂量需要根据病变静脉直径等具体情况而定。

（三）其他手术方式

另有一些手术方式应用范围较小，或技术较新尚未推广，如腔内微波消融术、透光直视旋切术等。

术后观察

（一）手术当日查房要点

1. **伤口情况**　观察切口是否渗血，皮肤淤血瘀斑等情况。

2. **压力治疗情况**　无论何种手术方式，术后下肢均有压力治疗措施，一般为弹力绷带包扎患肢。术后须注意绷带压力情况，观察指端末梢血供情况，避免压力过高。

3. **体位情况**　对于传统大隐静脉高位结扎＋剥脱术后的患者，应注意保持头低脚高位；消融治疗术后，应鼓励患者术后当日即下床活动。

4. **并发症情况**　有无下肢疼痛、肿胀，指端末梢发冷、青紫情况等。

（二）术后 1~2 日查房要点

1. **切口情况** 注意切口渗出情况，如无明显渗出，无须拆除弹力绷带，对于活动性出血，须及时处理。

2. **远端肢体情况** 询问患者有无下肢明显疼痛、麻木、无法活动等情况，观察远端肢体有无肿胀、青紫等，及时调整压力包扎的松紧。

3. **体位情况** 传统大隐静脉高位结扎 + 剥脱术后头低脚高维持 24 小时后，可恢复平卧，如无特殊，可尽早拔出导尿管，自行下床如厕。

4. **压力治疗情况** 一般弹力绷带维持 24 小时后，可予以拆除，以穿戴弹力袜的方式维持压力治疗，术后 1 周建议全天穿戴，1 周后可白天穿戴 8 小时，夜间可脱下。

5. **出院情况** 一般术后 2 日如无特殊情况，可予以出院，一般伤口为可吸收线缝合，无须拆线。

（三）术后常见问题的诊断及处理

1. **下肢肿胀** 术后短期内患肢肿胀较为常见，一般可逐渐消退。但需要排除深静脉血栓、局部血肿等情况。问诊及查体时需要注意肿胀的范围及伴随症状等。若存在远端肢体肿胀伴疼痛、活动受限等情况，应完善下肢血管多普勒超声，以排除深静脉血栓。局部肢体皮下肿胀、触痛，伴瘀斑时，需考虑为术后血肿。常规术后 1 日起，给予口服地奥司明或七叶皂苷类药物,以改善回流,减轻肿胀不适。

2. 出血及血肿 一般多为伤口处渗血或皮下血肿。查体时需要注意仔细检查每个伤口(下肢点状切口数量多,分散分布)的出血情况,皮下肿胀、瘀斑的范围等。皮下静脉细小分支的出血基本可以通过局部压迫的方式有效止血,处理时需要尽可能定位到出血位置,给予有效压迫。

3. 伤口感染 传统剥脱术创面相对较大,查体时需要检查各个伤口创面,对于红肿积液伤口,应尽早敞开,排除积液,加强换药。部分 C_6 期患者,患肢皮肤存在溃疡,除局部处理外,可以静脉给予抗生素治疗。

4. 皮肤感觉异常 须考虑隐神经等外周神经损伤的可能。问诊及查体须注意感觉异常的范围,是否伴有行走、活动障碍,坐位时小腿不能伸直等情况。隐神经走行与大隐静脉相近,损伤后易出现大腿前内侧、小腿内侧的感觉异常,疼痛感觉减退。轻微的神经损伤多可自行恢复,可予以神经营养药物。必要时需要神经内科、康复科、骨科等多学科会诊制订后续治疗方案。

5. 下肢深静脉血栓 除传统大隐静脉高位结扎 + 剥脱术外,患者术后即可下床活动。问诊及查体时须注意肢体肿胀的范围及伴随症状,若出现远端肢体明显肿胀伴疼痛、活动受限等情况,应完善下肢血管多普勒超声。明确诊断后,给予抗血栓规范化治疗。对于深静脉血栓高危风险组患者，围手术期须维持抗凝治疗。

（四）医嘱模板及注解（表6-5、表6-6）

表6-5　长期医嘱

医嘱内容		注解
一级护理		
饮食	普食	若无特殊，术后无须禁食；术后若有恶心、呕吐等，视具体情况延迟开放饮食
导尿管		传统大隐静脉高位结扎 + 剥脱术后患者留置导尿管
抗凝血药		对于深静脉血栓高危风险组患者，围手术期须维持低分子量肝素抗凝
头低脚高位		传统大隐静脉高位结扎 + 剥脱术后患者须维持该体位24小时

表6-6　临时医嘱

医嘱内容	注解
抑酸药	常选用PPI类药物，恢复进食后可停用
口服药物	术后常规予以地奥司明等口服药物，促进静脉回流，消除水肿

复查随访

（一）出院后注意事项

1. 出院后以穿戴弹力袜的方式维持压力治疗，术后1周建议全天穿戴，1周后可白天穿戴8小时，夜间可脱下。

2.伤口一般由可吸收线缝合，无须拆除。

3.出现切口或下肢红肿、疼痛，存在沿静脉走行的条索状硬结及伴有压痛等症状时，应及时就诊。

（二）随访计划

术后 1 个月、3 个月、6 个月和 1 年，至专科门诊随访。

第二节　急性下肢深静脉血栓形成

疾病概要

（一）解剖基础

小腿的胫后静脉和腓静脉合并为胫腓干，与胫前静脉汇合成腘静脉，向上移行为股浅静脉，在大腿上部与股深静脉汇合成股静脉，再向上移行为髂静脉。

（二）病因

主要原因是静脉壁损伤、血流缓慢和血液高凝状态［菲尔绍（Virchow）理论］。

（三）危险因素

多见于大手术或严重创伤后、长期卧床、肢体制动、肿瘤患者等。

（四）疾病严重后果

主要不良后果是肺动脉栓塞和血栓形成后综合征，严重影响患者的生活质量，甚至导致死亡。其中深静脉血栓形成与肺动脉栓塞统称为静脉血栓栓塞症，是同种疾病在不同阶段的表现形式。

（五）疾病分期

根据发病时间，深静脉血栓分为急性期、亚急性期和慢性期。急性期是指发病 14 日以内；亚急性期是指发病 15~30 日；发病 30 日以后进入慢性期。

术前评估

（一）问诊要点

1. 主要症状特点　急性下肢深静脉血栓主要表现为突发性单侧肢体的肿胀、疼痛等，呈非凹陷性水肿，软组织张力增高、皮肤发红、皮肤温度增高，在小腿后侧和 / 或大腿内侧、股三角区及患侧腘窝可出现压痛。需要详细询问各症状的特点：患肢肿胀（血栓平面远端，肿胀范围随血栓进展而扩大），疼痛、压痛（持续性，直立时加重，血栓处明显压痛），发热（偶可因局部炎症反应而发热），浅静脉曲张（急性期少见，属于下肢静脉血栓后遗症），股青肿（下肢剧烈疼痛，肿胀，青紫，浅表动脉搏动消失，可伴有高热，甚至休克表现）。

2. 少见并发症　肺栓塞（胸痛、咳嗽、呼吸困难、面色苍白、晕厥、血氧饱和度降低等）。

3. 既往史　了解有无心脑血管的基础疾病（如心房颤动、心肌梗死、脑梗死、肺梗死等），以及服药史（抗凝血药的使用情况）、手术史（尤其是盆腔、下肢、骨科手术史，血管介入治疗史）、系统性疾病史（糖尿病、血液系统疾病、自身免疫性疾病、恶性肿瘤等）。

4. 个人史　了解平素吸烟、饮酒等情况，近期有无长时间制动情况（乘坐飞机等交通工具）。

5. 家族史　重点了解血栓性疾病的相关家族病史。

6. 生育史　女性患者需要注意有无怀孕，口服避孕药情况。

（二）查体要点

1. 一般检查　心率、血压、血氧饱和度、神志意识、体温等。

2. 下肢查体　一般为平卧位（站立位时疼痛可能加重）。视诊下肢皮肤，注意有无下肢手术瘢痕、色素沉着、破溃、水疱，皮肤颜色有无青紫、远端肢体发白等，有无曲张的静脉，并对比双侧下肢的粗细；触诊压痛部位及范围，注意有无肿块、下肢水肿情况（水肿平面，水肿范围，凹陷性水肿，双侧对称与否），测量对比双侧下肢不同平面的粗细并记录（用于每日对比）等，触诊双侧下肢皮温、皮肤感觉、下肢浅表动脉的搏动情况。

3. 特殊查体　Homans 征（患肢伸直，足被动背屈时，引起小腿后侧肌群疼痛，为阳性，提示小腿肌肉静脉丛血栓形成）；Neuhof 征（压迫小腿后侧肌群，引起局部疼痛，为阳性，提示小腿肌肉静脉丛血栓形成）。

（三）辅助检查

1. 实验室检查　D- 二聚体（纤维蛋白复合物溶解时的降解产物。深静脉血栓时 D- 二聚体的浓度升高，其敏感性较高、特异度差，可用于急性期的筛查、诊断，疗效评估和下肢深静脉血栓复发的风险评估），血常规、CRP（评估炎症反应）等。

2. 血管彩色多普勒超声　首选诊断方法，适用于筛查和监测，能够明确血栓的位置、范围，评估血栓的进展。对股腘静脉血栓诊断的准确率高，对周围型小腿静脉丛血栓和中央型髂静脉血栓诊断的准确率较低。

3. 数字减影血管造影　诊断下肢深静脉血栓的金标准（可以有效判断有无血栓、血栓部位、范围、形成时间和侧支循环情况），但其属于有创性检查，一般不作为首选。

4. 计算机断层扫描静脉成像　CTV 主要用于下肢主干静脉或下腔静脉血栓的诊断，准确率高，联合应用 CTV 及肺动脉造影检查，可增加深静脉血栓的确诊率。

5. **磁共振静脉成像**　MRV 能准确显示髂、股、腘静脉血栓，但不能很好地显示小腿静脉血栓。适用于孕妇，无须使用对比剂。

（四）鉴别诊断

1. **下肢淋巴水肿**　分为原发性和继发性。原发性由淋巴管发育异常所致。继发性主要因手术、感染、放射、寄生虫等损伤淋巴管，使淋巴回流受阻所致。临床表现为一侧肢体肿胀，开始于足踝部，以后涉及整个下肢。早期为凹陷性水肿，皮肤尚正常。晚期由于皮下组织的炎症和纤维化等，水肿呈非凹陷性，皮肤增厚、干燥、粗糙、色素沉着，肢体极度增粗，形成"象皮肿"。血管多普勒超声检查可有助于鉴别。

2. **下肢局部血肿**　多为下肢外伤后，局部形成血肿，表现为下肢肿胀。大多肿胀局限，很少累及整个下肢，伴有局部疼痛，皮肤可能出现瘀点瘀斑。血管多普勒超声检查可有助于鉴别。

（五）下肢深静脉血栓的评估

1. **Wells 评分（表 6-7）**　预测下肢深静脉血栓形成的风险。Wells 评分 ≤ 0 分为低危，1~2 分为中危，≥ 3 分为高危；若双侧下肢均有症状，以症状严重的一侧为准。

表 6-7　Wells 评分预测下肢深静脉血栓形成的风险

病史及临床表现	评分
肿瘤	1
瘫痪或近期下肢石膏固定	1
近期卧床＞3 日或近 12 周内大手术	1
沿深静脉走行的局部压痛	1
全下肢水肿	1
与健侧相比，小腿肿胀长周径＞3cm	1
既往有下肢深静脉血栓形成病史	1
凹陷性水肿（症状侧下肢）	1
有浅静脉的侧支循环（非静脉曲张）	1
类似或与下肢深静脉血栓形成相近的诊断	−2

2. Caprini 评分（表 6-8）　评估手术患者静脉血栓栓塞风险。Caprini 评分 0~2 分为低危，3~4 分为中危，≥ 5 分为高危。

表 6-8　Caprini 评分预测手术患者静脉血栓栓塞风险

1 分	2 分	3 分	5 分
年龄 41~60 岁	年龄 61~74 岁	年龄 ≥ 75 岁	脑卒中（＜1 个月）
小手术	关节镜手术	静脉血栓栓塞史	择期关节置换术
体重指数＞25kg/m²	大型开放手术（＞45 分钟）	静脉血栓栓塞家族史	髋、骨盆或下肢骨折
下肢水肿	腹腔镜手术（＞45 分钟）	凝血因子 V 莱登突变	急性脊髓损伤（＜1 个月）

续表

1分	2分	3分	5分
静脉曲张	恶性肿瘤	凝血酶原20210A基因突变	—
妊娠或产后	卧床（＞72小时）	狼疮抗凝物阳性	—
有不明原因或者习惯性流产史	石膏固定	抗心磷脂抗体阳性	—
口服避孕药或激素替代疗法	中心静脉置管	血清同型半胱氨酸酶升高	—
脓毒症（＜1个月）	—	肝素诱导的血小板减少症	—
严重肺病，含肺炎（＜1个月）	—	其他先天性或获得性血栓形成倾向	—
肺功能异常	—	—	—
充血性心力衰竭（＜1个月）	—	—	—
急性心肌梗死	—	—	—
炎症性肠病	—	—	—
术后短期卧床	—	—	—

（六）医嘱模板及注解（表6-9，表6-10）

表6-9 长期医嘱

医嘱内容	注解
二级护理	一般常规护理即可
饮食 　普食	一般患者可正常饮食

表 6-10　临时医嘱

医嘱内容	注解
血常规、尿常规	评估患者机体状况及脏器功能，排除手术及麻醉禁忌证。必要时请相关专业科室会诊，协助诊治
肝肾功能、电解质	
空腹血糖	
凝血功能	
病毒筛查	
胸部 X 线片	
心电图	
心脏超声	
肺功能	
下肢血管多普勒超声	明确血栓的位置、范围，评估血栓的进展
CTV/MRV/DSA	如有必要，可开具（具体指征见上文）

治疗方式

（一）药物抗凝治疗

是下肢深静脉血栓的基本治疗方法，可抑制血栓蔓延、利于血栓自溶和管腔再通，降低肺栓塞发生率和病死率。抗凝血药有普通肝素、低分子量肝素、维生素 K 拮抗剂和新型口服抗凝剂，后者包括直接凝血酶抑制剂（如阿加曲班）、Xa 因子抑制剂（如利伐沙班）。

（二）溶栓治疗

主要包括导管接触性溶栓和系统溶栓。适合于：

急性近端深静脉血栓（髂静脉、股静脉、腘静脉）；全身状况好；预期生命＞1年和低出血风险的患者。禁忌证包括：溶血栓药过敏；近期（2~4周内）有活动性出血，包括严重的颅内、胃肠、泌尿道出血；近期接受过大手术、活检、心肺复苏、不能实施压迫的穿刺；近期有严重的外伤；严重难以控制的高血压（血压大于160/110mmHg）；严重的肝肾功能不全；细菌性心内膜炎；出血性或缺血性脑卒中病史者；动脉瘤、主动脉夹层、动静脉畸形患者。年龄＞75岁和妊娠者慎用。

（三）手术取栓

常用福格蒂取栓导管（Fogarty embolectomy catheter）经股静脉取出髂静脉血栓，用挤压驱栓或顺行取栓清除股腘静脉血栓。目前手术取栓不是深静脉血栓的首选治疗方式。对于股青肿的患者比较适用。

（四）经皮机械性血栓清除术

对于全身情况好、预期生存期≥1年、出血风险较小的急性期中央型或混合型下肢深静脉血栓患者，可首选导管接触性溶栓。如条件允许，可行经皮机械性血栓清除术与导管接触性溶栓联合清除血栓，能够减少溶血栓药剂量、缩短住院时间。

（五）下腔静脉滤器置入

可以预防与减少肺栓塞的发生。适用于抗凝治疗有禁忌证或有并发症，或在充分抗凝治疗的情况下仍发生肺栓塞者，及以下情况：髂、股静脉或下腔静脉内有漂浮血栓；急性深静脉血栓，拟行介入或手术取栓等血栓清除术前；具有急性深静脉血栓、肺栓塞高危因素，拟行腹部、盆腔或下肢手术的患者。

术后观察

（一）术后关注要点

1. **伤口情况**　观察切口是否渗血，皮肤淤血瘀斑等情况。

2. **压力治疗情况**　无论何种手术方式，术后下肢均有压力治疗措施，血栓清除后，患肢可使用间歇加压充气治疗或弹力袜，以预防血栓复发。

3. **早期活动**　术后鼓励患者的足和趾主动活动，尽早下床以及多作深呼吸及咳嗽动作等。

4. **并发症情况**　有无出血、肺动脉栓塞、过敏等。

（二）术后1~2日查房要点

1. **切口情况**　注意切口渗出情况，如无明显渗出，无须拆除压力治疗装置，对于活动性出血，须及时处理。

2. 远端肢体情况 询问患者有无下肢明显疼痛、麻木、无法活动等情况，观察远端肢体有无肿胀、青紫等，及时调整压力包扎的松紧。

3. 早期活动 术后鼓励患者的足和趾主动活动，尽早下床以及多作深呼吸及咳嗽动作等。

4. 抗凝治疗 术后一般以低分子量肝素维持抗凝治疗。

5. 静脉活性药物 七叶皂苷类（如马栗种子提取物片）、黄酮类（如地奥司明）能够抗炎、促进静脉血液回流，减轻患肢肿胀和疼痛，从而改善症状，建议术后常规应用。

6. 溶栓治疗指标复查

（1）血浆纤维蛋白原定量（fibrinogen，Fbg）：低于 1.5g/L 时应减少药物剂量，低于 1.0g/L 时，停止溶栓治疗。

（2）血小板计数：低于 $80 \times 10^9/L$ 或较基础值降低超过 20%，应注意出血风险的增加；低于 $50 \times 10^9/L$ 时，应停用溶血栓药及抗凝血药，并根据有无出血决定进一步治疗措施。

（3）D-二聚体：能够灵敏地反映溶栓治疗是否有效，如果 D-二聚体值由治疗中的高点降低并逐渐趋于正常或维持较低水平而不再升高，提示溶血栓药不再对残存血栓起效，此时可考虑停用溶血栓药，避免因延长的无效治疗而增加出血的风险。

（三）术后相关问题的诊断及处理

1. 下肢肿胀　术后患肢肿胀一般可逐渐消退。但需要规律评估肿胀情况。局部肢体皮下肿胀、触痛，伴瘀斑时，需考虑为术后血肿。常规术后一日起，给予口服地奥司明或七叶皂苷类药物，以改善回流，减轻肿胀不适。

2. 出血　与溶栓治疗的用药剂量、方式和时间有关，全身用药比局部用药出血的危险性更大。按照严重程度分为轻微出血和严重（大）出血。轻微出血通常表现为穿刺点的渗血或皮下瘀斑，一般无须特殊治疗；严重出血系发生于颅内、腹膜后、胃肠或泌尿系统的出血，应停用溶血栓药，必要时须输血或给予外科干预治疗。根据溶栓治疗指标决定是否停药。

3. 过敏反应（溶血栓药相关）　重组链激酶是异种蛋白，具有抗原性，体温升高是其常见表现，可同时出现低血压、腹痛等症状。尿激酶的发热等过敏反应相对少见。治疗过程中应对患者仔细观察，如皮肤荨麻疹、结膜及口腔黏膜水肿，呼吸、心率及血压变化等，及早发现过敏反应，积极应用皮质类激素治疗，以避免休克等严重情况。

4. 肺动脉栓塞　应用导管接触性溶栓治疗可能会增加肺栓塞发生的风险，因此，在插入溶栓导管前预先植入腔静脉滤器是相对安全、有效的办法，尤其对下腔静脉远端和/或髂股静脉等近心段血栓形成的患者。术后仍须关注呼吸、意识、血氧饱和度等指标。

（四）医嘱模板及注解（表6-11、表6-12）

表6-11　长期医嘱

医嘱内容		注解
一级护理		
饮食	普食	若无特殊，术后无须禁食；术后若有恶心、呕吐等，视具体情况延迟开放饮食
抗凝血药		围手术期须维持低分子量肝素抗凝

表6-12　临时医嘱

医嘱内容	注解
复查 Fbg、D-二聚体、血小板	复查溶栓治疗指标，决定治疗进度
糖皮质激素	尤其是存在过敏反应时
口服药物	术后常规予以地奥司明等口服药物，以促进静脉回流，消除水肿

复查随访

（一）出院后注意事项

1. 维持弹力袜压力治疗。
2. 伤口一般由可吸收线缝合，无须拆除。
3. 出现切口或下肢红肿、疼痛等，应及时就诊。

（二）随访计划

术后 1 周、1 个月、3 个月、6 个月和 1 年，至血管外科专科门诊随访。

（何永刚　孙寒星）

第二篇

普通外科常见临床基本技能操作

| 第七章 |

血气分析

一、器材

肝素 1 支、针筒（最好是玻璃针筒，因其活塞活动性更好且筒壁不吸附 O_2），针筒和细针应肝素化并排出所有气泡。如果有条件，可采用血气专用针筒。

二、动脉的选择

桡动脉（腕上桡骨茎突与指屈肌腱之间）、股动脉（Scarpa 三角腹股沟韧带下至少三横指，除非有明显动脉瘤）。

三、方法

手指触及搏动动脉并将其固定于指下，于动脉长轴斜行穿入，当回血顶起针筒玻璃活塞表明针已刺入动脉，取血 2ml 后压迫动脉使玻璃活塞停止上升，继而拔出注射器并充分压迫。压迫期间，应除去任何气泡，保持注射器垂直并用塞子密闭针筒，任何含泡沫（气体自液相逸出）的样品均应舍弃。注射器贴上写有患者姓名的标签并和一张写有姓名、抽样日期和时刻、通气状况的化验单一起尽快送去化验室。

四、结果

1. pH pH < 7.35 为酸中毒；pH > 7.45 为碱中毒（但不能明确是呼吸性还是代谢性）。

2. $PaCO_2$ 能反映目前的呼吸功能状况。$PaCO_2$ < 35mmHg 为呼吸性碱中毒；$PaCO_2$ > 45mmHg 为呼吸性酸中毒。

3. 碳酸氢根 标准碳酸氢根（standards bicarbonat，SB）是去除呼吸因素影响的代谢性指标；实际碳酸氢根（actual bicarbonate，AB）受代谢和呼吸双重影响。AB > SB 为呼吸性酸中毒；AB < SB 为呼吸性碱中毒；AB=SB > 24mmol/L 为代谢性碱中毒；AB=SB < 24mmol/L 为代谢性酸中毒。

4. 缓冲碱 缓冲碱（buffer base，BB，BB=45~55mmol/L）是反映机体酸碱失衡时缓冲能力的指标，但受电解质、pH、血红蛋白（hemoglobin，Hb）等因素影响，当 BB 降低而 SB 正常时，说明 HCO_3^- 以外的贮备碱不足，需补充血浆蛋白、血红蛋白等其他缓冲碱。

5. 碱剩余 碱剩余（base excess，BE）是代谢性指标，意义与 SB 相同，但其反映的是缓冲碱的总和，较 SB 更全面。

6. 二氧化碳总量 受呼吸和代谢双重因素影响，HCO_3^- 升高或 CO_2 的潴留均会使二氧化碳总量升高。

7. PaO_2 是反映呼吸功能状况的指标，正常值为 80~100mmHg。

8. 血氧饱和度（SaO_2） 反映氧与 Hb 化学结合程度，SaO_2=98 ％ 相当于 PaO_2=100mmHg；SaO_2=96％相当于 PaO_2=80mmHg；SaO_2=90％相当于 PaO_2=60mmHg。

（胡伟国　臧潞）

| 第八章 |

鼻胃管放置与监护

一、适应证

任何胃肠不通畅或需要使消化道休息的情况下，如胃扩张、胰腺炎、肠梗阻、幽门梗阻、溃疡穿孔、消化道出血等，腹部手术前放置鼻胃管不但有利于术野的暴露，而且有利于术后肠麻痹的恢复和吻合口的愈合。

二、鼻胃管种类

1. Ryle 氏管　作用是胃减压。
2. Levin 氏管　作用是十二指肠引流、减压。
3. Miller-Abbott 氏管（米－阿氏管）　作用是双腔持续吸引。

三、操作

1. 经鼻导入后至咽部，嘱患者吞咽，经食管入胃、十二指肠，并固定于患者鼻翼。
2. 证实鼻胃管在消化道内的 3 种方法。
（1）通过鼻胃管能抽吸到胃液。
（2）经鼻胃管注入 50ml 气体并在上腹部能闻及气流声。

（3）将鼻胃管末端放入液体中未见气泡影。

四、减压方法

1. 抽吸鼻胃管。

2. 单纯虹吸。

3. 低压负吸（20~30cmH$_2$O）。

五、观察与记录

胃液的量、性质、pH，并及时补充液体量和电解质。

（胡伟国　臧潞）

第九章

双气囊三腔管的应用

一、适应证

用于门静脉高压症引起的食管胃底静脉曲张破裂出血，应作为急救用品备用。

二、结构

1. 远端的胃气囊起固定作用并压迫胃底静脉。
2. 近端的食管气囊则对食管曲张静脉起压迫止血作用。
3. 最远端的鼻胃管末端可抽吸胃内容物。

三、操作要点

1. 检查三腔管气囊是否匀称、漏气，管腔是否通畅。
2. 用液体石蜡润滑三腔管管壁。
3. 经鼻导入后至咽部嘱患者吞咽并顺势置入胃腔内，抽吸胃内容物。
4. 胃气囊内注气 200~250ml，并以 500g 左右的拉力向外牵引三腔管。
5. 食管气囊内注气 60~80ml，如患者胸部不适，再抽出气体 5ml。

6. 冰盐水冲洗胃腔，观察止血效果。

7. 摄胸部 X 线片可明确其位置。

四、注意事项

1. 先向胃气囊注气，且注气必须充分，否则可造成胃囊进入食管下段而挤压心脏，引起胸骨后不适及心律失常，甚至胃囊拉至咽喉部导致窒息。

2. 食管气囊压力不宜过高，且每隔 12~24 小时放气 1 次，以免发生黏膜缺血性坏死和压迫性溃疡。

3. 三腔管放置一般为 24~72 小时，出血停止后 24 小时可以放气，并再观察 24 小时无出血可以拔管，拔管前应口服 30ml 液体石蜡以润滑三腔管和胃、食管黏膜，并缓慢拉出。

4. 置管后出血不止或放气后出血复发，都要考虑应用其他治疗措施：抗利尿激素、血管栓塞疗法、外科手术。

5. 防治吸入性肺炎、食管下段溃疡等并发症。

（胡伟国　臧潞）

第十章

腹腔穿刺和灌洗

一、器材

导管、Trocar 套管、局部麻醉药、连接头。

二、操作

1. 留置导尿管。

2. 消毒脐区，戴无菌手套后于脐下 2cm 处行局部麻醉。

3. 垂直切开多层组织进腹，切口长度约 1cm，朝 Douglas 窝（直肠子宫陷凹）方向将 Trocar 套管置入腹腔内，经 Trocar 套管引入导管。

4. 在腹腔内滴入 500ml 灌洗液，再通过虹吸作用吸出。若需反复灌洗者，须将导管与皮肤固定。

三、灌洗液分析

置入导管后引出液或灌洗液。

1. 血性　血腹，应急诊手术。

2. 胆汁性、脓性、混浊性液体　空腔脏器穿孔，也应急诊手术。

3. 浆液性　即使腹膜腔内无病灶性积液，仍须怀疑脏器的被膜下出血，为监护病情方便应留置导管。

4. **粉红色液体** 可能为少量血腹或腹膜后血肿，应留置导管再进行灌洗，并作淀粉酶、红细胞计数和细菌学检查。

四、禁忌证

腹部瘢痕是腹腔穿刺的危险因素，在这种情况下可以小切口探查术来取代腹腔穿刺、灌洗。

（胡伟国 臧潞）

|第十一章|
静脉置管术

一、适应证

1. 长期肠外营养。

2. 须中心静脉压监测、心血管造影、临时起搏器安装等特殊治疗。

3. 周围静脉已不能快速、大量补液。

二、禁忌证

1. 严重凝血机制障碍。

2. 穿刺部位感染。

3. 严重肺气肿、胸廓畸形禁忌行锁骨下静脉穿刺。

三、器材

1. 碘附、无菌手套、消毒巾、缝针。

2. 穿刺针、J 形钢丝、扩张器、静脉导管、三通接头、肝素帽。

3. 1% 利多卡因、0.9% 生理盐水、10% 肝素稀释液。

四、操作原则

1. 熟练的无菌操作。

2. 良好的导管固定。

3.可靠的胸部 X 线片佐证。

五、穿刺途径

1. **颈内静脉穿刺** 选择胸锁乳突肌胸骨支与锁骨支交叉点并结合颈内动脉搏动为穿刺点，与冠状面呈 30°，沿动脉搏动的外侧向同侧乳头方向穿刺。

鉴于右侧肺尖较低、右侧穿刺点至右心房径路几乎成一直线、左侧有粗大的胸导管，故首选右侧颈内静脉穿刺。

2. **锁骨下静脉上径路穿刺** 选择胸锁乳突肌锁骨支外侧缘与锁骨形成三角的角平分线距顶点 0.5cm处为穿刺点，沿此方向穿刺。进针过深易穿破胸膜顶而导致气胸。

3. **锁骨下静脉下径路穿刺** 穿刺点可选择在锁骨下的内 1/3 与中点间任意一点，径路为锁骨与第 1 肋骨之间，方向是胸锁关节外侧的锁骨静脉切迹。锁骨下静脉位于胸廓入口最前方（锁骨内侧 1/3 的后面），其后有前斜方肌与锁骨下动脉相隔，再后面是臂丛、第 1 肋骨、肺尖，故紧贴锁骨下穿刺可避免误伤动脉和肺尖。

4. **股静脉** 因为有发生感染和血栓的危险，故只有在其他方法失败的情况下才短期采用该方法。选择腹股沟韧带中点下 2~3cm 处沿股动脉搏动的内侧向脐孔方向穿刺。

5. **贵要静脉** 取肘前贵要静脉为穿刺点，经腋静脉、锁骨下静脉、上腔静脉入右心房。虽穿刺易成功，但置管困难，而且容易形成血栓。

六、并发症

1. 感染　不明原因的发热，首先应想到深静脉导管的感染。

2. 气胸　胸痛、气促、同侧呼吸音消失、气管向对侧偏移，得到胸部 X 线片证实。

3. 误伤　注意避免误伤颈内动脉、锁骨下动脉、股动脉等伴随的大动脉，以及胸导管、臂丛神经。

4. 栓塞　空气栓塞、血栓栓塞、异物栓塞。

（胡伟国　臧潞）

第三篇

普通外科常见临床鉴别诊断

第十二章

急腹症

第一节　概述

（一）外科急腹症与内科急腹症的鉴别

1. 外科急腹症起病急骤且无明显先驱症状；而内科急腹症常为渐进性发展且伴先驱症状。

2. 外科急腹症腹痛程度往往剧烈，腹痛部位从模糊变明确，腹部有明显的压痛、反跳痛、肌紧张，症状、体征由轻向重发展；内科急腹症腹痛的程度较轻且部位不明确，没有明显的定位症状。

3. 外科急腹症是以腹痛为主，其他症状随腹痛加剧而出现，特别是全身中毒症状出现于腹痛之后；而内科急腹症的发热、气促、胸痛等全身中毒症状都先于腹痛出现。

另外，老年人、婴幼儿等特殊患者可能有不典型的甚至反常的临床表现，应予以注意。

（二）急腹症的性质

1. 局限性炎症疾病，如急性阑尾炎、急性胆囊炎、急性胰腺炎等。

2. 空腔脏器梗阻性疾病，如单纯性肠梗阻、胆管和泌尿道结石、胆道蛔虫等。

3. 空腔脏器破裂或穿孔，如胃十二指肠溃疡穿孔、胆囊穿孔、伤寒性肠穿孔、肿瘤性肠穿孔、膀胱破裂等。

4. 实质脏器破裂出血，如肝、脾破裂以及异位妊娠破裂大出血等。

5. 急性血运障碍疾病，如绞窄性肠梗阻、肠扭转、卵巢囊肿扭转等。

（三）病变脏器的诊断

1. 根据腹痛部位和阳性体征来诊断　急性炎症，位于右上腹，多为胆囊炎，而位于右下腹则常为急性阑尾炎；穿孔性病变，腹痛从上腹部开始多为胃十二指肠溃疡穿孔；下腹部某一点开始者多为肠穿孔；外伤性内出血性腹痛，疼痛在左上腹常为脾破裂，疼痛在右上腹常为肝破裂，下腹部痛常为异位妊娠破裂。梗阻性病变的腹痛在脐周多为小肠梗阻，右上腹多为胆绞痛，在侧腰及下腹部多为肾、输尿管结石；绞窄性腹痛，在脐部为小肠扭转，在下腹部为卵巢囊肿或乙状结肠扭转。

2. 根据病变脏器特征来诊断　空腔脏器急性梗阻，腹痛伴有肠鸣音亢进为肠梗阻；有转移性右下腹痛为急性阑尾炎或胃十二指肠溃疡穿孔；如有果酱样便常为肠套叠；有黄疸时为胆管梗阻；血清、尿液淀粉酶升高为急性胰腺炎，下腹部痛、阴道出血并休克常为异位妊娠破裂。

（四）辅助检查

1. **血常规**　了解是否有贫血、感染，出血性疾病。

2. **常规生化检查**　重症胰腺炎的患者应测定血淀粉酶、血钙、血磷、乳酸脱氢酶；血清胆红素有时对急性胆囊炎或急性胰腺炎的诊断有价值；有大量呕吐、腹泻患者，为了了解水电解质酸碱平衡的情况，应测定血氯、血钠、血钾、二氧化碳结合力。

3. **血气分析**　对于重症、疑有呼吸衰竭、急性坏死性胰腺炎患者，血气分析应列为常规。

4. **X线检查**　X线检查主要是在急腹症诊断时用以观察腹腔内有无积气、结石和肠梗阻的存在。

5. **X线造影**　结肠梗阻时可作稀释钡剂灌肠；乙状结肠扭转时显示特征性的"鸟嘴样"改变；而肠套叠的X线特征为"杯口征"；原因不明的下消化道出血可通过选择性肠系膜血管造影来诊断出血点；胆道出血可通过肝动脉造影来证实。超声检查对肝、脾外伤，胆道疾病，异位妊娠有很好的诊断价值。

6. **CT检查**　是腹腔内实质脏器必不可少的检查方法，如肝、脾破裂的程度、位置，急性胰腺炎的诊断，诊断不明确的急腹症。

7. **诊断性腹腔穿刺**　抽出液为透明液体则多为腹水，须经化验检查区分是漏出液或渗出液；抽出液为脓液，则为腹腔内感染或空腔脏器穿孔；抽出液为胃肠道内容物或胆汁，则为胃肠道或胆囊破裂；抽出液是稀薄血性液体，则为绞窄性肠梗阻或重症性胰腺炎；抽出液为不凝固血液，则为腹腔内实质脏器破裂出血。一侧腹腔穿刺抽不出液体时，可考虑行另一侧下腹部穿刺以鉴别诊断。怀疑异位妊娠者，可经阴道作后穹窿穿刺，看是否能抽出盆腔内积聚的鲜血。

8. 诊断性腹腔灌洗　腹腔灌洗中具有下列任何一项者即具诊断价值：①肉眼观察有血液、胆汁或肠内容物；②镜检红细胞计数超过 10×10^{10}/L 或白细胞计数超过 0.5×10^9/L；③淀粉酶超过 100U/dl 为胰腺损伤的诊断依据；④氨含量高于 150mmol/L，有大肠或小肠穿破或尿外渗的可能。

第二节　腹膜炎

腹膜炎是指腹膜的炎症反应或急性感染，最常见于消化道器官的穿孔和 / 或腹腔内感染性病灶的扩散。

这是一种外科急症，因为其预后相当差（这取决于患者的年龄、一般情况、所伴发疾病、病因以及从诊断到治疗的时间）。

（一）病因

1. 溃疡性疾病　胃十二指肠溃疡穿孔。

2. 小肠疾病　缺血性穿孔、炎症性穿孔、溃疡性穿孔、感染性穿孔、肿瘤性穿孔。

3. 大肠疾病　粪汁性腹膜炎患者的病情非常危重，最常见于伴严重基础疾病的老年人。

4. 阑尾疾病

5. 胆囊疾病　胆囊炎穿孔、胆道手术。

6. 生殖系统疾病　输卵管脓肿破裂、子宫内膜炎、置宫内节育器后。

7. 创伤后

（二）临床表现

1. 急性弥漫性腹膜炎

（1）问诊：既往史、起始情况、病程演变情况。

（2）继发性弥漫性剧烈腹痛、肌卫。注意：只在有肌肉的情况下才有肌卫（例如在新生儿和老年人中肌卫少见）。

（3）肛门指检时 Douglas 窝有触痛。

（4）伴随症状：①脓毒血症伴 39~40℃的高热，伴或不伴寒战，呼吸急促，心动过速，甚至血压下降；②肠蠕动停止和呕吐；③全身情况改变。

2. 临床分型

（1）非典型性腹膜炎：常见于新生儿，老年人，基础疾病严重和免疫功能低下（应用皮质激素或其他免疫抑制剂，人类免疫缺陷病毒感染）的患者。

（2）局限性腹膜炎：①局限感染，伴有深部化脓的表现；②阑尾包块或脓肿，胆道或胆囊脓肿，Douglas 窝脓肿（有盆腔刺激症状），膈下脓肿（膈肌刺激征），结肠旁沟脓肿。

（3）术后腹膜炎，感染症状的重现以及持续性肠蠕动障碍均应引起怀疑。

（三）辅助检查

1. 开具辅助检查不应延误手术治疗的时机。

2. 辅助检查不是诊断腹膜炎所必需的，仅是作为临床表现和体检的诊断补充。

3. **术前准备** ①血常规、血小板、电解质；②凝血酶原时间、活化部分凝血活酶时间（activated partial thromboplastin time，APTT）、血型（Rh 型）；③心电图、后前位胸部 X 线片。

4. **在应用抗生素之前进行病原学检查** 血培养，致病菌侵入部位的检查。

5. **腹部 X 线片** ①正立位 X 线片（包括膈肌穹窿）和卧位 X 线片；②寻找腹腔积气的证据（空腔脏器的穿孔），胆道积气（胆源性），回肠激惹征象（扩张的肠袢，粪汁淤滞）；③如果是阑尾或胆囊穿孔，也可没有腹腔积气。

6. **盆腹腔 B 超** ①对胆源性腹膜炎和生殖系统来源的腹膜炎非常有用；②寻找局部积液、腹腔内渗出，以及能确定病因的征象（胆结石、阑尾炎等）。

7. **其他次选的辅助检查** 腹部 CT 增强扫描或平扫、胃肠道造影。

（四）治疗

1. 标准复苏措施　①对症治疗：吸氧甚至必要时机械通气，胃肠减压，开放静脉通道，维持水电解质平衡，禁食以及肠外营养；②感染性休克的治疗；③两联或三联抗生素治疗方案：在查得病原体后，首先经验性地使用广谱抗生素，然后根据培养和药敏结果，通过肠外途径给予抗生素；④监护。

2. 常规急诊手术治疗　①行正中切口腹部探查术（局灶性表现除外）；②将所有找到的渗出液送检病原学检查；③清除坏死组织，切除已存在的假膜；④用温生理盐水或者碘液进行大量的腹腔冲洗；⑤引流。

3. 在胃十二指肠溃疡穿孔时的保守治疗

（1）适应证：①明确诊断；②6小时内起病；③空腹；④无发热；⑤无伴随症状。

（2）方法：①胃肠减压，维持水电解质平衡；②静脉应用多种广谱抗生素；③静脉应用质子泵抑制剂。

第三节　肠梗阻

（一）三种机制

机械性肠梗阻（阻塞、绞窄）和动力性肠梗阻（麻痹）较为常见（表12-1）。血运性肠梗阻较为少见。

表 12-1　肠梗阻的主要病因

部位	主要病因	
	机械性肠梗阻	动力性肠梗阻
小肠梗阻	1. 绞窄因素（疝、肠套叠、小肠扭转） 2. 腔内因素（胆源性肠梗阻、异物） 3. 肠壁因素（肿瘤、狭窄、炎症、小肠闭锁） 4. 腔外因素（粘连索带、感染或术后粘连、肿瘤）	1. 炎症 2. 感染 3. 代谢
结肠梗阻	1. 阻塞（癌肿、乙状结肠炎、粪块） 2. 绞窄（肠扭转）	1. 慢性炎症性肠病 2. 药物（安定类药，阿片制剂……） 3. 假性结肠梗阻

（二）四大临床症状

四大临床症状包括疼痛、呕吐、腹胀和停止排气排便（表 12-2）。

表 12-2　肠梗阻的临床症状及影像学表现

症状 / 影像学表现	小肠梗阻	结肠梗阻
腹痛	+++	+ / -
呕吐	早期出现	较晚出现
停止排气排便	较晚出现	早期出现
全身状况改变	早期出现	较晚出现
腹部 X 线片	大量液平、中心性有无膈下游离气体（提示肠穿孔）其他特征性状况，如胆道积气或者结石	在结肠区域周围的液平有无腹腔积气

（三）治疗原则

1.在外科或者重症监护病房可首先予以保守治疗，维持水电解质平衡、胃肠减压、镇痛、解痉、抗生素治疗。

2.有时可以尝试性在内镜引导下插入大直径结直肠导管行内镜下球囊扩张术（乙状结肠扭转或者假性结肠梗阻）。

3.诊断性和治疗性的手术治疗。

4.在感染或者肠祥严重扩张引起术后瘘可能的情况禁止行肠吻合术。

5.病因治疗很重要。

（1）停用致病药物。

（2）阑尾切除术或者在炎症型肠梗阻时予以脓肿引流。

（3）区分机械性和动力性肠梗阻对明确治疗方式尤其重要。

（四）小儿急性肠套叠

1.近端一段肠祥进入远端一段肠祥内。

2.多发病在 2 个月至 2 岁的小儿，高峰发病年龄为 9 个月，在成人与青少年中少见。

3.两种类型　回肠 – 结肠型（多见）和回肠 – 回肠型（较少）。

4.临床特点

（1）突然发作持续几分钟后自动消失然后再次

出现。

（2）突发性疼痛、哭闹，面色苍白，呕吐，停止排气排便。

（3）下腹有压痛。

（4）50%情况下可触及腊肠样套叠。

（5）直肠指检必不可少，可触及腊肠头部，可能有消化道出血。

5. 腹部 X 线片检查

（1）盲肠气体透亮消失。

（2）回肠末端气性或液性扩张。

（3）直接征象可见腊肠样不透亮区。

（4）核实没有气腹。

6. 腹部 B 超　是显示"腊肠"和定位套叠部位（回肠－回肠型除外）的重要检查。

7. 钡剂灌肠　诊断性检查，并且可以治疗（通过对比剂逐渐积聚使之缓慢复位）。必须了解的是空气灌肠复位要在内镜控制下，而液体灌肠复位要在超声控制下。

8. 复位标准

（1）整个结肠框以及末段小肠有钡剂充盈。

（2）盲肠显影清晰，无肠壁缺口。

（3）钡剂排空后无复套影像。

9. 手术治疗指征

（1）灌肠失败或者有灌肠禁忌证。

（2）反复复发者以及大于两岁患者出现肠套叠。

（五）继发性急性肠梗阻的原因

可见于任何年龄和消化道任何部位。包括：①息肉、肿瘤。② Mechel 憩室、过敏性紫癜。③术后。

第四节 急性胰腺炎

急性胰腺炎是一种胰腺炎症反应甚至胰腺坏死的疾病，伴有较高的发病率和死亡率。主要发生于40 岁以上人群，60 岁是发病高峰年龄。

急性胰腺炎可分为两种类型：水肿型（占85%，轻型）和出血坏死型（15%，重型）。

（一）主要病因

1. 胆道结石 ++++。

2. 酒精性 +++。

3. 代谢性疾病（高甘油三脂血症、高钙血症）。

4. 感染性疾病（巨细胞病毒、流行性腮腺炎病毒、寄生虫等引起的感染）。

5. 药物性。

6. 其他病因，如术后、ERCP 术后、外伤后、胰源肿瘤、胰管分裂畸形等。

7. 特发性。

（二）可引起急性胰腺炎的药物

1. 硫唑嘌呤。

2.6- 巯基嘌呤（6-mercaptopurine，6-MP）。

3. 四环素。

4. 呋塞米。

5. 西咪替丁。

6. 丙戊酸。

7. 甲基多巴。

8. 喷他脒。

（三）临床表现

1. 全身状况改变，甚至休克。

2. 几乎持续性的腹痛

（1）剧烈，不固定，上腹部。

（2）侧身蜷缩卧位可减轻疼痛。

（3）伴有恶心和呕吐。

3. 临床缺乏特异性体征

（1）上腹部敏感和 / 或肿块。

（2）75％患者可出现回肠反应性积气（激惹征）引起腹胀。

（3）20％的患者可出现黄疸。

事实上，临床医师在遇到全身状况和体征严重但缺乏典型阳性症状和体征的患者时，需要想到急性胰腺炎这个诊断。

（四）辅助检查

1. 生化检查

（1）具有诊断性：①血淀粉酶、尿淀粉酶和 /

或血脂肪酶。②任何浓度的血淀粉酶都要加验血脂肪酶（由于后者不但敏感，且更具有特异性）。③C反应蛋白的重要性。CRP值 > 150mg/L表明有90%可能是坏死出血性胰腺炎。④尿胰蛋白酶原有诊断意义，如果该指数正常，则该疾病99%可排除。

（2）不可缺少的常规检查：血常规、血电解质、尿电解质、血尿素氮和肌酐、血糖、血钙、转氨酶、乳酸脱氢酶（lactate dehydrogenase，LDH）、动脉血气分析、凝血酶原时间、APTT、血型（Rh型）。

（3）若怀疑感染，行血培养。

2. 影像学检查

（1）腹部X线片：排除腹腔游离气体、肠梗阻现象的存在，还可以通过钙化灶诊断出慢性胰腺炎。

（2）腹部CT平扫 + 增强扫描（首选）。

（3）其他：如果要明确引起急性胰腺炎的病因来源可以结合胸部X线片、B超和超声内镜。

3. 常规心电图检查　对于以疼痛表现为主的患者，用来排除心肌梗死。

（五）评估预后（表12-3~ 表12-5）

表12-3　急性胰腺炎严重程度的Ranson评分标准

患者入院时	住院48小时后
血糖 > 2g/L	氧分压 < 60mmHg
年龄 > 55岁	尿素 > 8mmol/L

续表

患者入院时	住院 48 小时后
白细胞计数＞ 16×10^9/L	碱剩余＜ -5mmol/L
LDH＞ 350U/L	血钙＜ 2mmol/L
AST＞ 250U/L	血细胞比容降低＞ 10%
	第三间隙液体＜ 6L

注：每项指标计 1 分，Ranson 评分超过 9 分提示预后不良。

表 12-4　急性胰腺炎的 Balthazar 评分（CT）

严重程度	胰腺坏死程度
A：正常胰腺＝ 0 分	没有坏死＝ 0 分
B：胰腺弥漫性或局限性肿大 =1 分	＜ 30% 坏死＝ 2 分
C：胰周脂肪浸润＝ 2 分	30%~50% 腺体坏死＝ 4 分
D：存在一个液化坏死区＝ 3 分	＞ 50% 腺体坏死＝ 6 分
E：存在一个液化坏死区伴感染或一个以上的液化坏死区＝ 4 分	

表 12-5　Balthazar 评分对急性胰腺炎预后的评估

Balthazar 评分	发病率	死亡率
＜ 3 分	8%	3%
4~6 分	35%	6%
7~10 分	92%	17%

（六）治疗原则

1. 药物治疗

（1）急性坏死性胰腺炎急诊收入重症监护病房。

（2）一般措施：开放静脉通道，给予胃肠减压、鼻管吸氧，如有休克予以导尿。

（3）纠正休克：①静脉输注大分子血浆代用品；②维持水电解质平衡；③有时需要输血。

（4）肌内注射或静脉注射镇痛药。

（5）在怀疑或者出现感染时可以预防性抗菌治疗或者应用抗生素。

（6）一般情况下，避免应用水杨酸药物、非甾体抗炎药以及对乙酰氨基酚。

（7）长时间监护。

2. 手术治疗

（1）结石性急性胰腺炎：胆囊切除术＋胆道引流术或者行内镜下乳头肌切开术。

（2）急性坏死性胰腺炎时切除坏死组织块。

（3）引流所有感染性积液。

第五节　肾绞痛

这种疼痛与急性上尿路的扩张有关，也与继发于急性部分性或完全性尿路梗阻引起的尿路腔内压力升高所引起的肾包膜扩张有关。

（一）病因

1. 尿路腔内原因

（1）结石（占 2/3）。

（2）血凝块。

（3）异物（尤其是寄生虫）。

（4）肾脓性或坏死碎屑（干酪样坏死物）。

（5）药物沉淀物。

2. 尿路管壁原因

（1）肾盂输尿管连接处病变。

（2）感染（结核、血吸虫）。

（3）浸润性肿瘤。

（4）肾病。

3. 肾外因素

（1）乙状结肠、直肠肿瘤。

（2）后腹膜纤维化。

（3）妇科疾病，如宫颈癌、子宫肌瘤。

（4）术后或外伤后并发症（误扎输尿管、尿道血肿）。

（二）临床诊断

1. 约 50% 的尿路结石的首发表现。

2. 有时有先兆症状：恶心、身体不适甚至腰痛。

3. 疼痛

（1）单侧、剧烈、突然达到高峰、极期持续。

（2）位于腰背部。

（3）向两胁、腹股沟区、外生殖器放射。

（4）体位改变无法镇痛。

（5）疼痛突然消失提示可能出现尿路断裂。

4. 伴随症状　出汗、面色苍白、焦虑、恶心、呕吐、尿频、尿急、血尿。

5. 无发热。

（三）鉴别诊断

1. 尿路疾病

（1）感染：肾盂肾炎。

（2）肿瘤：肾、尿道、膀胱。

（3）血管性：肾梗死。

2. 尿路外疾病

（1）卵巢囊肿蒂扭转。

（2）阑尾炎。

（3）其他：胆绞痛、憩室炎、胃十二指肠溃疡。

（四）影像学诊断

1. 腹部 X 线片

（1）可能正常，不能据此排除诊断。

（2）肾和输尿管水平存在不透光物质。

（3）定位：肾盂（L_1~L_2 节段），输尿管腰段（L_2~L_5 节段）或输尿管盆腔段（向髂腰部或从软组织部分向膀胱底投射）。

2. 肾脏及膀胱 B 超

（1）阐明尿路梗阻。

（2）阐明结石成因和性质。

（3）梗阻的间接征象：尿路扩张，肾脏的大小和实质的厚度。

3. 静脉尿路造影或者尿路 CT

（1）100% 明确诊断（正常肾脏输注对比剂后延迟排泄，上游扩张）。

（2）很少在急诊时行此项检查（注意：在很多急性情况下，肾脏是无功能的）。

（3）明确梗阻的性质和部位。

（4）评估梗阻对肾和尿路的影响。

（5）远期意义是评估可能形成结石的危险因素（畸形、连接处病变等）和评估尿路状况。

（6）静脉尿路造影禁忌证：①肾衰竭；②骨髓瘤；③糖尿病；④双胍类药物服用后 48 小时内；⑤妊娠；⑥碘对比剂过敏。

（五）治疗

1. 立即行急诊行原发疾病的相关检查并同时进行治疗，继续非卧床护理。

2. 限制水的摄入。

3. 缓解疼痛

（1）经静脉或肌内注射非甾体抗炎药（除了妊娠妇女）。

（2）二级镇痛药和 / 或三级镇痛药（吗啡）。

（3）解痉药。

4. 尿检发现有尿路感染时应用抗生素。

5. 注意由住院和外科引流（导尿管或经皮肾造

口术）引起的并发症，发热、无尿和对于规则药物治疗抵抗的痛觉过敏的肾绞痛。

第六节　急性尿潴留

急性尿潴留定义为突然发生的完全性排尿不能，但与此同时膀胱中有尿（这与无尿不同）。主要病因见表 12-6。

表 12-6　急性尿潴留主要病因

性别	主要病因	
	年轻患者	老年患者
男性	1. 急性前列腺炎 2. 尿道狭窄 3. 尿道外伤	1. 前列腺增生或者前列腺癌 2. 前列腺炎 3. 尿道狭窄
女性	1. 膀胱炎 2. 神经性膀胱 3. 尿道外伤	1. 粪块 2. 盆腔肿瘤

注：勿忘膀胱内梗阻的可能性：尿道结石嵌顿于膀胱颈，膀胱颈肿瘤或尿道异物。

（一）临床表现

1. 问诊

（1）既往史：是否有慢性尿频和 / 或排尿困难、便秘。

（2）致急性发作的原因：感染（发热），喝大量饮料或辛辣饮食，近期手术史，长期卧床不动，服某些药物（α 受体激动剂、抗胆碱能药物）。

2. 体格检查

（1）强烈的尿意。

（2）剧痛。

（3）膀胱充盈。

（二）急诊检查

1. 耻骨上超声。

2. 尤其在诊断有困难时推荐使用。

（三）急诊处理

1. 解除尿潴留。

2. 插导尿管。

3. 耻骨上膀胱插管。

4. 留置导尿管禁忌证

（1）怀疑尿道破裂。

（2）尿道狭窄。

（3）局部感染。

（4）儿童。

5. 耻骨上膀胱插管禁忌证

（1）凝血功能障碍。

（2）抗凝治疗中。

（3）怀疑膀胱癌。

（4）局部感染。

（5）解剖结构外搭桥（瘘）。

（6）妊娠。

（7）无膀胱充盈。

（四）后续治疗

1. 治疗并发症（如感染）。

2. 根据临床表现进行相应病因学检查。

3. 根据尿潴留的病因采取相应的对因治疗。

4. 随访。

（胡伟国　臧潞）

| 第十三章 |
消化道出血

一、临床特点

1. 呕血　多见于屈氏韧带（十二指肠悬韧带）以上的消化道出血。

2. 黑便　多数为屈氏韧带以上的消化道出血，有时可见于屈氏韧带以下。

3. 便血　主要见于下消化道出血，较少出现在上消化道。

4. 失血性休克　主要在上消化道出血。

5. 缺铁性贫血　没有局部定位价值。

二、消化道出血的主要病因

1. 上消化道出血

（1）胃十二指肠溃疡。

（2）门静脉高压症并发症（食管胃底静脉曲张）。

（3）胆道出血。

（4）其他原因，如马洛里－魏斯（Mallory–Weiss）综合征、胃癌、食管肿瘤、瘘管、血管瘤。

2. 下消化道出血

（1）痔（常见但需要排除其他原因）。

（2）良性或恶性肿瘤。

（3）肛裂。

（4）溃疡、血管发育不良、结肠炎、感染性或放射性结肠炎。

三、临床表现

1. 发现出血　呕血、便血、黑便。

2. 评估出血程度　根据患者的一般情况来衡量出血量（耐受力、低血压休克状态、心率过速、烦躁不安、出汗、发绀、皮肤花斑、呼吸急促、少尿），而不是根据患者的辅助检查结果（血常规、血红蛋白或血细胞比容）。

3. 详细问诊（向患者及随从人员）　既往史（胃十二指肠溃疡史），包括非甾体抗炎药的损伤胃黏膜的药物、酒精中毒、急性损伤等。

4. 体格检查　完整检查包括妇科及消化科检查，检查门静脉高压症的体征、肝细胞功能衰竭的体征、肝脾肿大、牵涉性疼痛、腹部肿块、主动脉瘤、皮肤出血体征（血肿、紫癜、毛细血管扩张症）。

四、辅助检查

1. 止血和输血前系统性检查　血常规、血小板、凝血酶原时间、APTT、血型、Rh 因子。

2. 内镜检查的必要性以及必要的多部位活检　在出血的最初几小时内检查。有三重目的：①确定损伤原因；②评估复发的危险因素或随访；③治疗性操作。

3. 其他常规检查　心电图和胸部 X 线片、腹部

B 超、腹部 CT。

4. 较少做的检查 粪寄生虫学检查、小肠钡剂灌肠（肿瘤、Meckel 憩室）、锝 –99m– 核素扫描（Meckel 憩室）、血管造影（血管畸形或血管损伤），甚至剖腹探查。

5. 内镜检查原则

（1）重症监护病房。

（2）有意识的患者或意识丧失但插管和通气状况良好的患者。

（3）在血流动力学稳定后。

（4）如果有需要，行全身麻醉。

6. 溃疡性出血的复发危险性（表 13-1）

表 13-1 溃疡性出血后行内镜检查各结果分类的
复发危险性

内镜检查结果分类	复发危险性 /%
活动性出血	85
可见血管	40
附着血栓	15
棕褐色斑块	10
单纯性溃疡	2

五、治疗

1. 液体复苏 根据出血和症状体征的临床严重程度行标准的复苏。吸氧甚至插管 / 通气，开放内径合适的周围静脉通道，如果血流动力学不稳定，先行扩容，维持水电解质平衡，如果是高位消化道出血，给予鼻胃管冲洗。

2.输血　是否予以输血取决于临床的耐受程度、大量活动性和/或不可控制的出血以及复发的危险因素。为了便于记忆，每输注 1U 红细胞，血红蛋白增加 1g，且血细胞比容增加 2%。输注的红细胞数量可显示出血的严重程度，12 小时内超过 12U 红细胞预后较差。

3.病因治疗　发现有潜在的肝病后应该进行针对病因的合适的治疗 ± 紧急的治疗，这对取得好的预后是必不可少的。

4.随访　对临床症状、体征和生化检查进行密切随访。

5.肝硬化时处理

（1）在 48 小时内每 4 小时给予 1~2mg 特利加压素静脉注射。

（2）内镜下进行止血：硬化剂或结扎。

（3）如果失败或早期复发，放置双气囊三腔管或鼻胃管。

（4）还有内镜的新治疗方法，经颈静脉肝内门体静脉分流术（transjugular intrahepatic portosystemic shunt, TIPS）或较好地进行门静脉 – 下腔静脉吻合术。

（5）控制出血后。

（6）预防肝性脑病。

（7）对于 Child–Pugh C 级的患者行腹水感染检

查同时预防腹水的感染。

（8）预防食管胃底静脉曲张破裂。

6. 出血性溃疡的处理

（1）质子泵抑制剂。

（2）使出血性溃疡硬化。

（3）如果治疗失败或早期复发，特别是老年患者，伴耐受力差或低血容量，动脉出血情况下或溃疡位置危险（靠近动脉），可予以手术治疗。

7. 对因治疗流程图（图 13-1）

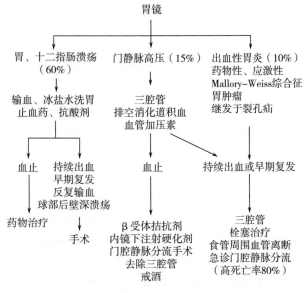

图 13-1　对因治疗流程图

（胡伟国　臧潞）

第十四章

复合性创伤

复合性创伤是一种累及全身多处的严重创伤，这些损伤中至少有一处可在短期内或更长一段时间内引起患者死亡。其处理的难度及其预后的好坏取决于这些损伤间的相互加重程度、诊断延误、错误治疗等。

一、初步处理原则

1. 脱去全部衣物，去除假牙和眼镜。

2. 仰卧位制动，直至获得脊柱摄片结果。

3. 合并呼吸衰竭者，予以鼻管给氧或插管，并根据动脉血气结果调节通气量；若有气胸表现，应紧急引流。

4. 扩容 建立一条或多条周围大静脉通道，先输大分子溶液，继以血制品，补液量可根据血流动力学指标进行调整，如脉搏、血压、尿量、中心静脉压等。

5. 抽血 化验血型、电解质、血细胞计数、凝血功能等。

6. 置鼻胃管、导尿管。

二、临床评估及急救处理

1. 重视脊柱的保护（颈托、石膏背心）。

2. **基本措施** 保护伤者，如没有处理的能力须急救报警，由专业抢救人员进行就地急救。

3. **心跳呼吸骤停者急救** 须立即急救报警，并在等待救援的同时马上开始心肺复苏，方法是胸外心脏按压。如施救者为1人，每15次按压需加2次人工呼吸，如为2人，则每5次按压加1次人工呼吸。

4. **完整的体格检查** 根据现场条件，在抢救同时开始，一旦入院马上完善其余相关检查。

5. **需要评价和稳定的3种最紧急体征**

（1）呼吸 呼吸道阻塞，胸廓压缩，引起窒息的胸膜腔积液，胸壁或广泛实质损伤。

（2）心脏 99% 继发于内出血或外出血。

（3）神经 皮肤、骨骼（颅顶、颅底）或实质（挫伤、擦伤、脑内血肿、弥漫性轴突断裂、硬膜下出血、硬膜外出血、蛛网膜下腔出血）的原发损伤及创伤后继发病变。

三、胸腔闭合性损伤

1. **外部结构损伤**

（1）肋骨骨折：单独或多发，一侧或双侧，伴或不伴胸骨骨折。胸部 X 线片上无法显示前面的肋软骨骨折或分离。当肋骨阀门样骨折时，可引起反常呼吸运动或相对固定，但以后可能会膨出。

（2）膈顶破裂：90%发生于左侧，可引起腹腔内脏器疝入胸腔。

2. 胸腔内脏器损伤

（1）胸膜：血胸、气胸或血气胸，可压迫肺及纵隔引起低血容量。

（2）肺：肺挫伤时，可有局限性或弥漫性血性渗出，一侧或双侧，严重时可导致白肺。可引起ARDS。

（3）气道：90%的破裂发生于气管远端或主支气管。

（4）心血管系统：主动脉峡部破裂（见下文）。心肌挫伤、腱索或瓣膜破裂、冠状动脉破裂、心包积血等较少见。

四、创伤后主动脉破裂

1. 绝对急症。

2. 最常见的导致死亡的严重并发症，多发生于主动脉峡部。

3. 急性期内的早期诊断和外科手术是抢救患者必不可少的措施，少数伤者因此而获救。

4. 标准胸部 X 线片可以为纵隔出血提供诊断依据。

（1）主动脉球增大或消失伴主动脉肺动脉夹角消失。

（2）在主动脉弓平面以上的上纵隔增大至 8cm。

（3）呼吸道、消化道移位。

（4）其他胸部征象：左侧胸腔积血、左肺尖胸膜膨出，可有骨损伤。

5. 对于胸部 X 线片无法发现的创伤后主动脉瘤和 / 或纵隔血肿，胸部 CT 平扫 + 增强扫描具有重要意义。

6. 确诊需要主动脉造影。

（1）即使临床表现出一丝的怀疑也应该急诊进行胸部 X 线片或 CT 检查。

（2）必须包括两个方向的投影（正、侧位）。

（3）典型的峡部破裂征象（梭形或包裹形附生物），可能发现破裂的直接征象（光线下清晰的线条）。

7. 紧急处理：外科手术。

五、辅助检查

1. 在住院期间进行。

2. 在任何情况下，辅助检查都不能耽误或妨碍患者的治疗。

3. 根据临床体检、既往史、治疗紧急程度，辅助检查可遵循以下秩序。

（1）放射学检查：根据临床所见，行正侧位胸部 X 线片、腹部 X 线片；根据临床表现进行脊柱和肢体摄片，以及下面部、上颌骨、牙床骨、牙槽骨摄片。

（2）心脏多普勒超声，腹部盆腔、肾区超声。

（3）CT 平扫加或不加增强扫描、MRI、动脉造影、静脉肾盂造影。

六、事故现场治疗

1. 在抢救开始时确定患者的基本情况，做心电图、开放静脉通道、检测氧分压，若格拉斯哥昏迷评分＜8，给予吸氧甚至气管插管和机械通气，维持水电解质平衡。

2. 注意避免葡萄糖液的输注以免加重神经损伤，排除尿道损伤前禁止过度补充盐分和导尿。

3. 大出血的情况下立刻做好输血准备，注意血细胞计数、血小板、凝血功能、血型（ABO 型、Rh 型）。

4. 现场措施如下。

（1）确保生命体征，心血管功能、呼吸功能（挽救生命时气管插管并正压通气）、神经系统功能。

（2）控制出血，扩容、缩血管剂、抗休克下肢弹力绷带、压迫止血、止血带、伤口缝合。

（3）紧急处理开放性骨折或修复破损皮肤，否则将会导致远端缺血和神经损伤。

（4）骨折的固定，夹板、石膏背心、抗休克下肢弹力绷带。

（5）肢体离断时回收断肢。

（6）患者的回暖，给予等温的衣被。

（7）预防感染，给予清创，尽量无菌操作，必要时预防性使用抗生素（如青霉素、第一代头孢菌素）。

5. 医疗转送（如"120"急救中心），送往最近的设施齐全的医疗中心，有重症监护、麻醉、复苏设施、急诊手术的条件。

6. 理想的院外处理时间应当少于 1 小时。

七、医院内治疗

1. 急性期（第 1~3 小时） 处理两个主要急症：大出血和神经外科手术。

2. 第一期（4 小时~3 天） 患者一旦建立起良好呼吸、稳定循环，以及处理完主要的伤势，接下来就开始治疗次要伤势（眼睛、面部、内脏、胸廓、脊柱等）。

3. 第二期（4~8 天） 处理一些并发症（血肿、坏死组织等）和一些不影响生命的伤势。

4. 第三期（第 8 天以后） 估计患者的预后（急性呼吸窘迫综合征或多器官功能衰竭可有死亡的危险，或在治疗过程中、复苏结束后情况逐渐好转）。

5. 长期卧床的护理 预防褥疮、通便、预防性使用低分子量肝素等，预防应激性溃疡，监护。

6. 远期 进行康复教育以利于改善患者的生活质量。

八、注意事项

1. 伤口、挫伤和出血

（1）在全身麻醉下仔细手术探查所有的伤口，以进行伤势评定和全面治疗。

（2）先探查实质脏器是否损伤，然后再探查空腔脏器是否完好。

（3）腹部损伤中最常见累及的3个器官为脾、肝、肾（表14-1）。

（4）腹部损伤时，最重要的一环是患者的监测。外科手术的指征有活动性出血症状（即使患者已复苏）、空腔脏器穿孔症状（腹膜炎、腹腔积气体征）。

（5）出血的严重程度可由患者的临床情况来判断（耐受力、低血压的休克状态、心率加快、烦躁不安、大汗淋漓、发绀、皮肤大理石样花纹，呼吸增快和少尿），或由辅助检查判断（血常规）。

（6）根据临床耐受能力、可控制/不可控制的大量活动性出血以及复发的可能性决定是否输血。

2. 脊柱四肢损伤

（1）开放性骨折和骨-筋膜室综合征需要在6小时内给予急救处理。

（2）开放性骨折无皮肤覆盖或皮肤不能闭合的情况下给予外固定是重要的。

表 14-1　腹腔实质脏器损伤分类

损伤	分类
脾外伤	1 型：包膜下血肿 2 型：包膜撕裂 3 型：实质裂伤＜1cm（3a）或＞1cm（3b） 4 型：脾蒂破裂或脾门损伤 5 型：脾破裂
肝外伤	1 型：实质裂伤＜1cm 2 型：深部损伤＞3cm 和 / 或包膜下血肿 3 型：深部损伤＞3cm，重度挫伤，星形破裂，肝破裂 4 型：肝中心血肿 5 型：肝蒂或者肝静脉破裂
肾外伤	1 型：包膜下血肿 2 型：裂伤伴碎片间轻度离断，中度尿路血肿可能 3 型：裂伤伴碎片间轻度离断，重度尿路血肿，或损伤周围缺乏血供带 4 型：肾血管蒂局部或完全破裂

（3）肩关节脱位时探查是否有肱骨头骨折。

（4）肩关节脱位（或伴骨折）时探查腋神经损伤，注意不能抬肩是一个重要体征。

（5）骨盆骨折时应考虑到耻骨联合离断或尿道膜部剪应力损伤而引起的膀胱破裂。

（6）胸骨不稳定内向斜行骨折时考虑纵隔受伤。

（7）胸部手术或胸外伤伴 / 不伴组合性骨折时应用镇痛药和呼吸运动疗法，因为疼痛有引起反射性通气不足的可能，进而导致供氧不足，尤其在体质脆弱时（呼吸功能不全、老年人）。

3. 脊柱损伤的稳定性

（1）稳定：棘突和横突骨折；单纯性椎体纵向骨折；单纯性椎体压缩；良性扭转。

（2）不稳定：单 / 双侧关节脱位；复杂性椎体骨折；重度扭转；多个关节和 / 或椎弓根骨折。

4. 脊柱重度扭伤的征象

（1）椎关节面失平行。

（2）椎关节面不能对合者＞ 50%。

（3）关节突间严重偏离。

（4）后壁扭转＞ 15°。

5. 低体温

（1）在低体温的情况下，应当延长重症监护时间而且谨慎。

（2）患者复温宜逐渐进行，其死亡的主要风险为心室纤颤。

（3）只能在正常体温的情况下宣布死亡。

九、预后

1. 损伤累及中枢神经系统和 / 或大血管的伤者有 50% 在最初几分钟内死亡。

2. 胸部创伤或内出血的伤者有 35% 在一至几小时内死亡。

3. 15% 的病例由于菌血症或多脏器功能衰竭在治疗后期死亡。

（胡伟国　臧潞）

| 第十五章 |
休克

休克是指急性持续性的循环衰竭以及组织灌注的显著降低。它包括四种类型：过敏性休克、心源性休克、低血容量性休克、感染性休克。

一、心排血量下降的不同机制

1.过敏性休克时全身血管舒张，大量血浆外渗以及血管损伤。

2.心源性休克时左心室泵功能衰竭。

3.低血容量性休克时前负荷降低。

4.感染性休克时心肌功能下降，血管系统抵抗力降低，血管急剧扩张，毛细血管通透障碍。

二、临床表现

可表现为发绀、呼吸增快、血压下降、心率增快、皮肤花纹、少尿、冷汗、意识障碍。3步急救包括急性呼吸衰竭时气管插管、低血容量时灌注补液、肾上腺素控制变态反应。

三、主要病因

1.过敏性休克　碘化物、局部麻醉、磺胺、昆虫毒液引起的低血容量。

2. **心源性休克** 左心室收缩功能衰退（心肌梗死、终末期扩张型心肌病、冠心病并发症、药物中毒）或正常（大片肺栓塞、心脏压塞，急性瓣膜功能不全、心律失常、Ⅲ度房室传导阻滞）。

3. **低血容量性休克** 脱水所致的低血容量（腹泻、呕吐、大面积烧伤、急性肾上腺功能衰竭），失血（创伤、腹腔出血、消化道出血），第三间隙液体潴留（急性胰腺炎、肠梗阻），血管毒性物质损伤（巴比妥类、氨基甲酸盐）。

4. **感染性休克** 需氧/厌氧菌及真菌感染。

四、辅助检查

1. 常用生化指标（血常规、血沉、C反应蛋白、血电解质等）、血气分析、血乳酸、炎症指标、毒性物质等。

2. 心电图、胸部X线片。

3. **血流动力学** 中心静脉压（降低提示低血容量）、Swan-Ganz导管测肺毛细血管楔压（pulmonary capillary wedge pressure，PCWP）、心排血量等。可分为4个阶段。

第1阶段：无左室功能不全。

（1）PCWP < 18mmHg。

（2）心指数（cardiac index，CI）> 2.2L/（min·m^2）。

第2阶段：肺动脉高压不伴周围低灌注。

（1）PCWP > 18mmHg。

（2）IC > 2.2L/（min·m^2）。

第 3 阶段：周围低灌注不伴肺动脉高压。

（1）PCWP < 18mmHg。

（2）IC < 2.2L/（min·m^2）。

第 4 阶段：心源性休克。

（1）PCWP > 18mmHg。

（2）IC < 2.2L/（min·m^2）。

五、处理

1. 对症治疗　外科重症监护措施（必要时气管插管/辅助通气，开放外周静脉通道，纠正水电解质平衡紊乱），血管活性药物，补液增加血管灌注除外心源性休克或高中心静脉压。

2. 病因治疗

（1）治疗心源性休克的病因。

（2）输注大分子物质，必要时输血（低血容量性休克）。

（3）肾上腺素 +++（过敏性休克），当有喉头水肿时静脉注射皮质激素。

（4）血管活性药物（多巴酚丁胺/多巴胺）及抗炎治疗（感染性休克）。

3. 监护　每天将需要监测指标的测量结果记录在告示板上。

（1）临床及生化指标，每小时尿量，血流动力学。

（2）心电图、胸部 X 线片、心脏超声、细菌学检验。

六、休克的并发症

1. 急性冠脉综合征。

2. 损伤性肺水肿。

3. 急性呼吸窘迫综合征。

4. 肝肾功能不全。

5. 凝血障碍（弥散性血管内凝血、血栓形成）。

6. 死亡。

（胡伟国　臧潞）

第十六章

感染

一、诊断依据

1. 可无发热（体温过低）或不明显，但寒战对败血症有提示性。

2. 详细体格检查。

3. 寻找能立即反映严重度的临床表现。

（1）休克状态：皮肤花斑、少尿、低血压。

（2）意识障碍：神经精神障碍。

（3）呼吸衰竭。

（4）脱水、呼吸衰竭征象。

4. 明确病史　免疫抑制治疗、脾切除术、糖尿病、疟疾流行区旅居史。

5. 寻找入侵门户（医源性）。

6. 系统进行下述查体　脑膜刺激征（腰穿），胸廓、肺胸膜或心脏体征，腹部外科体征，肾区、泌尿系统或前列腺（肛检）体征。

注意妇科感染的盆腔征象（肛检—阴道检查），不要忽略耳鼻喉科检查，以及皮肤上的原发灶或征象（紫癜）。

根据以上检查所获资料进行辅助检查。

7. 在任何抗生素治疗前进行检查　3次血培养，尿细胞学、尿细菌学检测，厚层血滴涂片（若有该检查的提示）。

8. 常用生化、影像学检查

（1）根据临床表现（腰穿、腹部平片、超声）。

（2）根据严重度（血气分析、凝血功能检查）。

二、重要急诊感染性疾病（表16-1）

表16-1　重要急诊感染性疾病

疾病	诊断及处置
化脓性脑膜炎	成年人常见致病菌为肺炎球菌和脑膜炎球菌（除了医源性脑膜炎） 氨苄西林，若青霉素过敏，用甲砜霉素
急性发热性紫癜	病因同上 治疗同上，但须立即治疗
"外科"休克	腹膜炎、胆管炎、泌尿道阻塞所致的肾盂肾炎。征求外科医师意见
严重恶性疟	氯喹，若为氯喹抵抗型，用伯氨喹
急性脑炎	若有迹象表明为疱疹病毒引起者，立即予抗病毒治疗
厌氧菌性蜂窝织炎	创口污染或术后 立即清创并予青霉素 G

三、首选抗生素

1. 急性肺部疾病患者

（1）健康成人：只有肺部征象时，给予红霉素或青霉素 G 治疗。

（2）虚弱患者（酗酒者）：疑为坏死性肺疾或厌氧菌感染（恶臭）时，使用大剂量青霉素 G+ 甲硝唑。

（3）对于革兰氏阴性杆菌感染（克雷伯菌），给予第二代、第三代头孢菌素。

（4）须考虑到结核的可能。

2. 免疫抑制患者 在专科行深部细菌学检查以选择合适的治疗，治疗方案应根据患者体质及临床病史来决定。

3. 对于重度粒细胞缺乏症患者（可能引起肺部感染扩散和革兰氏阴性杆菌性败血症休克），给予第三代头孢菌素 + 氨基糖苷类。

4. 败血症 应根据患者体质、入侵门户及可疑感染灶决定治疗方案（表 16-2）。

表 16-2 常见抗生素选择方案

入侵门户 / 感染灶	治疗方案
皮肤或静脉	抗葡萄球菌，氧氟沙星、头孢孟多，联用氨基糖苷类
泌尿系统	抗革兰氏阴性杆菌，氨苄西林 + 氨基糖苷类
有尿路感染史或尿路器械操作史	拉氧头孢或头孢噻肟
前列腺	复方磺胺甲噁唑（SMZ-TMP）片

续表

入侵门户 / 感染灶	治疗方案
胆道	氨苄西林 + 氨基糖苷类, 或头孢菌素
下消化道	拉氧头孢或青霉素 G+ 氨基糖苷类 + 甲硝唑或阿莫西林 + 克拉维酸钾

（胡伟国　臧潞）

第十七章

酸碱平衡紊乱

一、基本生理

体液缓冲系统：肺、肾，$pH=6.1+Log$（HCO_3^-/$PaCO_2$）；阴离子间隙：（$Na^+ + K^+$）$-$（$Cl^- + HCO_3^-$）正常值 < 18。

二、代谢性酸中毒

$pH < 7.38$，$HCO_3^- < 21mmol/L$，$PaCO_2 < 38mmHg$。

1. 机制

（1）H^+增多，阴离子间隙 > 18，见于外源性摄入引起酸中毒（水杨酸、甲醇）。

（2）内源性产生：糖尿病酮症酸中毒、乙醇性酮症酸中毒、乳酸中毒。

（3）排泄障碍：肾衰竭。

（4）HCO_3^-丢失，见于消化道丢失，腹泻（40mmol/L）、幽门下消化道瘘、尿液丢失（肾小管性酸中毒）。

2. 急性代谢性酸中毒的治疗　如果 $pH < 7.15$，$HCO_3^- < 10$。

（1）估计 HCO_3^- 缺少量 $=HCO_3^- \times 40\%$ 体重。

（2）先补充 1/2 缺少量，同时监测血 K 值。

（3）采用 5% $NaHCO_3$ 溶液。

（4）当肾衰竭或心力衰竭循环充盈过量时，可行肾外透析（腹膜透析或血液透析，用 $NaHCO_3$ 溶液）。

三、代谢性碱中毒

pH $>$ 7.42，HCO_3^- $>$ 26mmol/L，$PaCO_2$ $>$ 42mmHg。

1. 机制

（1）H^+ 减少：见于消化道丧失，如呕吐，胃肠置管减压。

（2）尿液丢失：高醛固酮血症、高钙血症、使用利尿剂、低钾血症。

（3）HCO_3^- 负荷过量：内源性或外源性。

（4）肾小管重吸收 HCO_3^- 增多，成为维持碱中毒因素。

（5）低血容量，低钾低氯性碱中毒。

2. 治疗

（1）限制碱性物质摄入。

（2）病因治疗。

（3）补充 Cl^-，补充 Na^+（低血容量），补充 K^+（以 KCl 形式）。

（4）少量情况下使用酸性药物（NH_4Cl、盐酸精氨酸）。

（胡伟国　臧潞）

| 第十八章 |
水电解质平衡紊乱

第一节　水钠失衡

一、高钠血症（高渗）

1. 生理　渗透压（osmotic pressure，OSM）等于溶液中起渗透作用的溶质溶度大小，它决定着细胞内外水分的被动性交换，胞内渗透压等于胞外渗透压，胞外渗透压近似血钠浓度 ×2，胞内水分受血钠浓度的调节。

2. 注意点　患者所处环境和病史，体重的改变，水和钠的摄入、排泄和丢失（尿液、消化道、隐性）情况，血电解质和尿电解质，血糖，肾功能。

3. 首先了解水钠变化情况　单纯性失水伴单纯性胞内脱水，水钠同时丢失伴胞内胞外都脱水，见于肾衰竭。

4. 由丢失方式明确病因和致病机制

（1）肾丢失：多尿。

低渗尿即低浓度性多尿，尿渗透压 / 血浆渗透压 < 1，尿比重 < 1.005，见于原发性或继发性垂体性尿崩症、肾性糖尿病（高钙血症、低钾血症、排泄通路不完全阻塞、结石、使用两性霉素 B）。

等渗尿，尿渗透压 / 血浆渗透压近似等于 1，尿比重 > 1.005，见于高血糖（失代偿性高渗尿）、氮质血症（阻塞性原因，高代谢性氮质血症）。

（2）肾外丢失：少尿。尿渗透压 / 血浆渗透压 > 1，尿 Na^+ < 20mmol/L，见于消化性、皮肤性、呼吸性因素等。

5. 治疗

（1）单纯性脱水：估计缺水量。

补充缺水量：1/2 量以低渗补液在 24 小时内给予（5% 葡萄糖溶液不含电解质）。

（2）脱水伴失电解质：同时补充水钠，以葡萄糖盐水为主，或当血容量不足为主要矛盾时首先补充血容量（输等张性生理盐水）。

（3）特殊治疗

1）糖尿病：血钠视为被纠正 + 胰岛素治疗。

2）垂体性尿崩症：内分泌治疗为垂体后叶素 3U 皮下注射，每隔 6 小时 1 次或 0.5U/ 小时静脉滴注维持 24 小时；精氨酸加压素滴鼻，成人 10~20mg/d，儿童 5~10mg/d。

二、低钠血症

1. 血钠和细胞内液相互影响　1g NaCl=17mmol Na^+。

2. 采集临床信息　包括发病时状况，病史，体重变化，水钠摄入和排泄情况，体液状况（水肿），服药情况（特别是利尿药），血电解质和尿电解质，血糖，血尿素氮，蛋白质，血细胞比容。

3. 水钠实验室检查值正常（失钠、失水，自身部分代偿）　低钠血症和胞外脱水即失水性低钠血症。

（1）胞外脱水症状：肾衰竭。

（2）失电解质原因

1）肾性原因：利尿剂、肾病、肾上腺皮质功能不全（尿钠＞20mmol/L）。

2）肾外原因：消化道等（尿钠＜20mmol/L）。

（3）治疗：补充血容量（冰冻血浆、血浆替代物）。

补钠：予等渗液（0.9%生理盐水，乳酸钠林格液），必要时用高渗液。

4. 水量增多，电解质减少　低钠血症伴细胞外液正常或轻度增高即稀释性低钠血症。尿钠＞20mmol/L。

（1）病因：药物、黏液性水肿、营养不良、异位抗利尿激素分泌综合征（肿瘤）、肺病、脑膜炎等。

（2）治疗：限制水摄入＜500ml/d（必要时使用呋塞米，并补充尿液丢失的电解质）。

5. 水量增多，电解质增多　低钠血症伴水钠潴留，常伴胞外液增多，肾灌注降低（心排血量降低或有效循环血量不足），尿钠＜20mmol/L。

（1）病因：心力衰竭、肝衰竭失代偿、肾病综合征、原发性水电解质排泄降低（某些肾衰竭）。

（2）治疗：限制水量摄入，无盐饮食，必要时使用利尿剂，病因治疗。

第二节　低钾血症

血清钾浓度低于 3.5mmol/L 称为低钾血症。

一、病因

存在钾摄入不足或过多丢失的情况，如消化道丢失（呕吐、腹泻、胃肠道造瘘、引流等）、肾性丢失（肾小管病变、急性肾衰竭多尿期、渗透性利尿、过多使用排钾利尿剂等）、碱中毒、原发性或继发性醛固酮增多症等。

二、临床表现

1. 神经-肌肉　四肢软弱无力、腱反射消失，甚至出现弛缓性瘫痪、呼吸肌麻痹（可导致呼吸困难或停止）。

2. 中枢神经紊乱　可见烦躁、倦怠、神志淡漠、嗜睡，甚至神志不清或昏迷。

3. 心血管　表现为心悸、心率加快、心尖区第一心音低钝、心律失常等。

4. 胃肠道及其他　肠蠕动减弱、恶心、呕吐、胀气，甚至肠麻痹；肾小管浓缩功能减退，进一步加重低钾低氯性碱中毒，并发生多尿等临床表现。

三、心电图表现

T 波低平、增宽或倒置，ST 段压低，出现 U 波或 TU 融合，QT 间期延长，PR 间期延长和各种心律失常，如室性期前收缩、尖端扭转型室性心动过速、室性心动过速、心室颤动等（如有心脏病史和接受洋地黄治疗者危险性增加）。

四、治疗

1. 积极治疗引起低血钾症的原发病或祛除诱因。

2. 鼓励患者多进食含钾高的食物，如橘子汁、菜汤等。

3. 口服氯化钾片剂或 10% 氯化钾液（1g 氯化钾含 13mmol 钾离子），既可补充钾，又可纠正低氯血症。

4. 严重低钾血症和危及生命时，可静脉补钾。可用 10% 氯化钾溶液，最高剂量不超过 20mmol/h（1~1.5g 氯化钾）。

5. 纠正碱中毒、低镁血症、低钙血症等并发的电解质紊乱。

五、注意事项

监测心电图，控制血钾浓度，静脉补钾时预防静脉炎，避免在治疗初期使用碱性药物、洋地黄、奎尼丁等。

第三节 高钾血症

血清钾浓度超过 5.5mmol/L 称为高钾血症。

一、病因

急性或慢性肾衰竭、长期使用保钾利尿剂、肾上腺皮质功能不足（肾上腺盐皮质激素分泌减少）、大量血管内溶血或输入大量库血、酸中毒、严重组织损伤大量细胞破坏（化疗、骨骼肌损伤）、补钾不当等。

二、临床表现

1. 神经 - 肌肉症状　手足感觉异常、四肢麻木乏力，严重时出现弛缓性瘫痪，可发生呼吸及吞咽困难，甚至呼吸肌麻痹。

2. 心血管表现　心音减弱、心率减慢、心律失常等。

三、心电图表现

随血钾升高的程度而出现不同的变化，如 T 波高尖呈帐篷状、QRS 波增宽、ST 段压低等，严重时甚至出现房室传导阻滞、室性期前收缩、心室颤动和心搏骤停。

四、治疗

1. 积极治疗引起高钾血症的原发病或祛除诱因。

2.停止钾的摄入。

3.积极采取降低血钾的措施。

（1）口服阳离子交换树脂 降血钾树脂 30g 溶于 100ml 水中口服，1 日 1~2 次。

（2）排钾利尿：静脉注射呋塞米等。

（3）碱剂：5%NaHCO$_3$ 100ml，静脉滴注，在 10 分钟滴完。根据血钾情况决定是否再用。

（4）钙剂：迅速对抗高血钾对心肌的毒性作用，出现心律失常者首选 10% 葡萄糖酸钙 10~30ml 静脉注射。

（5）50% 葡萄糖液 60~100ml，加胰岛素 10~20U，静脉注射。

（6）有条件者可行透析治疗。

（胡伟国 臧潞）

索　引

乳腺影像报告与数据系统　　　　　　　　　　5

乳腺囊性增生病　　　　　　　　　　　　　6

浆细胞性乳腺炎　　　　　　　　　　　　　6

甲状腺癌　　　　　　　　　　　　　　　31

霍纳综合征　　　　　　　　　　　　　　33

甲状腺影像报告和数据系统　　　　　　　　35

甲状腺腺瘤　　　　　　　　　　　　　　36

结节性甲状腺肿　　　　　　　　　　　　36

亚急性甲状腺炎　　　　　　　　　　　　37

慢性淋巴细胞性甲状腺炎　　　　　　　　37

腹会阴联合直肠癌根治术（Miles 手术）　　107

低位直肠前切除术（Dixon 手术）　　　　107

经腹直肠癌切除，近端造口，远端封闭术
（Hartmann 手术）　　　　　　　　　　107

肛裂　　　　　　　　　　　　　　　　119

肛裂"三联征"　　　　　　　　　　　　119

肛瘘　　　　　　　　　　　　　　　　120

直肠肛管周围脓肿　　　　　　　　　　120

痔　　　　　　　　　　　　　　　　　120

内痔　　　　　　　　　　　　　　　　120

外痔　　　　　　　　　　　　　　　　120

混合痔	120
疝囊	127
疝囊颈	127
疝环	127
疝内容物	127
疝外被盖	128
腹股沟疝	128
股疝	129
切口疝	130
脐疝	130
肠梗阻	136
急性阑尾炎	144
慢性阑尾炎	144
阿米巴肝脓肿	157
Glisson 系统	159
肝静脉系统	160
Mirizzi 综合征	190
黄色肉芽肿性胆囊炎	220
胆囊腺肌病	220
胆管内乳头状肿瘤	254
急性胰周液体积聚	271
胰腺假性囊肿	271
腹内高压	280
腹腔间室综合征	281
深静脉瓣膜功能不全	321
下肢深静脉血栓形成后综合征	321

髂静脉压迫综合征　　　　　　　　　　321

布－加综合征　　　　　　　　　　　　322

先天性静脉畸形骨肥大综合征　　　　　322

缓冲碱　　　　　　　　　　　　　　　348

碱剩余　　　　　　　　　　　　　　　348

血氧饱和度　　　　　　　　　　　　　349

腹膜炎　　　　　　　　　　　　　　　364

急性胰腺炎　　　　　　　　　　　　　371

急性尿潴留　　　　　　　　　　　　　379

复合性创伤　　　　　　　　　　　　　387

休克　　　　　　　　　　　　　　　　397

低钾血症　　　　　　　　　　　　　　410

高钾血症　　　　　　　　　　　　　　412